"十二五"国家重点图书出版规划项目

公共安全应急管理丛书

非常规突发事件
应急血液保障理论与方法

马祖军 等◎著

本研究获国家自然科学基金重大研究计划培育项目(90924012)、
教育部新世纪优秀人才支持计划项目(NCET-10-0706)等项目资助

U0321931

科学出版社

北 京

内 容 简 介

本书从非常规突发事件应急血液保障的角度，详细分析了国内外应急血液保障发展和研究现状，对"5·12"汶川大地震应急血液保障情况进行了调研分析，探讨了非常规突发事件应急血液保障特性、非常规突发事件应急血液保障体系设计与运行机制、非常规突发事件应急血液储备策略、非常规突发事件应急血液需求预测、非常规突发事件应急血液采集决策、非常规突发事件应急血液调剂血站选择、非常规突发事件应急血液调剂分配、非常规突发事件应急血液积压转运等问题。

本书可供政府应急管理部门、卫生管理部门、采供血机构、医疗机构等突发事件应急血液保障相关部门、行业协会的管理及研究人员阅读参考，也可供大专院校相关专业的师生参考。

图书在版编目（CIP）数据

非常规突发事件应急血液保障理论与方法／马祖军等著. --
北京：科学出版社，2015

（公共安全应急管理丛书）

ISBN 978-7-03-045660-1

Ⅰ. ①非… Ⅱ. ①马… Ⅲ. ①血源管理－研究－中国 Ⅳ.
①R457.1

中国版本图书馆 CIP 数据核字（2015）第 216224 号

责任编辑：马　跃　徐　倩／责任校对：贾如想
责任印制：肖　兴／封面设计：无极书装

科 学 出 版 社 出版

北京东黄城根北街 16 号
邮政编码：100717
http://www.sciencep.com

中国科学院印刷厂 印刷

科学出版社发行　各地新华书店经销

＊

2015 年 12 月第 一 版　开本：720×1000　1/16
2015 年 12 月第一次印刷　印张：15 1/2
字数：312 000

定价：**92.00 元**

（如有印装质量问题，我社负责调换）

作者简介

马祖军（1974~　），男，西南交通大学经济管理学院教授、博士生导师，物流与应急管理研究所所长，铁路运输大数据实验室副主任。2002年博士毕业于西南交通大学管理科学与工程专业，2004年从西南交通大学交通运输工程博士后流动站出站。曾赴美国加利福尼亚大学伯克利分校工业工程与运筹学系、中国香港理工大学应用数学系和香港城市大学管理科学系从事访问研究。兼任四川省专家评议（审）委员会委员、四川省物流专家、中国物流学会常务理事、四川省科技青年联合会常务理事、现代物流重庆市重点实验室学术委员会委员等职。主要从事物流与供应链管理、应急管理、库存-定价与收益管理、数据挖掘与企业经营决策等方面的研究工作，已主持国家自然科学基金重大研究计划培育项目等3项国家自然科学基金项目，以及教育部"新世纪优秀人才支持计划"项目、高等学校博士学科点专项科研基金资助课题、中国博士后科学基金、四川省杰出青年学科带头人培养计划项目等省部级以上科研课题10余项；主研国家自然科学基金重大项目等3项国家自然科学基金项目，以及国家社会科学基金、中国博士后科学基金各1项。出版专著2部，发表论文160余篇。曾获四川省哲学社会科学优秀成果二等奖和三等奖、"物华图书奖"三等奖等。入选教育部新世纪优秀人才支持计划、四川省杰出青年学科带头人培养计划、四川省学术和技术带头人后备人选。

代颖（1975~　），女，西南交通大学经济管理学院教授、博士生导师。2006年博士毕业于西南交通大学管理科学与工程专业。2011年从复旦大学管理科学与工程博士后流动站出站。曾赴香港理工大学物流及航运学系和香港中文大学系统工程与工程管理学系从事访问研究。兼任中国物流学会常务理事等职。主要从事物流与供应链管理、产品回收管理与循环经济、应急管理等方面的研究工作，已主持和主研国家自然科学基金、国家社会科学基金、中国博士后科学基金等国家级和省部级科研课题10余项。出版专著2部，发表论文60余篇。曾获教育部科技进步二等奖、四川省哲学社会科学优秀成果二等奖和三等奖、四川省高等教育教学成果三等奖、"物华图书奖"三等奖等。

王恪铭（1981~　），男，西南交通大学峨眉校区计算机与通信工程系讲师。2013年博士毕业于西南交通大学交通运输安全工程专业。主要从事应急管理与血液保障、交通运输安全等方面的研究工作，主研国家自然科学基金、教育部"新世纪优秀人才支持计划"资助项目、四川省学术和技术带头人培养资金项目等，发表论文10余篇。

丛书编委会

主　编

范维澄　教　授　清华大学

郭重庆　教　授　同济大学

副主编

吴启迪　教　授　国家自然科学基金委员会管理科学部

闪淳昌　教授级高工　国家安全生产监督管理总局

编　委（按姓氏拼音排序）

曹河圻　研究员　国家自然科学基金委员会医学科学部

邓云峰　研究员　国家行政学院

杜兰萍　副局长　公安部消防局

高自友　教　授　国家自然科学基金委员会管理科学部

李湖生　研究员　中国安全生产科学研究院

李仰哲　局　长　国家发展和改革委员会经济运行调节局

李一军　教　授　国家自然科学基金委员会管理科学部

刘　克　研究员　国家自然科学基金委员会信息科学部

刘铁民　研究员　中国安全生产科学研究院

刘　奕　副教授　清华大学

陆俊华　副省长　海南省人民政府

孟小峰　教　授　中国人民大学

邱晓刚　教　授　国防科技大学

汪寿阳　研究员　中国科学院数学与系统科学研究院

王飞跃　研究员　中国科学院自动化研究所

王　垒　教　授　北京大学

王岐东　研究员　国家自然科学基金委员会计划局

王　宇　研究员　中国疾病预防控制中心

吴　刚　研究员　国家自然科学基金委员会管理科学部

翁文国　教　授　清华大学

杨列勋　研究员　国家自然科学基金委员会管理科学部

于景元　研究员　中国航天科技集团 710 所

总　序

自美国"9·11事件"以来，国际社会对公共安全与应急管理的重视度迅速提升，各国政府、公众和专家学者都在重新思考如何应对突发事件的问题。当今世界，各种各样的突发事件越来越呈现出频繁发生、程度加剧、复杂复合等特点，给人类的安全和社会的稳定带来更大挑战。美国政府已将单纯的反恐战略提升到针对更广泛的突发事件应急管理的公共安全战略层面，美国国土安全部2002年发布的《国土安全国家战略》中将突发事件应对作为六个关键任务之一。欧盟委员会2006年通过了主题为"更好的世界，安全的欧洲"的欧盟安全战略并制订和实施了"欧洲安全研究计划"。我国的公共安全与应急管理自2003年抗击"非典"后受到从未有过的关注和重视。2005年和2007年，我国相继颁布实施了《国家突发公共事件总体应急预案》和《中华人民共和国突发事件应对法》，并在各个领域颁布了一系列有关公共安全与应急管理的政策性文件。2014年，我国正式成立"中央国家安全委员会"，习近平总书记担任委员会主任。2015年5月29日中共中央政治局就健全公共安全体系进行第二十三次集体学习。中共中央总书记习近平在主持学习时强调，公共安全连着千家万户，确保公共安全事关人民群众生命财产安全，事关改革发展稳定大局。这一系列举措，标志着我国对安全问题的重视程度提升到一个新的战略高度。

在科学研究领域，公共安全与应急管理研究的广度和深度迅速拓展，并在世界范围内得到高度重视。美国国家科学基金会（National Science Foundation，NSF）资助的跨学科计划中，有五个与公共安全和应急管理有关，包括：①社会行为动力学；②人与自然耦合系统动力学；③爆炸探测预测前沿方法；④核探测技术；⑤支持国家安全的信息技术。欧盟框架计划第5～7期中均设有公共安全与应急管理的项目研究计划，如第5期（FP5）——人为与自然灾害的安全与应急管理，第6期（FP6）——开放型应急管理系统、面向风险管理的开放型空间数据系统、欧洲应急管理信息体系，第7期（FP7）——把安全作为一个独立领域。我国在《国家中长期科学和技术发展规划纲要（2006—2020年）》中首次把公共安全列为科技发展的11个重点领域之一；《国家自然科学基金"十一五"发展规划》把"社会系统与重大工程系统的危机/灾害控制"纳入优先发展领域；国务院办公厅先后出台了《"十一五"期间国家突发公共事件应急体系建设规划》、《"十二五"期间国家突发事件应急体系建设规划》、《"十二五"期间国家综合防灾减灾规划》和《关于加快应急产业发展的意见》等。在 863、973 等相关科技计划中也设立了一批公共安全领域的重大项目和优先资助方向。

　　针对国家公共安全与应急管理的重大需求和前沿基础科学研究的需求，国家自然科学基金委员会于 2009 年启动了"非常规突发事件应急管理研究"重大研究计划，遵循"有限目标、稳定支持、集成升华、跨越发展"的总体思路，围绕应急管理中的重大战略领域和方向开展创新性研究，通过顶层设计，着力凝练科学目标，积极促进学科交叉，培养创新人才。针对应急管理科学问题的多学科交叉特点，如应急决策研究中的信息融合、传播、分析处理等，以及应急决策和执行中的知识发现、非理性问题、行为偏差等涉及管理科学、信息科学、心理科学等多个学科的研究领域，重大研究计划在项目组织上加强若干关键问题的深入研究和集成，致力于实现应急管理若干重点领域和重要方向的跨域发展，提升我国应急管理基础研究原始创新能力，为我国应急管理实践提供科学支撑。重大研究计划自启动以来，已立项支持各类项目八十余项，稳定支持了一批来自不同学科、具有创新意识、思维活跃并立足于我国公共安全核应急管理领域的优秀科研队伍。百余所高校和科研院所参与了项目研究，培养了一批高水平研究力量，十余位科研人员获得国家自然科学基金"国家杰出青年科学基金"的资助及教育部"长江学者"特聘教授称号。在重大研究计划支持下，百余篇优秀学术论文发表在 SCI/SSCI 收录的管理、信息、心理领域的顶尖期刊上，在国内外知名出版社出版学术专著数十部，申请专利、软件著作权、制定标准规范等共计几十项。研究成果获得多项国家级和省部级科技奖。依托项目研究成果提出的十余项政策建议得到包括国务院总理等国家领导人的批示和多个政府部门的重视。研究成果直接应用于国家、部门、省市近十个"十二五"应急体系规划的制定。公共安全和应急管理基础研究的成果也直接推动了相关技术的研发，科技部在"十三五"重点专项中设立了公共安全方向，基础研究的相关成果为其提供了坚实的基础。

　　重大研究计划的启动和持续资助推动了我国公共安全与应急管理的学科建设，推动了"安全科学与工程"一级学科的设立，该一级学科下设有"安全与应急管理"二级学科。2012 年公共安全领域的一级学会"（中国）公共安全科学技术学会"正式成立，为公共安全领域的科研和教育提供了更广阔的平台。在重大研究计划执行期间，还组织了多次大型国际学术会议，积极参与国际事务。在世界卫生组织的应急系统规划设计的招标中，我国学者组成的团队在与英、美等国家的技术团队的竞争中胜出，与世卫组织在应急系统的标准、设计等方面开展了密切合作。我国学者在应急平台方面的研究成果还应用于多个国家，取得了良好的国际声誉。各类国际学术活动的开展，极大地提高了我国公共安全与应急管理在国际学术界的声望。

　　为了更广泛地和广大科研人员、应急管理工作者以及关心、关注公共安全与应急管理问题的公众分享重大研究计划的研究成果，在国家自然科学基金委员会管理科学部的支持下，由科学出版社将优秀研究成果以丛书的方式汇集出版，希望能为公共安全与应急管理领域的研究和探索提供更有力的支持，并能广泛应用到实际工作中。

　　为了更好地汇集公共安全与应急管理的最新研究成果，本套丛书将以滚动的方式出版，紧跟研究前沿，力争把不同学科领域的学者在公共安全与应急管理研究上的集体智慧以最高效的方式呈现给读者。

重大研究计划指导专家组

前　言

　　近年来发生的一系列非常规突发事件造成了人们生命和财产的巨大损失，如何有效应对非常规突发事件已成为全球关注的焦点。而血液乃生命之源，是挽救伤员生命的重要保障。汶川大地震、玉树地震、芦山地震等非常规突发事件发生后，"救命的血液"一直是社会关注的焦点之一。因此，非常规突发事件下采供血机构如何快速组织血源、高质量地完成血液保障直接关系到受伤群众的生命安全，具有重要的现实意义。

　　应急血液保障与一般应急物资保障的运作有本质上的不同，且非常规突发事件应急血液保障是一项复杂的系统工程，涉及应急血液供应链的快速形成机制、应急血液采集储备和协调补给等一系列重要科学问题。长期以来人们很少关注应急血液保障问题，直到"9·11"事件后才开始有少量研究，汶川大地震后国内采供血相关部门的工作人员掀起了探讨应急血液保障相关问题的热潮，但几乎都只进行了简单的定性探讨，缺乏可为非常规突发事件应急血液保障工作提供有效辅助决策支持的研究成果。因此，非常规突发事件应急血液保障是一个亟待深入研究的重要课题。

　　在国家自然科学基金重大研究计划培育项目"非常规突发事件应对的血液保障体系设计和协调优化模型研究"（90924012）和教育部新世纪优秀人才支持计划项目"非常规突发事件应急血液保障优化问题研究"（NCET-10-0706）的资助下，笔者首次对非常规突发事件应急血液保障问题进行了较系统深入的研究，主要工作和成果包括以下几点。

　　(1)非常规突发事件应急血液保障特性分析。针对"5·12"汶川大地震灾区的五个主要血站进行了实地调研和数据搜集，据此对震后应急血液保障情况进行分析。之后，结合汶川大地震、"9·11"事件等应急血液保障情况，分析得出非常规突发事件应急血液保障在血液需求、血液采集、血液供应、临床用血和用血安全五个方面的主要特性。

　　(2)非常规突发事件应急血液保障体系设计。首先，根据国内外血液保障工作现状和应急血液保障体系的构建要求，设计了我国应急血液保障体系的框架。其次，基于突发事件应急指挥体系(incident command system，ICS)理论建立了国家、省级、地方三级的应急血液保障指挥体系。再次，对血液库存预警、应急献血者募集、异地血液调剂和用血偿还等机制提出了一些改进对策。最后，分析了四种应急血液储备模式，并进行了定量比较分析。

　　（3）非常规突发事件应急血液保障协调优化模型及算法研究。首先，研究了非常规突发事件应急血液需求预测问题，根据应急血液保障不同阶段的特点，分别提出了基于 Logistic 曲线特征的应急血液需求总量预测模型、基于灰色包络-马尔科夫链的应急血液信息更新模型、基于灰色-人工神经网络的应急血液组合预测模型。其次，进行了非常规突发事件应急血液储备与应急采血计划模型及算法研究，分别提出了国家血液战略储备库的选址-分配模型以及基于禁忌搜索算法的两阶段启发式算法、血液战略储备库库存轮换更新策略、应急血液动态采集量模型及遗传算法。最后，进行了非常规突发事件应急血液调剂优化模型及算法研究，分别提出了应急血液调剂出救血站选择-分配模型以及向量编码遗传算法、应急血液调剂出救血站选择-运输路线安排问题优化模型以及遗传-禁忌混合算法、考虑血型替代的应急血液分配问题双层规划模型以及贪婪启发式算法、基于血液库龄的应急积压血液转运优化模型及解析算法。

　　本书系根据上述项目研究报告撰写而成，同时得到了四川省学术和技术带头人培养资金资助项目（川人社办发〔2011〕441 号）和中央高校基本科研业务费专项资金资助项目（SWJTU11CX152）的资助；本书的出版得到了国家自然科学基金委员会管理科学部与科学出版社联合设立的"公共安全应急管理丛书"出版资助计划的资助，在此深表感谢！全书由马祖军负责结构策划和最后统稿，参与撰写的有马祖军（第 1～4 章）、代颖（第 5～7 章）、王恪铭（第 8～10 章）。作为课题负责人和主要执笔人，笔者深感研究成果凝聚了课题组成员的共同劳动，是大家集体智慧的结晶，在此向课题合作者美国加州大学伯克利分校工业工程与运筹学系的申作军（Zuo-Jun Max Shen）教授、中国医学科学院输血研究所所长郑忠伟研究员，以及课题组成员孟超、周愉峰、沈红艳、黄钢、刘波等同学表示衷心的感谢！对成都血液中心以及绵阳、德阳、广元、阿坝中心血站对课题组调研给予的大力支持致以诚挚的谢意！此外，笔者在研究和写作过程中参阅了大量的国内外文献资料，在此一并致谢！最后，要深深地感谢我的父母，感谢他们对我的一贯理解和支持，以及一如既往的殷切期望和无私奉献！我的每一点进步都凝聚了父母的关爱！

　　非常规突发事件应急血液保障问题研究在理论方法和实际应用上还有待进一步充实和完善，希望本书能起到抛砖引玉的作用。此外，受笔者水平的限制，书中难免有不足之处，敬请读者批评和指正。

马祖军
2013 年 12 月于西南交通大学

目　录

第 1 章

绪　论

　　近年来世界范围内非常规突发事件频发，如 2001 年的"9·11"恐怖袭击事件、2003 年的非典型肺炎(severe acute respiratory syndrome，SARS)、2005 年的禽流感、2006 年的卡特里娜飓风、2008 年的汶川大地震和南方特大雪灾、2010 年的玉树地震、2011 年的日本本州岛海域大地震等，造成了人们生命和财产的巨大损失。应对各类非常规突发事件需要具备高效的应急救援体系，其中医疗救护是挽救生命、保障健康的重要环节。而血液是生命之源，应急血液保障在应对一些非常规突发事件中起着不可估量的作用。

　　某些非常规突发事件发生后会给当地的血液保障体系带来严峻的考验，主要体现在以下几方面。

　　(1) 采供血机构的血液供应量大幅增加。例如，特大恐怖袭击、大规模地震等非常规突发事件会造成大量的人员受伤，对伤员的救治需要迅速展开，使得临床的血液需求量在短时期内急剧增加。在整个应急救援期内的用血需求总量相比平常也有较大幅度的增长[1]。

　　(2) 采供血机构的血液采集和供应能力暂时受到限制或丧失。例如，SARS等重大传染病疫情发生后，临床血液需求相比平常可能没有增加，但事发地的血液采集能力受限时，血液供应体系可能陷入瘫痪，同样会造成严重的血液保障危机[2]。

　　(3) 采供血机构的工作强度大大增加。为了满足临床用血需求而进行紧急社会动员产生的短时间内献血人数剧增，对采血工作人员、设备和耗材数量进行组织和协调都将产生巨大的事务量，工作压力陡然增大。为了保证血液供应，灾区采供血机构员工不得不发扬连续作战的精神，长时间疲劳工作，存在血液质量控制的安全隐患[3]。

　　(4) 采供血机构面临着一系列复杂的决策挑战。在事件发生后，为了向医院临床提供充足的血液供应、保持适当的血液库存，并实现人力、物力等各类资源的协调，采供血机构会面临一系列前所未有的应急血液保障相关决策问题，这是一个严峻的挑战[4]。

血液来源于公民的义务捐献，十分珍贵；其保质期短，对采集、检测、运输、储存及使用等环节要求严格，且通常情况下从采集到可供临床使用需要一定的时间，这与非常规突发事件发生后的大规模紧急用血的现实需要形成了突出矛盾。为了给临床提供足量安全的血液供应，强而有力的血液保障体系是必不可少的。当应对非常规突发事件导致血液供应危机时，迫切需要高效运作的应急血液保障体系进行支撑。

我国的输血事业起步较晚，采供血机构建设和血液保障体系还在不断完善中，"血荒"等血液供应不能满足临床用血需求的现象在日常血液保障中时有发生，以往的突发事件应急管理实践，尤其是 2003 年 SARS 和 2008 年汶川大地震等非常规突发事件的发生对应急血液保障体系的构建和完善提出了迫切要求，以保证在未来非常规突发事件发生后应急血液的供应满足临床的用血需求，使各项应急血液保障工作得以有条不紊地进行。因此，研究非常规突发事件下应急血液保障理论与方法，以建立成熟完善的应急血液保障体系，快速组织血源、高质量地完成应急血液保障工作，具有重大的现实意义。

1.1　非常规突发事件与应急血液保障

1.1.1　非常规突发事件的定义

突发事件是指突然发生的，并可能造成重大人员伤亡、财产损失、生态环境破坏和严重社会危害、危及公共安全等的事件。按照发生频率的等级，突发事件可以划分为两类。

（1）常规突发事件，是指在日常生活中，周期内有一定发生频率的重复性突发事件，且属于专门部门日常管理范围之内的突发事件，如交通事故、火灾等日常都有一定的频率发生，事件发生后交通、消防等部门可以按照常规程序进行处置。

（2）非常规突发事件，是指前兆特征不充分，具有明显的复杂特征和潜在次生衍生危害，破坏性严重，采用常规管理方式难以应对处置的突发事件[5]。非常规突发事件的特征可以简要概括为：发生频率极低、产生影响极大[6]。

按照事件源的类型可将非常规突发事件分为自然灾害型、灾病型、社会型三类，对应的有特大地震与海啸等罕见自然灾害、大范围公共卫生事件、特大恐怖主义袭击等事件[7]。

事件突发性爆发而形成强烈的外部性冲击破坏，并且伴有潜在的衍生危害，从而会造成巨额财产的损失、大量的人员伤亡以及长远的社会经济影响。非常规突发事件在爆发点前后的特征复杂，且综合危害程度高，因此，如何有效应对非常规突发事件近年来已成为全球关注的焦点之一。在各类非常规突发事件中，对灾区人员进行救治是第一要务，应急血液保障在应对一些非常规突发事件中起着不可估量的作用。

本书所研究的非常规突发事件是指发生后会对事发地造成血液保障危机的一类非常规突发事件，其主要特征是会造成大量人员伤亡进而需要输血治疗、短时间临床用血需求量增加的情景。本书以非常规突发事件中涉及的应急血液供需矛盾为出发点，主要研究应急血液保障问题，故将此类突发事件统称为涉血类非常规突发事件。常见的涉血类非常规突发事件主要包括特大地震等自然灾害、恐怖袭击事件和城市特大火灾等。表 1-1 列举了近年来发生的部分涉血类非常规突发事件。

表 1-1　近年来发生的部分涉血类非常规突发事件

年份	事件名称	事件性质
2001	美国"9·11"恐怖袭击事件	系列恐怖主义袭击
2003	SARS 事件	大范围公共卫生事件
2008	"5·12"汶川大地震	罕见特大自然灾害
2010	玉树地震	
2011	"3·11"日本本州岛海域大地震	

当发生涉血类非常规突发事件所在地的采供血机构库存不能解决应急血液供需矛盾时，应急血液的保障有本地紧急采血和区域内、外异地调剂两种方式。不同级别的涉血类非常规突发事件造成的影响范围不同，会产生不同程度的血液保障的应急需求，需要不同程度的跨组织、跨区域协作，如图 1-1 所示。结合《国家突发公共卫生事件应急预案》(2006 年)对突发事件的定级和国家突发公共事件的分级标准，对涉血类非常规突发事件按照其影响范围和联动响应范围，具体作如下说明。

(1) Ⅰ级(特别重大)，表示该涉血类非常规突发事件影响超出本省范围，需要动用外省力量及请求国家增援协助方可保障血液供应。

(2) Ⅱ级(重大)，表示该涉血类非常规突发事件影响范围在本省内，由省内各级力量即可完成血液保障工作。

(3) Ⅲ级(较大)，表示该涉血类非常规突发事件影响范围在市级及以下的范围，由市一级响应即可完成血液保障工作。

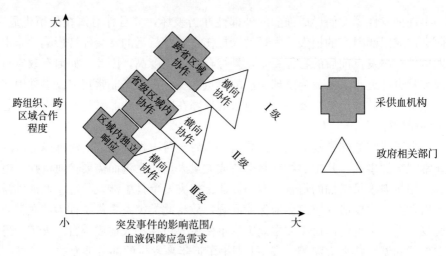

图 1-1   应急血液保障跨组织、跨区域协作模式

1.1.2   应急血液保障情境分析

输血是医疗救护的重要手段,临床用血包括全血和成分血两大类。其中,成分血品种包括红细胞、血浆、白细胞、血小板、冷沉淀等。临床输血使用的不同血液成分是通过对血液进行离心分离、照射、过滤及光化学等方法制备而成的。血源获得不易,其唯一供给来源为人体,因此用于临床医学治疗的血液制品十分珍贵,其保质期短,需要全程冷链保存,采集、制备、存储、运输等环节都有严格的操作要求。其特殊性对血液的流通渠道提出了严格的要求。因此,在我国,血液只能通过采供血机构(即血站)流通至医院用于临床,血站为国家规定的临床血液唯一负责采集、制备的单位。

血液由采供血机构从人体采集到制备成不同的血制品,并将其通过临床治疗手段输至患者体内的全过程构成了血液供应链,如图 1-2 所示。其中供应商为献血者,最终客户为需要输血的患者,由于临床输血只在医院进行,也可将医院视为终端需求,而血站承担了采集、制备包装、仓储和配送等全部环节。血液具有不易获得、保存困难以及特殊的使用风险(临床应用输血治疗),决定了血液保障体系具有特殊行业的特点,即具有强烈的排他性和不可替代性。

血液本身和使用的特殊性决定了血液供应链与以一般工业品为对象的供应链有着显著差异。国家规定血液的获得和使用都是无偿的,因此血液不属于商品,其性质为公益性产品;负责血液供应的各级采供血机构是不以营利为目的的公益性政府组织。由于血站的设置和管理遵循属地管理的原则,各地的血液供应链相对稳定、封闭,并且在一般情况下互不参与。

应急血液保障的主要任务为应对突发事件引起的血液供需矛盾,保证应急情

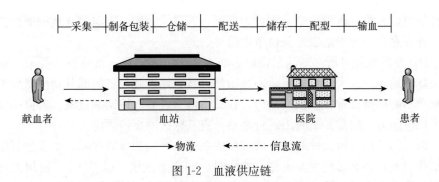

图 1-2　血液供应链

况下血液供应链的顺畅以满足临床用血的充足、及时供应。应急血液保障主要涉及采血、调剂、供应等环节，根据面临的不同应急血液保障情境而有所不同。分析引起涉血类突发事件血液供需矛盾时，需考察突发事件本身对血液需求造成的影响和突发事件对血站采供血能力造成的限制。根据突发事件对血液供应的影响，应急血液保障可分为如下情境(图 1-3)。

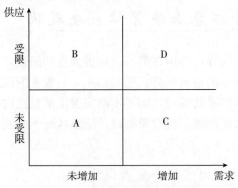

图 1-3　应急血液保障情境分析

A：突发事件对所在地的采供血影响表现为需求未增加或增加极少，血站供应未受限，如发生伤亡较小的车祸等事件，无须临床输血或需要输血治疗的极少。在此情境下采供血工作维持正常运转即可。

B：突发事件对所在地的采供血影响表现为需求未增加或增加极少，血站供应受限，如发生公共卫生事件对血源造成影响，血液采集受限从而会影响供应。在此情境下需要看公共卫生事件的影响程度，在事件影响解除前本地库存若能保证日常临床用血，则保持正常运转的同时，需制定恢复后的采血决策；若事件影响较大，不能保证本地供应，需进行异地调剂。

C：突发事件对所在地的采供血影响表现为需求增加，血站供应未受限，如爆发伤亡重大需要输血治疗的自然灾害或社会冲突事件，但未造成血站受损，不影响血液供应。在此情境下，若本地血液库存及紧急采血能满足临床需求，则只需科学决策和执行血液紧急采集计划即可；若需求骤增，则需要异地调剂血液来及时补充库存，为本地紧急采血争取缓冲时间。

D：突发事件对所在地的采供血影响表现为需求增加，血站供应受限，如爆发破坏性地震造成大量伤员需要输血治疗，且血站设施设备的部分功能受到地震影响而不能保持日常血液供应能力，在此情境下需要异地调剂血液。若血站完全丧失供应能力，则需要临时由就近血站负责其辖区的血液供应。

以上的情境分析仅针对单个区域内的采供血影响和血液保障，事实上有些突发事件，尤其是非常规突发事件可能同时影响众多区域。以"5·12"汶川大地震为例，致使川西北一线10万平方千米区域遭受重创，阿坝州汶川县，成都市辖都江堰、彭州、崇州3个市，德阳市辖什邡市、绵竹市，绵阳市辖北川县，广元市辖青川县，以及雅安市辖汉源县等地的房屋倒塌损毁、人员伤亡惨重。若突发事件影响巨大且有血站供应能力受限，往往需要整个应急血液保障体系做出反应才能维持血液供需的平衡。

1.2　国内外应急血液保障发展现状

临床输血起源于国外，英国在第一次世界大战期间建立了第一家血液仓库并由红十字会开展了最早的输血服务。随着临床输血服务的推广，血液安全及保障问题已得到越来越多国家的关注，除了不断完善采供血机构组织体系外，许多国家纷纷对血液保障法律法规、应急预案以及应急状况下血液保障机制进行积极的探索。

1.2.1　国外应急血液保障发展现状

1. 美国

美国输血机构主要由两大组织构成，一是美国红十字会（American Red Cross，ARC）及其下属的各红十字血液中心，提供全美50%左右的医疗用血；二是美国血液中心（America's Blood Center，ABC）总部及其下属的各血液中心，提供全美40%左右的医疗用血。ARC在全美共有38个分支机构和8个集中监测中心，而ABC是一个相对宽松的组织，独立血站以联盟的方式进行运作[8]。美国血站协会（American Association of Blood Banks，AABB）通过管理集约化、服务网络化的工作模式实现集中管理。遍布全美的分属两个系统的血站之间既存在相互竞争，同时又以合作的方式保障全美血液供应，但所有血站的质量标准、操作规范等完全一致。

美国血液保障工作中还积极制订各种应急预案应对突发事件对血液保障工作造成的挑战。例如，美国国家灾害响应计划"国家血液供应协调"部分中明确表示，响应计划以灾害影响区域的血站为中心作为信息和沟通的主要渠道。受影响的血站的主要任务是评估当地血液的临床需求，并将此需求通过 AABB 向相关职能部门报告。相关职能部门根据事件类型和影响程度考虑整个国家的响应并做出决策性的行动命令。除此以外，还负责血液的运输和与国家血液协会及献血者的沟通协调工作。灾害发生时整个响应流程分为四个步骤，见表 1-2。

表 1-2　美国国家应急血液响应步骤

步骤	职责	内容	涉及部门
1	灾害影响区域的血站（blood center, BC）评估血液的临床需求	灾害发生地的血站通过联系当地的医疗机构和灾害应急部门了解灾害的性质、当前的临床医疗任务和预测情况（预期的受伤类型以及对献血者潜在的影响）等来确定灾害事件的影响。在此基础上迅速收集血站和医院血库的血液库存水平信息，计算临床血液需求	灾害发生地血站、当地医疗机构、当地灾害应急部门
2	联系 AABB（事发一小时内为最佳）	通过电话、传真、邮件、卫星电话等一切途径尽可能快地联系到 AABB，汇报当前的血液库存及临床用血需求	灾害发生地血站、AABB
3	跨职能相关部门的电话会议	由 AABB 组织召开第一层级相关部门（有必要的话，第二层级可同时参与）电话会议，讨论决定国家决策和协调工作，包括与血液中心和献血者的信息沟通、至受灾地区的血液运输和调剂以及下一步工作，同时 AABB 也负责将信息传送给第二层级相关部门	AABB、相关职能部门组成的先遣队
4	相关职能部门建议的执行	相关职能部门负责区域内的建议传达以及传达一致的信息给血液中心和献血者，通过卫生部向外界公众发布信息	相关职能部门、卫生部

资料来源：American Association of Blood Banks. Disaster operations handbook-coordinating the nation's blood supply during disasters and biological events. http://www.aabb.org/programs/disasterresponse/Documents/disastophndbkv2.pdf, V2.0, 2008

在美国《灾时血液保障手册》中分准备和灾害发生两个阶段制订了预案。平时积极做好风险评估、策略沟通、运输方式选择、与政府应急部门协调、志愿者和献血者管理等多方面预案准备，并在警戒或突发事件发生时按步骤响应做好各方面工作。医院在应急状况下决策临床用血需求的流程响应也在《灾时血液保障手册》中有明确规定。

2. 澳大利亚

澳大利亚的所有采供血机构隶属于澳大利亚红十字会血液服务部（Australia Red Cross Blood Service，ARCBS），不仅负责全国的血液采集、输血、仓储和运输，并制定相应措施，而且还制定相关政策，优化血液的临床使用，协调各州之间的血液调剂。采输血协会负责行业管理，每个州设立一个输血服务中心，所有血站采集的血液由州血液中心统一分离、统一检测[9]。ARCBS 取消了行政区划限制,将全国划分为五个战略运作区,每个战略运作区均有若干个血液采集、加工、储存、发放点[10]。为更好地管理澳大利亚的血液保障工作,澳大利亚有一整套完备的政府组织架构来负责血液管理工作[11],如图 1-4 所示。

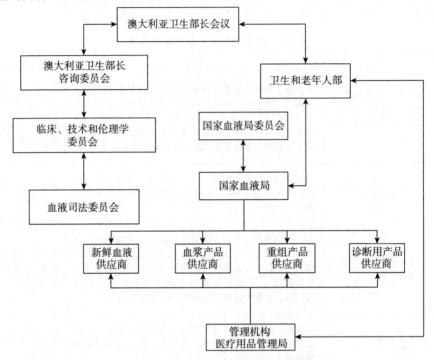

图 1-4 澳大利亚血液保障部门结构

澳大利亚实行的是国家高度协调下的采供血服务体系,打破行政区划,采用统一的技术标准和操作规程,坚持统一的预算管理。澳大利亚输血机构采用全国统一的血液信息管理系统,便于各州之间的血液调剂和发放。此外,通过查阅资料和澳大利亚国家血液管理局提供的官方信息可知,澳大利亚只从自愿无偿献血者中采集血液,并且将血液作为一种特殊的药品免费提供。血液库存方面除了储备一定量血液及血液制品并制订库存警戒线预案外,还建立了应急献血者库。

为了防止血液供应中断、需求激增等突发事件对采供血工作造成的影响,澳大利亚国家血液管理局采取了一系列国家层面的手段,如供应合同中的风险管理预案、供应商的应急计划合作、血液和血液制品最佳使用方法的推广以及库存管理和汇报的改善等。澳大利亚国家血液供应应急计划站在国家层面提出应对纲领,包含了保证突发状况下血液供应的各种特殊建议和政策性要求。澳大利亚制定了国家库存警戒线和行动指南,各血液相关部门在面对影响血液供应链的突发事件时也有针对性的措施，整个响应的框架包含国家层面响应、供应商响应、管辖响应、制度响应、媒体响应。

3. 日本

日本的采供血机构采用中央集权式的管理模式，统一电脑联网、统一病原体核酸检测技术(nucleic acid testing，NAT)、统一检测方法、统一仪器设备、统一检测试剂、统一电脑软件和血袋标签、统一检测标准等，充分保证了血液及其制品的安全[12]。日本的采供血体系完善，每个县都有 1 家血液中心，70 家血站和 7 家血液中心统一由红十字会管辖，并设有 3 家集中监测中心、1 家血液制品厂和 2 家专门的管理中心[13]。全部血站和血液中心采用统一的血液管理软件，所有血站联网，并设有 2 个数据管理中心。任何血站的献血信息和库存信息都会汇总到信息中心，实现信息共享。可以随时查看所有血站的库存血液，当某地区发生偏型或者血荒时，会有专门机构立即进行全国范围内的调整[14]。

日本采供血工作的各个环节都积极运用先进技术。例如，运用机读卡的方式完成对献血者信息的录入，减少再次献血时的数据采集工作量；采血时，工作人员通过手持终端(personal digital assistant，PDA)扫描录入数据。先进的技术减少了采供血工作人员的工作量，提高了工作效率。

4. 欧盟

欧盟国家的血站管理一般都采用中央集权式管理，芬兰、法国和英国均只有一个输血服务机构，下设遍布全国的分支机构；这些国家还有一个普遍特点是地域面积小、交通发达，使高度的中央集权和高效的统一管理模式得以执行。芬兰有 1 个国家红十字血液中心、4 个分中心和 16 个采血点，所有血液的检验和质控都由国家血液中心的实验室负责，总部和分中心的血库组成了一个全国性的储血网[15]。法国由 1 个专门从事血液统一管理的国家血站和 17 个地区分站组成全国采供血网络，中央集权式的管理实现了血液的统一调配、集中化检测和制备。法国献血者招募及组织工作主要由献血者协会与国家血液中心共同完成，开展形式多样的献血者招募方式，除了通过各种方式宣传无偿献血价值观外，还定期举办无偿献血促进活动，积极利用互联网工具和技术[16]。

法国是全世界第一个建立血液预警系统的国家，组建由医疗机构、地区和国家三级构成的血液安全监控体系，对血液供应链的每一步实行全程的计算机跟踪与监控，通过收集、分析、评估输血相关信息，实现对血液从献血者招募到受血者追踪的全程监控，其过程归法国卫生安全和健康产品局管理[16]。

1.2.2　我国应急血液保障发展现状

依据《血站管理办法》和《采供血机构设置规划指导原则》的相关规定，我国的一般血站设置分为血液中心、中心血站、中心血库三级；其中省、自治区人民政府所在地的城市和直辖市设置血液中心，与该市中心血站合署办公，并负责省级范围内血液采供机构业务的指导工作；各市、州设置中心血站；边远区县可设置中心血库，并负责辖区内其他医疗机构及乡镇卫生院的供血业务。我国已建立起血液中心（血站、血库）至辖区医院的定向保障供应体系，如图1-5所示。至2006年，全国共建有血液中心31家，中心血站324家，中心血库103家[17]。由于大部分采供血机构采用属地管理制度，辖区内自采自供，当常规情况下出现偏型或当地临床用血不能满足时，需要紧急采血或向上级申请异地调剂。血站血源的获得主要依靠献血者的自愿无偿献血，临床用血需求的不断增加和我国8.7‰的低献血率给临床血液供应带来了严峻考验[18]。

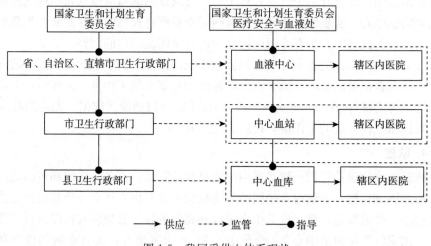

图1-5　我国采供血体系现状

我国各地血站由地方人民政府设立，并实行属地管理，由国家卫生和计划生育委员会医疗安全与血液处（原卫生部血液管理处）主管和监督。血站管理工作以省（自治区、直辖市）的区域管理形式展开，各省（自治区、直辖市）独立开展输血服务工作。血站受所在地卫生行政部门的监督管理，除海南省之外，各级血站的运作是独立的，彼此之间不存在行政隶属关系。区域自治、经济交通发展水平不一致等因素决定了各地血液保障工作的差异。

经过多年的发展，我国采供血机构建设和输血事业不断完善和进步，尤其是在采供血信息化工作上，血液中心和中心血站都实现了采供血活动计算机全过程管理；近半数的省（自治区、直辖市）已实施辖区内信息化联网和实时监控[17]，但仍然存在不足：在已经实现计算机全过程管理的采供血机构中，由于以省为辖区独立运作，各网站及数据库标准不统一；全国各采供血机构的血液管理信息未实现联网，国家卫生和计划生育委员会医疗安全与血液处未能全面掌握各省（自治区、直辖市)的血库实时状态，对应急情况下的血液调剂造成困难。

依据国家和军队制定的紧急状态下血液动员及血液调配政策法规，各级采供血机构在保证医院临床血液供应的同时，都需制订紧急状态下应急采供血预案。根据中国输血协会的调查，绝大部分采供血机构建立了采供血应急保障预案，并设立了预警机制，制定了合理库存和最低库存量，但在保障体系的规范化、合理性上存在以下问题[19]。

(1)应急预案的主管部门不统一。应急预案设置了政府、卫生行政部门和采供血职能部门三种主导形式，因此在采供血体系上存在政府领导、卫生行政部门领导、血站独立领导三种形式，分别适用不同的预警级别。

(2)预警级别不统一。绝大部分血站已设立预警警戒，但标准不一致，其中近一半采供血机构按三级划分。此外，还有少数的采供血机构未进行预警分级。

(3)应急储备不足，稳定性差。采供血的血源储备、资金和物资储备保障是采供血应急预案的重要组成部分。根据采供血机构所在的城市大小不同，各机构建立不同数量的应急献血队伍。由于缺少稳定的献血队伍的招募和维持手段，有1/3的采供血机构的应急献血队伍疏于管理、流于形式。

SARS疫情、汶川大地震和玉树地震期间的医疗救援和血液保障工作实践为完善应急血液保障预案提供了宝贵的经验。以汶川大地震为例，由国家卫生和计划生育委员会医疗安全与血液处直接领导和指挥灾区采供血，各省级血液中心服从国家卫生和计划生育委员会指令调剂支援，四川省内各血站服从成都市血液中心的调配；登记预约献血的措施减少了应急血液库存积压[20]。

1.2.3　我国应急血液保障中存在的问题

经过多年的探索，我国从采供血机构的硬件投入，到质量控制软件的建设，以及人员素质的培训提高，各级血站做了大量扎实、细致的工作，为日常和突发事件时的血液保障打下了良好的基础，但在非常规突发事件应急血液保障工作中依然存在一些不足。我国的输血事业起步较晚，在血液管理和采供血保障方面可多借鉴国外的先进经验，寻找自身不足并加以改进。各个国家开展的输血服务工作根据国情不同略有差异，本书通过与国外应急血液保障工作的对比，分析我国应急血液保障工作方面与国外存在的差距，总结出应急血液保障体系完善中的若干基础性问题。

1. 采供血机构管理模式有待完善

由于血液的特殊性，无论美国、欧盟、日本等发达国家(或地区)还是我国都由国家明确规定，血液只允许在国家控制的公益性的采供血服务机构流通，且血液的来源均为公民的无偿献血。采供血机构的设置和管理是血液管理工作的基础和关键。美国、欧盟、日本的血站垂直管理和集中检测有各自的适应模式，中央集权的垂直管理和集中检测的血站管理工作得到了成功实践。虽然我国部分省市如海南、浙江积极开展集中检测垂直管理的试点工作，但大部分省市采供血体系多采用属地管理的血站管理办法，集中检测和血站垂直管理工作还只是停留在目标阶段。我国幅员辽阔，经济交通发展水平差距较大，各省采血体系的集权化不够，集中化管理模式推进缓慢。应从省（自治区、直辖市）等区域性的集权化开始，推进适合我国国情的多种模式并存的全国采供血体系建立。

2. 采供血信息化水平有待提高

发达国家开展采供血服务较早，信息化程度较高，信息化的优势在应对突发事件的紧急情况下尤为明显。以日本为例，其 77 家血站和血液中心采用统一的血液管理软件，全国所有血站实现了网络的互联互通，管理层能够全面掌握各血液中心的采供血情况，各地的血液在满足辖区内医疗机构用血前提下可实现相互调剂。目前我国血站信息化水平因各种原因发展不均衡，全国乃至部分省内血液库存信息不能共享。一旦发生突发事件，无法迅速获得包括各用血医院在内的血液总库存、周边地区以及其他省市采供血机构的血液库存量等信息，这将影响血液供应能力评估的准确性。各地血液管理数据库标准不统一，给异地调剂血液的入库工作增加了困难。

3. 应急血液储备和保障模式有待进一步探索

由于血液不能即采即用，各级采供血机构为了保证临床用血供应应持有一定的安全库存，为保障突发事件发生后应急初期的血液供应，应增加应急血液储备，而目前我国未形成完善的应急血液储备体系，正在研究或已应用的应急血液储备模式有普遍提高库存量、国家血液战略储备、深低温冷冻红细胞储备和"虚拟"血库等，应积极比较各种模式的优缺点和适用性，选择适宜我国的应急血液储备方式。在考虑血液的应急储备问题时，应同时考虑相关的人员和物资储备，如应急输血服务工作人员和应急献血者的储备、采供血及检测设备的储备；同时，为避免血液的过期浪费，应合理建立不同级别库存警戒线下的应急响应流程。

此外，根据突发事件应对工作经验和应急血液保障的需要，下面提出构建我国应急血液保障体系还应完善的其他关键性问题。

（1）体系的组织和政策法律保证。应急血液管理是一种危机管理，需要富有弹性、适应性较强的组织机构作保障；组织机构职责明确，通力协作，从启动、运行及终止程序方面细化规范操作流程，明确报告、信息通报时限，对预案执行情况进行跟踪、监督和考核，形成指挥有序、信息通畅、统筹兼顾的组织机构，充分保证应急血液处置的及时和高效。同时，需要相辅相成的法律政策文件，为从容应对突发事件、保证应急处置提供有力支撑。

（2）建立跨区域血液调剂及其他机制。除了一般的应急物流保障机制外，血液的应急保障涉及其本身特殊性的专有机制，如用血偿还机制、献血应急募集机制。以往的应急血液保障经验中，采供血机构跨区域、跨省的联动互助大大提高了突发公共卫生事件应急血液的保障能力。为顺利完成应急血液保障的任务，需要库存预警、应急血液募集、异地调剂、用血偿还等多种机制的建立与完善。

（3）注重人才培养和政府投入。当前，采供血机构人员危机管理意识相对薄弱，可通过培养方式，使其熟悉危机处理过程的应变策略，具备危机协调和处理能力。只有做好应急血液保障人才的培养，才能更好、更快地完成应急血液保障的任务。而政府作为血液保障工作这项公益事业的主体，应从多方面加大投入，以保证人民群众在突发事件发生时的生命安全。

1.3 国内外应急血液保障研究现状

1.3.1 血液供应链管理研究概述

广义上的易逝/易腐物品是指在储存、运输与销售过程中，物品的质量或价值随着时间的消逝而下降的物品。按价值变化的形式划分，可分为渐逝性物品与到期报废物品两类，一般将前者称为易逝物品（deteriorating commodities），后者称为易腐物品（perishable commodities）。易逝物品的价值随时间持续而逐渐下降，如电子产品、时尚品等，在研究中一般假设这类物品的腐变率或价值消逝率为线性、指数变化或服从 Weibull 分布，生命周期是随机的；而易腐物品有固定的生命周期，如果在保质期内没有售出或被使用，则其价值变为零，如食品、药品等。另外，在某一时间点 T 仍未被售出，则针对这一时段而言，价值将变为零的易腐资产（perishable asset）也可归入后一类，如直达火车发出时未售出的座位、凌晨盘点前仍未订出的客房等[21]。血液是一种典型的易腐物品。

血液供应链管理方面的研究兴起于 20 世纪 60 年代[22]，此后逐渐成为运筹学界关注的热点之一。70 年代到 80 年代初为该领域研究的鼎盛时期[23,24]，90年代前后该领域学者们的研究兴趣转至广义的易腐物品上[25~27]，有关血液供应链管理的研究大幅减少，直到近几年才又得到关注[28~30]。各时期论文发表数量如图 1-6 所示[31]。对该领域研究进行回顾的经典文献如表 1-3 所示。

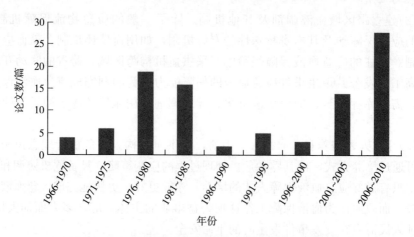

图 1-6　血制品供应链管理研究各时期论文发表数量

表 1-3　血液供应链管理研究主要回顾文献一览

作者	出版年份	期刊/出版社	内容简介
Nahmias S	1982	*Operations Research*	综述了确定/随机需求的多产品、多级储备下的血库管理应用模型，对随机生命周期、指数腐败的易逝物品库存研究也进行了回顾[23]①
Prastacos G P	1984	*Management Science*	介绍了血液库存管理的策略，围绕采集、出库、分发、配型与方案实现等血液库存管理的方方面面，详细回顾过去十多年运筹研究的相关成果[24]
Pierskalla W P	2004	Kluwer Academic Publishers	对血液供应链管理进行概述，介绍并回顾了血液中心选址、供应和需求协调、血液采集、库存管理、血液到医院的分配、配送和交叉试验等问题的模型研究[30]
Beliën J, Forcé H	2011	*European Journal of Operational Research*	从模型解决方法、问题类型、层次级别、绩效评价、案例研究等角度对现有文献进行分类、比较，综合回顾了血液库存和供应链管理领域的研究现状与发展趋势[31]

　　由表 1-3 可以得出，目前对该领域的研究主要集中在与医院血库或血液中心的库存管理相关的问题上（见文献[31]），其中涉及血液需求预测、运输、分配问题的研究也不多。

　　国内学者对常规条件下易腐物品开展的运筹研究，主要关注的是合作[32]、定价[33]、库存[34]等问题，与血液直接相关的研究很少，且都集中在库存仿真领域，主要有：高宝俊等建立了国内某大型医院血液库存运作流程的仿真模型，基于1996~2002 年历史数据的仿真以获得库存系统最优订货点[35]；高宝俊等在文献

---

① 该文章内容在 S. Nahmias 于 2011 年出版的 *Perishable Inventory Systems* 中有更详细的描述。

[35]研究的基础上在设计模型中进一步考虑了血液需求受季节性波动的影响因素[36]。吕昕研究了某医院血液库存补货点(采血点)的设置问题,并基于历史数据使用 Witness 软件运算仿真模型得到最优采血点,以改善库存系统的服务水平[37]。

1.3.2　应急血液保障研究概述

早在第二次世界大战期间,如何做好应急血液的供应工作就引起了业内人士的关注[38],在 21 世纪以来的十多年间,针对突发事件的应急血液保障问题得到了更深层次的重视。例如,Schmidt 分析了过去 25 年几个突发事件中血液的采供情况,列举分析了包含"9·11"事件在内的 5 个突发事件的入院人数、血液采集量、实际输血量,以呼吁加强血液募集的制度建设[39]。美国审计总署(United States General Accounting Office,USGAO)发布的报告中通过对"9·11"事件前后血液采供数据的对比分析,反映出过度应急保障、过期量成倍增加的事实[40]。Glynn 等回顾了"9·11"事件后的献血数据,并分析了对血液供应安全带来的影响[3]。Hess 和 Thomas 全面回顾了近一个世纪以来美国参与的战争和国内重大灾害中血液的供应与使用情况[41]。Sönmezoglu 等回顾了 1999 年土耳其 Marmara 地震后的应急采血数据,并分析了初次献血者的比例及其对检验合格率的影响[42]。Mujeeb 和 Jaffery 总结回顾了 2005 年巴基斯坦地震后的应急血液保障经验[43]。Abolghasemi 等总结了 2003 年伊朗 Bam 地震应急血液保障的经验教训[44]。

"9·11"事件之后,应急血液保障问题也引起了国内学者的重视。例如,雷二庆介绍了"9·11"事件后的血液救援情况[45]。张评等总结并比较分析了北京在 SARS 期间保障临床安全用血的措施和方法[2]。吴卫星等探讨了突发事件时的血液供应方式[46]。罗春秀和魏胜男对建立和完善突发事件应急血液预案提出了见解[47]。特别是 2008 年汶川大地震发生后,国内一些采供血机构、医疗机构和相关应急管理部门结合自身工作实践热烈探讨了突发事件应急血液保障的有关问题,《中国输血杂志》2008 年第 8 期和《中国卫生质量管理》2009 年第 1 期专门刊登了这一时期的相关研究成果。其中有:郑忠伟等结合汶川特大地震后卫生行政部门和采供血机构所采取的应对措施,探讨了应急状态下的紧急血液保障和血液安全问题[48];王乃红介绍了成都市地震灾害应急采供血措施及其效果[20];衣梅总结了汶川地震发生后的救治血液保障经验,指出了其不足并提出了完善措施[49];王俊平等探讨了突发事件期间的血液库存管理形式,并提出了防范血液供应系统瘫痪的措施[50]。另外的一些研究文献有:杨群身等统计了 1 663 名地震伤员的输血治疗情况,以了解当时的血液成分用量和输注剂量[51];Liu 等统计了全国 5 个血液中心震后一周献血者的民族、年龄、性别、教育程度等基本信息数据,并分析了初次献血者的比例及其对血液检验质量的影响[52]。

从有关资料中可以看出一些发达国家(和地区)血液保障体系和应急血液保障

的实践经验。美国采用联盟式的血站管理；澳大利亚、欧盟、日本等均采用中央集权化、国家高度协调的血站管理模式。发达国家在血液管理信息化建设等方面表现突出。"9·11"事件后，美国组建了"血库协会组织间特别行动委员会"，专门负责协调国内发生灾害时全境内的血液存量[8]。为应对国内发生灾害时全美境内的血液协调，美国采取了包括提高血液存量等多种措施。提高血库存量的具体做法是普遍增加库存量到原来的 2 倍，由日平均血液用量的 1～3 倍提高至 5～7 倍，配合信息化管理有效应对应急血液保障[46]。为更好地应对国家公共卫生紧急状态、灾害和恐怖袭击期间最初的血液需求，美国提出国家血液储备的构想[1]。此外，各国积极建立应急血液保障预案，如美国专门协调灾害和生化事件中国家血液供应的《灾时血液保障手册》、澳大利亚的应急血液管理计划、英国的应急血液管理安排等。

综上所述，截至本书依托课题开展之前，国内外有关应急血液保障问题的研究多集中于针对具体的血液库存管理和实践的经验回顾、分析与总结以及宏观层面的策略性建议，整体尚处于经验定性探讨的层面，鲜有对应急血液保障体系整体架构的研究，且许多优化问题也亟待深入探讨。

1.4　本书的内容框架

本书各部分的主要内容概述如下。

（1）第 1 章，绪论。阐述了本书的研究背景，提出非常规突发事件下应急血液保障的主要研究问题，总结了国内外应急血液保障发展现状，并回顾了国内外应急血液保障研究现状。

（2）第 2 章，"5·12"汶川大地震应急血液保障调研分析。对"5·12"汶川大地震应急血液保障进行全面回顾，从应急血液采集、入库、出库、调剂、报废等视角出发，通过与地震前后年份同期数据进行对比分析，总结出汶川大地震应急血液保障的特点和经验。

（3）第 3 章，非常规突发事件应急血液保障特性分析。总结了血液的生理特性，围绕血液采供过程，从需求、采集、供应、输血安全、临床用血五个方面，分析归纳了非常规突发事件应急血液保障的特性。

（4）第 4 章，非常规突发事件应急血液保障体系设计与运行机制。阐述了非常规突发事件应急血液保障体系的构建要求与组织框架结构，对保障指挥平台进行了需求分析与功能分析；构建了应急血液保障机制，包括库存预警机制、应急血液募集机制、异地血液调剂机制、用血偿还机制、应急血液保障培训机制；梳理了应急血液保障准备阶段、响应阶段的运作程序，并说明了与医疗机构进行协作的各个事项。

　　(5)第 5 章，非常规突发事件应急血液储备策略。提出了深低温冷冻、"虚拟"血库储备、普遍提高各血站库存、国家战略储备四种应对非常规突发事件的血液储备策略，并对现有方式、提高血站库存、国家战略储备三种决策方案进行了建模对比分析；建立了应急血液战略储备库选址模型及其库存轮换更新模型，并进行了相应的算例分析，为国家战略储备策略的实施提供了决策依据。

　　(6)第 6 章，非常规突发事件应急血液需求预测。分析总结了应急血液需求预测问题的特性，为了反映出应急血液需求量变化的特征，引入 Logistic 曲线建立应急血液需求总量预测模型；将数据包络和马尔科夫特性引入预测模型中，以改善数据波动程度对模型的影响，最终建立了应急血液信息更新预测模型；考虑各自优势将灰色理论与神经网络模型引入应急血液需求预测领域，建立了基于灰色-神经网络的应急血液组合预测模型，并对汶川大地震期间血液需求数据进行了对比分析验证。

　　(7)第 7 章，非常规突发事件应急血液采集决策。针对非常规突发事件的血液库存控制特点，建立了应急血液采集决策模型，进行敏感性分析，以辅助决策者进行采血决策以及制定合理的库存控制参数。并结合案例分析了安全库存、目标存量水平、预测误差、需求波动对库存控制效果的影响。

　　(8)第 8 章，非常规突发事件应急血液调剂血站选择。首先，研究了应急出救血站选择—分配优化问题，以规定时间内运达的血液新鲜度最大为目标，建立了多阶段调剂优化模型，设计了一种基于关键受灾点优先的向量编码遗传算法(priority-based vector encoding genetic algorithm，PVEGA)求解模型，以汶川大地震为背景构建算例与 CPLEX 优化软件求解结果进行比较，并对比所提多阶段决策方法与现行血液调剂决策方法的效果。其次，研究了应急出救血站选择—运输路线安排问题，基于及时性、新鲜度、效率建立应急出救血站选择—运输路线安排多目标决策优化模型，设计了一种遗传-禁忌混合算法进行求解。以汶川大地震为例构建不同需求情景求解，分析了目标函数权重系数与需求预测误差、多式联运对调剂方案的影响，比较了单阶段与两阶段决策方法的效果。

　　(9)第 9 章，非常规突发事件应急血液调剂分配。基于血液替代特性建立了多灾点、多品种的应急血液分配双层规划模型，分析了模型性质与替代性质，对转化后模型最优解的一致性进行了证明，提出了一种贪婪启发式算法求解模型，并与 CPLEX 优化软件求解结果进行了比较，且分析了替代率、替代权值对分配方案的影响。

　　(10)第 10 章，非常规突发事件应急血液积压转运。通过分析库存状态，基于库龄推导出血液转运、接收的相关性质，建立最小化运输费用的积压血液转运模型，最后通过算例仿真分析了不同转运制品选择策略、保障概率、需求饱和度、决策时刻、制品有效期等对决策效果的影响。

_第_ **2** _章_

"5·12" 汶川大地震应急血液保障调研分析

  2008 年 5 月 12 日 14 时 28 分 04 秒，四川省汶川地区发生里氏 8.0 级地震，共造成 69 227 人遇难，374 643 人受伤，17 923 人失踪；造成直接经济损失达 8 452 亿元[53]。此次地震的震中位于四川省汶川县映秀镇，重灾区主要集中在四川省的广元市、德阳市、绵阳市、阿坝藏族羌族自治州和成都市管辖的周边市县。地震伤员救治以及救治过程中的用血、采血和接收外来调剂用血也主要集中在这五个市(州)，因而这些地区的血站担负了应急血液供应的主要任务。

  本书课题组于 2009 年 12 月至 2010 年 4 月通过对成都市、绵阳市、德阳市、广元市、阿坝藏族羌族自治州这五个在"5·12"汶川大地震中承担应急血液保障任务的主要血站进行实地走访调研，收集了大量数据并进行了统计分析，主要从血液出库量、血液采集量和血液报废量等方面分析了汶川大地震应急血液保障情况，从中探析汶川大地震应急血液保障的特点和经验，以便为采供血相关机构和应急管理部门提供参考。

2.1 应急血液入库量分析

2.1.1 灾区血站应急血液采集量分析

  汶川大地震发生后，重灾区的德阳市、广元市、绵阳市和阿坝藏族羌族自治州中心血站均立即开展紧急采血，在几天时间内血液存量就达到了血站的存储极限。下面通过对德阳市中心血站和广元市中心血站在 2007~2009 年 5 月 12 日至 6 月 12 日的日采血量变化情况(图 2-1～图 2-6)来说明汶川大地震后应急采血的特点。

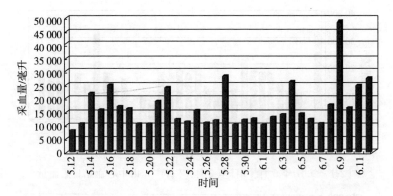

图 2-1   2007 年 5 月 12 日至 6 月 12 日德阳市中心血站日采血量

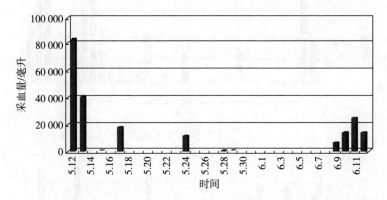

图 2-2   2008 年 5 月 12 日至 6 月 12 日德阳市中心血站日采血量

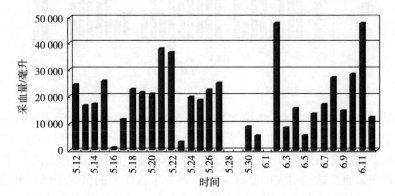

图 2-3   2009 年 5 月 12 日至 6 月 12 日德阳市中心血站日采血量

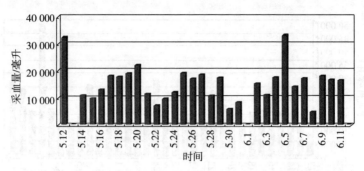

图 2-4　2007 年 5 月 12 日至 6 月 12 日广元市中心血站日采血量

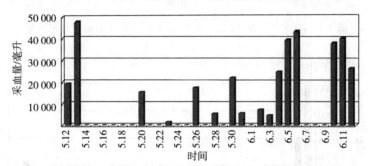

图 2-5　2008 年 5 月 12 日至 6 月 12 日广元市中心血站日采血量

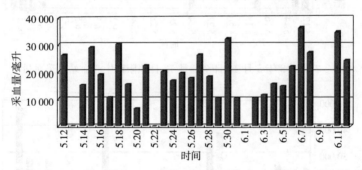

图 2-6　2009 年 5 月 12 日～6 月 12 日广元市中心血站日度采血量

可以看出，2007～2009 年两血站的日采血量基本上保持较为平均的状态，而在 2008 年地震发生当天和第二天，两个血站的采血量远大于 2007 年和 2009 年同期水平，但之后连续几天内都没有再进行采血，直到一周左右之后才又开始间断地补充采血。这说明灾区血站在没有丧失采血能力的情况下反应相当迅速，地震发生当天就开始了应急采血，并在震后几天内就采集了充足的血液，以保障伤员救治用血的需求。

2.1.2　灾区血站应急血液采集量汇总分析

采集的血液经过检测、制备、入库之后，就可以出库供给临床使用。因此，每日入库的血制品数量可反映出血液保障机构血制品的新增供应能力。

分别汇总成都、绵阳、德阳、广元、阿坝这五个血站在 2007~2009 年的 5 月 12 日至 6 月 11 日全血、血浆和红细胞三种血制品的日入库量,如图 2-7~图 2-9 所示。可以看出,除了 2009 年 5 月 18 日血浆和红细胞入库量出现一次高峰,以及 2009 年 5 月 12 日全血入库量出现一次小高峰之外,2007 年和 2009 年 5 月 12 日至 6 月 11 日三种血制品的日入库量变化较平缓。而 2008 年同期三种血制品的日入库量在震后前三天均迅速出现明显高峰:全血、血浆、红细胞三种血制品在前三天的入库量占此期间各自入库总量的比重分别为 37.7%、22.1%、54.8%;以红细胞为例,其高峰入库量是 2007 年同期最大入库量的 9.36 倍,是 2009 年同期最大入库量的 2.51 倍。震后一周以后的血浆日入库量与 2007 年和 2009 年同期水平基本相当,而全血与红细胞的入库量急剧下降,甚至降到了比平时还低的水平,如全血入库量每日不足 100U[①],红细胞入库量每日不足 300U。震后两周以后全血与红细胞的入库量就与 2007 年和 2009 年同期水平基本相当,表明已恢复至正常水平。

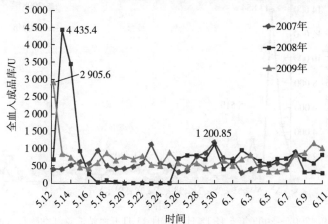

图 2-7 2007~2009 年 5 月 12 日至 6 月 11 日五血站汇总全血日入库量

注:由于数据太多,为避免显示不清,只给出各年的最大值

2008 年 5 月 12 日至 6 月 11 日三种血制品的总入库量与 2007 年和 2009 年相比均有增加(图 2-10),且血浆和红细胞的入库量增幅较大;全血入库量分别是 2007 年同期的 1.26 倍、2009 年同期的 1.01 倍;血浆入库量分别是 2007 年同期的 2.39 倍、2009 年同期的 1.59 倍;红细胞入库量分别是 2007 年同期的 1.84 倍、2009 年同期的 1.24 倍。

图 2-11 为 2008 年 5 月 12 日至 6 月 11 日五血站各血制品入库量汇总曲线图,可以看出类似于三种血制品在此期间日各自入库曲线的特征。震后前三天的入库量

---

① 即单位,200 毫升全血或 200 毫升全血制备的成分血(如红细胞、血浆等)为 1 个单位(1 个 U)。

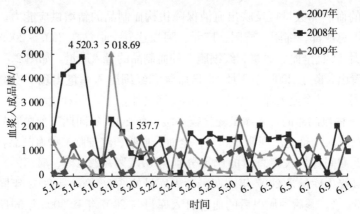

图 2-8　2007～2009 年 5 月 12 日至 6 月 11 日五血站汇总血浆日入库量

注：由于数据太多，为避免显示不清，只给出各年的最大值

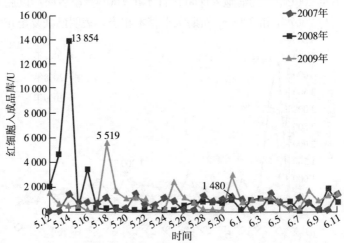

图 2-9　2007～2009 年 5 月 12 日至 6 月 11 日五血站汇总红细胞日入库量

注：由于数据太多，为避免显示不清，只给出各年的最大值

共为 39 662.4U 占到了整个期间入库总量的 36.8%，之后入库量从高峰迅速下降为较小值，震后两周总入库量有所恢复，反映出 5 月 14 日开始采取预约献血登记措施后的效果。

2.1.3　应急血液调剂量分析

地震灾区受困人员的生存概率随时间递减，前 72 小时为救援的黄金时期，在这一时期中抢救出的伤员数达到高峰，维持生命体征的用血量急剧增加。因此，汶川大地震发生后，除了在灾区本地组织应急采血之外，灾区血站还接收了大量来自省内、外血站紧急调入的全血、血浆和红细胞血液制品。整个应急救援期间，三种血制品的调剂入库量占总入库量的比重分别为：全血 4.2%、血浆

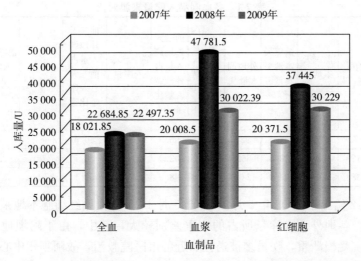

图 2-10 2007～2009 年 5 月 12 日至 6 月 11 日五血站汇总各血制品入库量

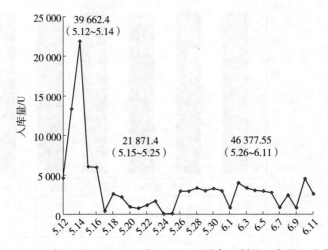

图 2-11 2008 年 5 月 12 日至 6 月 11 日五血站各血制品入库量汇总曲线图

18.1%、红细胞 32.2%。

　　表 2-1 给出了五个血站在 2008 年 5 月 12 日至 5 月 14 日这三天的应急血液保障情况。前三天各血制品入库量中，外地调入量占了很大的比重：全血为 10.8%，血浆为 50.7%，红细胞为 58.1%。可见，前三天入库中，血浆和红细胞主要来自外地调剂。在总外地调入量中，三种制品前三天的占比分别为：全血 96.3%，血浆 62.0%，红细胞 98.9%。可见，前三天的外地调入量占总调入量的绝大部分，反映了此期间外地应急血液调剂到位及时的特征。

表 2-1　各血制品入库量来源对比

血制品	本地采集量/U	前三天本地采集量/U	前三天本地采集量占比/%	外地调入量/U	前三天外地调入量/U	前三天外地调入量占外地调入量比重/%	前三天总入库量/U	前三天外地调入量占前三天总入库量比重/%	总入库量/U	前三天总入库量占比/%	总调入量占比/%
全血	21 727.85	7 636.65	35.1	957	922	96.3	8 558.65	10.8	22 684.85	37.7	4.2
血浆	39 129	5 209	13.3	8 652.5	5 362	62.0	10 571	50.7	47 781.5	22.1	18.1
红细胞	25 383	8 606.75	33.9	12 062	11 926	98.9	20 532.75	58.1	37 445	54.8	32.2

　　图 2-12 给出了 2008 年 5 月 12 日至 5 月 14 日五血站红细胞本地采集量与调剂量比例。各地外调入库量所占的比重差别较大，其中，由于阿坝地区受灾严重，各医院受损严重，伤员多被送往邻近各市医院救治，故阿坝州中心血站没有接收外地血液调入。

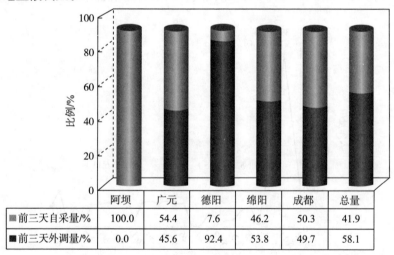

图 2-12　2008 年 5 月 12 日至 5 月 14 日五血站红细胞本地采集量与调剂量比例

　　四川省内提供血液调剂的血站有成都市血液中心（成都市血液中心虽然是灾区血站，但也向其他灾区血站提供血液调剂）以及宜宾市、眉山市、泸州市、攀枝花市中心血站，血液调剂数量如表 2-2 所示。省外提供血液调剂的情况如表 2-3 所示，主要来自北京、太原、河北、广州等七家血液中心。省内全血、血浆、红细胞的调剂量分别为 35U、4 902U、1 705U，省外全血、血浆、红细胞的调剂量分别为 922U、3 750U、10 268U，省外调剂量所占比重分别为 96.3%、43.3%、85.8%，可见调剂时主要依靠省外调剂。

表 2-2 汶川大地震救援期间四川省内血站提供血液调剂量

血制品调剂量及占比		成都	宜宾	眉山	泸州	攀枝花
全血	调剂量/U	0	0	0	0	35
	占比/%	0.00	0.00	0.00	0.00	100.00
血浆	调剂量/U	1 097	1 877.5	349.5	1 500	78
	占比/%	22.38	38.30	7.13	30.60	1.59
红细胞	调剂量/U	1 452	0	218	0	35
	占比/%	85.16	0.00	12.79	0.00	2.05

表 2-3 汶川大地震救援期间四川省外血站提供血液调剂量

血制品调剂量及占比		北京	太原	河北	广州	重庆	江苏	辽宁	湖南	贵州
全血	调剂量/U	0	0	922	0	0	0	0	0	0
	占比/%	0.00	0.00	100.00	0.00	0.00	0.00	0.00	0.00	0.00
血浆	调剂量/U	10	942	281.5	1 540	420	0	456	0	100.5
	占比/%	0.27	25.12	7.51	41.07	11.20	0.00	12.16	0.00	2.68
红细胞	调剂量/U	5 958	2 000	578	0	600	945	0	187	0
	占比/%	58.03	19.48	5.63	0.00	5.84	9.20	0.00	1.82	0.00

2.2 应急血液出库量分析

以下通过对成都、绵阳、德阳、广元、阿坝这五个血站在 2007～2009 年的 5 月 12 日至 6 月 12 日的血液出库数据进行对比分析,来反映汶川大地震应急血液供应的主要特点。

2.2.1 成都市血液中心血液出库量分析

在"5·12"汶川大地震应急救援过程中,成都市血液中心除了确保成都地区临床用血需求外,还承担着对整个地震灾区的血液调剂和保障供给的任务。成都地区除了都江堰市受地震影响较大外,其他地区都没有受到重大破坏,所以该地区受灾人口比例相对较小。与其他受灾城市不同,成都市血液中心的临床用血需求较独特:首先,要接收从全国其他血站调剂来的血液,并负责向省内各血站进行分配;其次,要保障都江堰市的伤员救治用血;最后,还要保障成都地区各医疗机构常规临床用血需求。

1. 各种血液制品日出库量及日累计出库量分析

成都市血液中心在 2007～2009 年 5 月 12 日至 6 月 12 日各种血制品日出库量及日累计出库量如图 2-13 和图 2-14 所示。结合广元、德阳和绵阳三个中心血站的相关数据可以发现,成都市血液中心 2008 年统计期内红细胞出库情况与三个中心血站的情况类似，即地震初期出库量很大，数倍于往年同期水平，中后期出库量趋于正常甚至低于往年同期水平。但由于成都市常规临床用血需求比较大，所以并未出现红细胞出库量很低的情况。2008 年统计期内全血和血浆的出库量均大于 2007 年和 2009 年的同期水平，其中全血出库量比 2007 年和 2009 年分别增长了 29.02% 和 72.45%，血浆出库量分别增长了 124.31% 和 50.36%。通常情况下全血的出库量应该呈逐年递减趋势，因为目前医学界提倡成分血输血，全血输血比例有所下降。由于汶川大地震造成血液需求骤增，2008 年 5 月 12 日至 6 月 12 日成都市血液中心的全血出库量比 2007 年同期增长近 30%，而血浆出库量比 2009 年增长超过 50%。

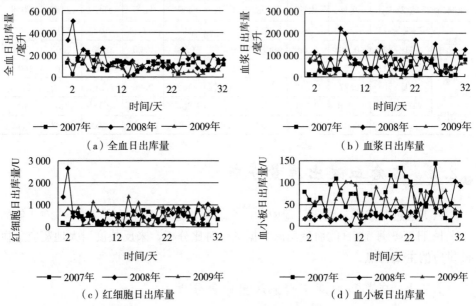

图 2-13   2007～2009 年 5 月 12 日至 6 月 12 日成都市血液中心各血制品日出库量

2. 每日用血总量及各成分血所占比例分析

统计的血制品种类，包括全血类制品、血浆类制品和红细胞类制品。2007～2009 年这三年 5 月 12 日至 6 月 12 日血液出库总量分别为 25 455U、30 323U 和 30 074U，每日出库量如图 2-15 所示。

可以看出，无论是 2007 年还是 2009 年统计期内均出现了某些天用血量很低的情况，2007 年用血低于 100U 的有 7 天，2009 年用血低于 150U 的有 6 天，而 2008 年的最小值为 185U。2008 年用血量最大的两天是 5 月 12 日和 5 月 13 日，分别达到 1 862U、2 018U，5 月 14 日至 5 月 18 日的用血量集中分布在 700～800U，且从 5 月 19 日后出现数个用血高峰期，一直持续到 6 月 12 日。

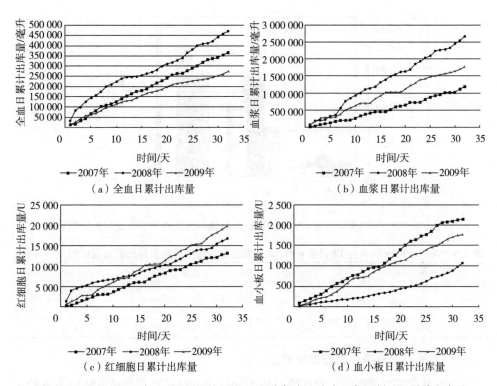

图 2-14 2007~2009 年 5 月 12 日至 6 月 12 日成都市血液中心各血制品日累计出库量

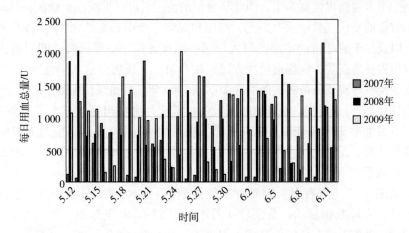

图 2-15 2007~2009 年 5 月 12 日至 6 月 12 日成都市血液中心血制品日出库总量

　　成都市血液中心 2007~2009 年这三年 5 月 12 日~6 月 12 日各血制品出库总量及所占比重分别如图 2-16 和表 2-4 所示。2008 年全血和血浆的出库总量都较其他两年高,且血浆的出库量比例较其他两年高出 12% 左右。此外,血浆、红细胞这两种成分制品的出库量比例之和达到了 90% 以上。

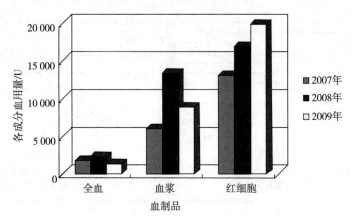

图 2-16　2007～2009 年 5 月 12 日至 6 月 12 日成都市血液中心各血制品出库总量

表 2-4　2007～2009 年 5 月 12 日至 6 月 12 日成都市血液中心各血制品出库量比例（单位：%）

年份	全血	血浆	红细胞
2007	8.7	28.5	62.8
2008	7.2	41.0	51.8
2009	4.5	29.5	66.0

3. 成都市血液中心血液出库特点

下文从月度血液出库量的变化趋势来分析伤员转运对成都地区血液需求的影响。由于手术输血以血浆为主，因此从血浆的使用量可以推断一个地区在某段时间内手术数量的变化。数据选取广元、德阳和绵阳三个中心血站 2008 年各月血浆出库量，以及位于成都市的华西医科大学第一附属医院、空军医院、四川省人民医院、四川省肿瘤医院、成都市第二人民医院和第三人民医院这六家在"5·12"汶川大地震中接收转院伤员最多的医院在 2007～2009 年各月血浆使用量。

由图 2-17 可以看出，德阳和绵阳 2008 年 6 月血浆出库量较 5 月明显减少，而广元 6 月血浆出库量较 5 月略有下降。在正常情况下，6 月医院对血浆的需求量应高于 4 月、5 月，这说明震后的 6 月以上三市的手术量明显减少，因而造成了血浆需求量的下降。

而从图 2-18 可以看出，成都市六家主要医院 2008 年 5 月和 6 月血浆需求量迅速上升。实际数据显示，分别较 4 月增加了 279 300 毫升和 479 630 毫升。而 2007 年和 2009 年的 5 月较 4 月增长幅度为－134 800 毫升和 33 950 毫升，6 月较 4 月的增长量为 158 700 毫升和 237 650 毫升。可见，受灾城市在震后次月的手术量将较往年同期水平有大幅下降，进而导致血浆的需求量大幅下降，而临近灾区的中心城市则在次月的手术量迅速增加，随之而来的是血浆需求量的上升。这主要是灾区城市医疗设施遭受不同程度的破坏，致使整体医疗能力下降，同时因为医疗技术的原因，伤员陆续转移到更加安全、医疗条件更好的临近中心城市医

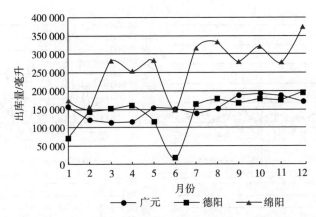

图 2-17 2008 年广元、德阳和绵阳中心血站的月度血浆出库量

院接受治疗，使得应急救援后期灾区医院手术量下降，而中心城市医院手术量上升。

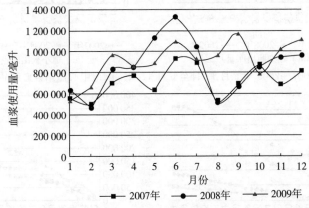

图 2-18 2007～2009 年成都市主要医院的月度血浆使用量

2.2.2 绵阳市中心血站血液出库量分析

1. 各种血液制品日出库量及日累计出库量分析

绵阳市中心血站在 2007～2009 年 5 月 12 日至 6 月 11 日各种血制品日出库量及日累计出库量如图 2-19 和图 2-20 所示。

由图 2-20 可知，2007 年和 2009 年 5 月 12 日至 6 月 11 日全血累计出库量曲线类似，均具有斜率低且近似于线性的特征；2008 年同期的曲线斜率较高，且有三个明显的跳跃点，对应着图 2-19 中全血日出库图中的三个高峰，说明统计期内有三天出库量明显大于其他时间。三条血浆累计出库量曲线均近似于线性，其中 2007 年与 2008 年的曲线基本一致，而 2009 年的曲线斜率较高。2007 年和

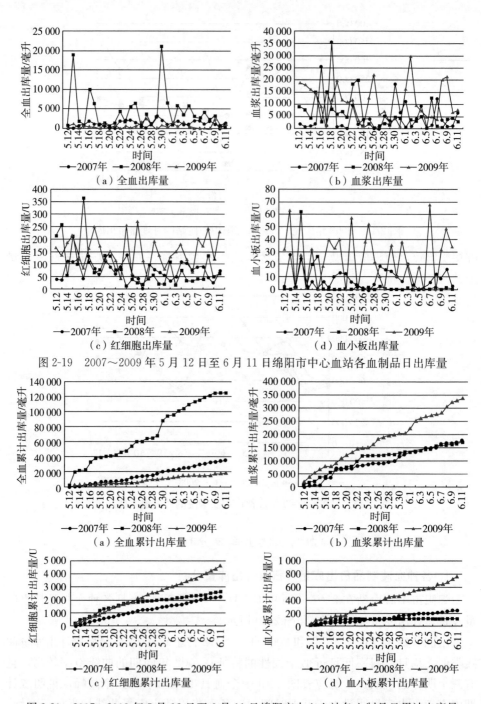

图 2-19　2007～2009 年 5 月 12 日至 6 月 11 日绵阳市中心血站各血制品日出库量

图 2-20　2007～2009 年 5 月 12 日至 6 月 11 日绵阳市中心血站各血制品日累计出库量

2009 年 5 月 12 日至 6 月 11 日红细胞累计出库量曲线都近似于线性，但 2008 年同期的前 11 天累计出库量增长较快，之后逐渐趋缓，由图 2-19 中相应数据可以看出，前 11 天出现几个出库高峰且每天的出库量均维持在 50U 以上。2007 年和 2009 年 5 月 12 日至 6 月 11 日血小板累计出库量曲线也都近似于线性，但 2008 年同期的前 7 天累计出库量增长较快，之后需求减少。

2. 每日用血总量及各成分血所占比例分析

由调研数据统计得出 2007～2009 年这三年 5 月 12 日至 6 月 11 日血制品（包括全血类制品、血浆类制品和红细胞类制品）出库总量分别为 3 303U、4 141U 和 6 423U，每日出库量如图 2-21 所示。

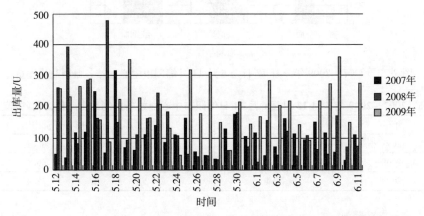

图 2-21 2007～2009 年 5 月 12 日至 6 月 11 日绵阳市中心血站血制品日出库量

可以看出，截至 2008 年 5 月 23 日，即震后 11 天内，每日的血制品出库量与 2007 年和 2009 年同期相比，出现了几个明显的出库高峰。而震后 11 天之后，每日的血制品出库量明显下降，但 2009 年同期仍保持平稳较高的出库量；2008 年该段时间用血总量为 4 141U，低于 2009 年的 6 423U。

由图 2-22 和表 2-5 可以看出，2008 年 5 月 12 日至 6 月 11 日全血的出库比例高达 15.1%，远远高于 2007 年和 2009 年同期比例，而血浆和红细胞的出库比例相应有小幅下降。

2.2.3 德阳市中心血站血液出库量分析

1. 各种血液制品日出库量及日累计出库量分析

德阳市中心血站在 2007～2009 年 5 月 12 日至 6 月 12 日各种血制品日出库量及日累计出库量如图 2-23 和图 2-24 所示。

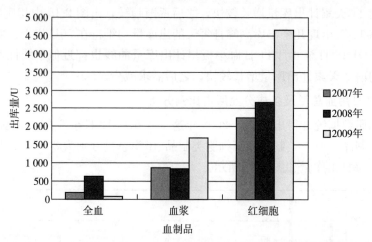

图 2-22　2007~2009 年 5 月 12 日至 6 月 11 日绵阳市中心血站各血制品出库量

表 2-5　2007~2009 年 5 月 12 日至 6 月 11 日绵阳市中心血站各血制品出库量比例（单位：％）

年份	全血	血浆	红细胞
2007	5.3	26.2	68.4
2008	15.1	20.5	66.4
2009	1.4	26.2	72.4

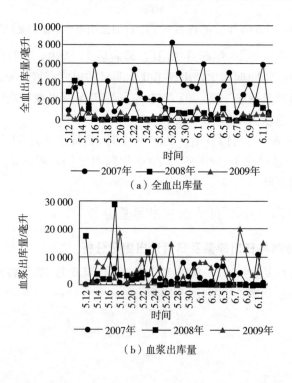

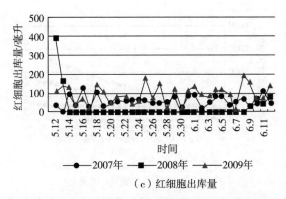

（c）红细胞出库量

图 2-23　2007～2009 年 5 月 12 日至 6 月 12 日德阳市中心血站各血制品日出库量

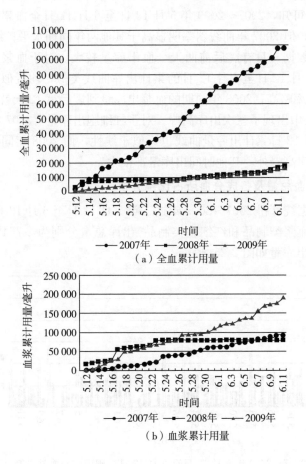

（a）全血累计用量

（b）血浆累计用量

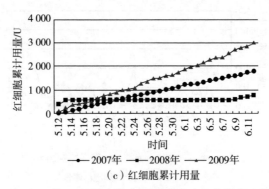

（c）红细胞累计用量

图 2-24　2007～2009 年 5 月 12 日至 6 月 12 日德阳市中心血站各血制品日累计出库量

　　由图 2-24 可知，2007～2009 年 5 月 12 日至 6 月 12 日全血累计出库量曲线都近似于线性，但 2007 年曲线斜率明显高于其他两年同期水平；结合图 2-23 中的全血出库量数据，只有震后前两天全血出库量较大。对于血浆出库量，2007 年和 2009 年 5 月 12 日至 6 月 12 日的累计出库曲线类似，均近似于线性，只是 2009 年曲线斜率略高；2008 年同期的血浆出库量到震后第 12 天就基本停止了增长，而前 12 天中出现了三次出库高峰。对于红细胞出库量，2007 年和 2009 年 5 月 12 日至 6 月 12 日累计出库量曲线也近似于线性，而 2008 年同期除震后前两天出现一次出库高峰外，其他时间出库量都很少。

2. 每日用血总量及各成分血所占比例分析

　　由调研数据统计得 2007～2009 年这三年 5 月 12 日至 6 月 12 日血制品（包括全血类制品、血浆类制品和红细胞类制品）出库总量分别为 2 764U、1 282U 和 4 068U，每日出库量如图 2-25 所示。

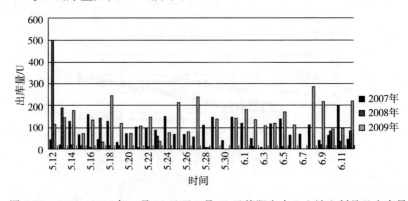

图 2-25　2007～2009 年 5 月 12 日至 6 月 12 日德阳市中心血站血制品日出库量

　　可以看出，2008 年 5 月 12 日的出库量达到了 500U，接近 2007 年 5 月 12 日至 6 月 12 日出库量均值（86U）的 6 倍，2009 年同期出库量均值（127U）的 4 倍左右，可见在震后第一时间，德阳市中心血站的血制品出库量相对较大。之后的 5 月 13 日和 5 月 17 日也出现了两次出库量高峰。但从用血总量看，同期 2008 年的用血总量只有 2007 年的 1/2、2009 年的 1/4 左右。

由图 2-26 和表 2-6 可以得出，2008 年 5 月 12 日至 6 月 12 日红细胞和血浆的出库总量都低于其他两年同期水平，尤其是红细胞总量较其他两年总量要小得多。从各种血制品所占比例可以看出，2008 年 5 月 12 日至 6 月 12 日血浆出库量比例是三年中同期最高的；2008 年此期间全血出库量比例为 2007 年同期的 1/2 左右，却为 2009 年的 4 倍左右；2008 年此期间红细胞出库量所占比例是三年中同期最低的。

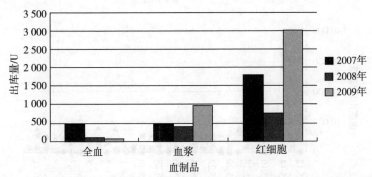

图 2-26   2007～2009 年 5 月 12 日至 6 月 12 日德阳市中心血站各血制品出库量

表 2-6   2007～2009 年 5 月 12 日至 6 月 12 日德阳市中心血站各血制品出库量比例(单位:%)

年份	全血	血浆	红细胞
2007	17.7	19	65.3
2008	8.4	31.4	60
2009	2	23.8	74.2

2.2.4   广元市中心血站血液出库量分析

1. 各种血液制品日出库量及日累计出库量分析

广元市中心血站在 2007～2009 年 5 月 12 日至 6 月 12 日各种血制品日出库量及日累计出库量如图 2-27 和图 2-28 所示。

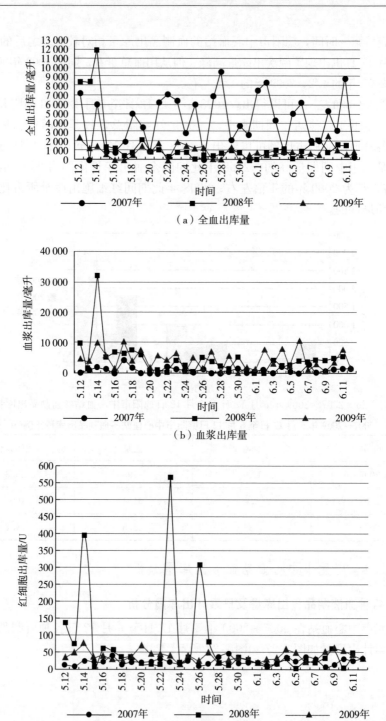

（a）全血出库量

（b）血浆出库量

（c）红细胞出库量

图 2-27　2007～2009 年 5 月 12 日至 6 月 12 日广元市中心血站各血制品日出库量

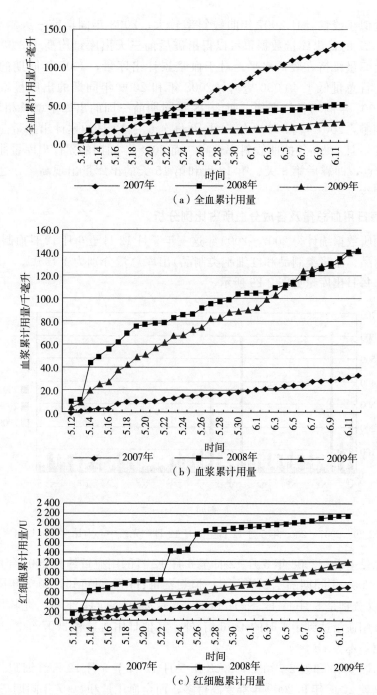

图 2-28　2007～2009 年 5 月 12 日至 6 月 12 日广元市中心血站各血制品日累计出库量

由图 2-28 可知，2007 年和 2009 年 5 月 12 日至 6 月 12 日全血累计出库量曲线都近似于线性，且 2007 年曲线斜率较大；2008 年同期前三天斜率很高，结合图 2-27 的日出库量数据，可以得出震后前三天出库量均高于 8 000 毫升，但之后出库量维持在较低水平。对于血浆累计出库量，2007 年同期的增长趋势平缓，且总量低于 40 000 毫升；2008 年和 2009 年同期的出库量增长都较快，但 2009 年的增长较平稳，而 2008 年同期前三周的出库量增长相对较快。对于红细胞，2007 年和 2009 年 5 月 12 日至 6 月 12 日的累计出库量曲线都近似于线性，且 2009 年的曲线斜率较高；而 2008 年同期的累计出库量曲线出现 3 个跳跃点，即震后第 3 天、第 12 天和第 15 天的出库量出现高峰，之后的日出库量很少。

2. 每日用血总量及各成分血所占比例分析

由调研数据统计得 2007～2009 年这三年 5 月 12 日至 6 月 12 日血制品（包括全血类制品、血浆类制品和红细胞类制品）出库总量分别为 1 105U、3 119U 和 2 043U，每日出库量如图 2-29 所示。

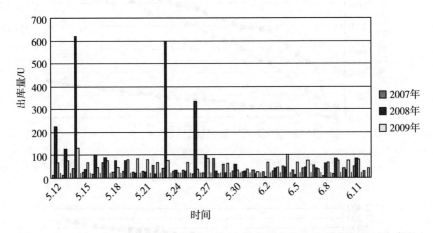

图 2-29　2007～2009 年 5 月 12 日至 6 月 12 日广元市中心血站血制品日出库量

从总量上看，2008 年 5 月 12 日至 6 月 12 日的用血量约为 2007 年同期的 3 倍左右、2009 年同期的 1.5 倍左右。但观察每日用血量可知，2008 年同期除了少数几天（分别是 5 月 12 日、5 月 14 日、5 月 23 日、5 月 26 日，尤其是后三个日期的日用血量达到了平时的 4～6 倍）外，其他日用血量和 2007 年、2009 年同期相比相差不大。

而由图 2-30 和表 2-7 可知，2008 年 5 月 12 日至 6 月 12 日红细胞总用量和所占比例较 2007 年和 2009 年都要高得多；而全血用量和 2007 年同期基本持平，血浆用量和 2009 年同期基本持平。

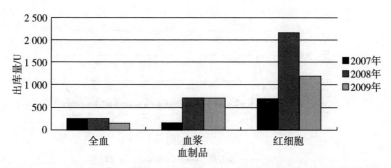

图 2-30　2007～2009 年 5 月 12 日至 6 月 12 日广元市中心血站各血制品出库量

表 2-7　2007～2009 年 5 月 12 日至 6 月 12 日广元市中心血站各血制品出库量比例(单位:%)

年份	全血	血浆	红细胞
2007	23.3	14.2	62.5
2008	8.1	22.6	69.3
2009	7	34.6	58.4

2.2.5　阿坝州中心血站血液出库量分析

1. 各种血液制品日出库量及日累计出库量分析

阿坝州中心血站在 2007～2009 年 5 月 12 日至 6 月 11 日各种血制品日出库量及日累计出库量如图 2-31 和图 2-32 所示。

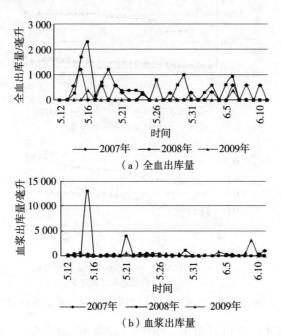

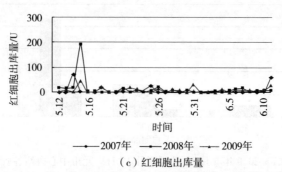

（c）红细胞出库量

图 2-31　2007～2009 年 5 月 12 日至 6 月 11 日阿坝州中心血站各血制品日出库量

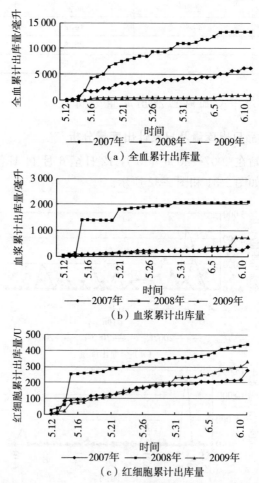

（a）全血累计出库量

（b）血浆累计出库量

（c）红细胞累计出库量

图 2-32　2007～2009 年 5 月 12 日～6 月 11 日阿坝州中心血站各血制品日累计出库量

由图 2-31 和图 2-32 可以得出，由于 2007 年和 2009 年 5 月 12 日至 6 月 11

日的血制品出库量较小,因此对比显现出 2008 年汶川大地震对该血站的血制品出库量影响很明显。对于 3 种血制品来说,在震后第 4 天、第 5 天左右均出现了出库高峰;震后第 8 天、第 19 天和第 26 天出现了全血出库量的小高峰,第 10天出现一次血浆出库量的小高峰,而其他时间各类血制品的出库量均较低,与2007 年和 2009 年同期水平相当。

2. 每日用血总量及各成分血所占比例分析

由调研数据统计得 2007~2009 年这三年 5 月 12 日至 6 月 11 日血制品(包括全血类制品、血浆类制品和红细胞类制品)出库总量分别为 327U、195U 和375U,每日出库量如图 2-33 所示。

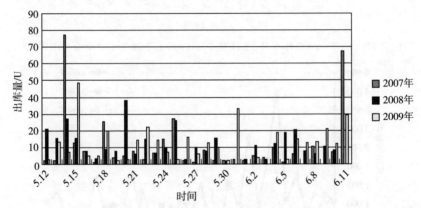

图 2-33   2007~2009 年 5 月 12 日至 6 月 11 日阿坝州中心血站血制品日出库量

从表 2-8 可以看出,2007 年和 2009 年 5 月 12 日至 6 月 11 日红细胞用量所占比例分别为 85%、89%,2008 年同期红细胞用量所占比例相对较小,但也在50%左右。全血和血浆 2008 年同期的用量占比是三年中最高的。

表 2-8   2007~2009 年 5 月 12 日至 6 月 11 日阿坝州中心血站各血制品出库量比例(单位:%)

年份	全血	血浆	红细胞
2007	9.5	5.5	85
2008	29.5	20.5	49
2009	1.3	1.3	89

2.2.6   五大血站的应急血液出库量汇总分析

汇总上述五个血站 2007~2009 年 5 月 12 日至 6 月 11 日三种血制品每日出库量如图 2-34~图 2-36 所示。

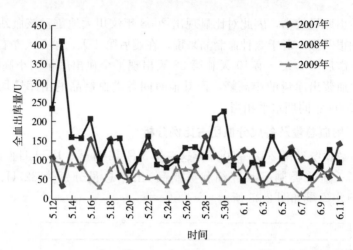

图 2-34　2007～2009 年 5 月 12 日至 6 月 11 日五个血站汇总全血日出库量

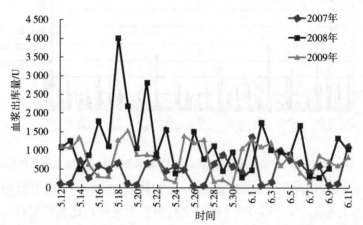

图 2-35　2007～2009 年 5 月 12 日至 6 月 11 日五个血站汇总血浆日出库量

　　由图 2-34～图 2-36 可以得出，2007 年和 2009 年 5 月 12 日至 6 月 11 日三种血制品的日出库量曲线波动不大，基本上稳定在一定区间内。2007 年同期全血、血浆、红细胞的平均日出库量分别为 100.3U、479.5U、588.1U，2009 年同期全血、血浆、红细胞的平均日出库量分别为 59.8U、784.3U、932.3U。2009 年与 2007 年全血、血浆、红细胞的日均出库量比值分别为 0.60、1.64、1.59，符合当前临床全血使用占比呈下降趋势，而血浆、红细胞等成分输血比重增大的特征。

　　2008 年同期三种血制品的日出库曲线波动较大，地震发生后第二天全血和红细胞均出现出库量高峰：全血高峰出库量分别是 2007 年同期最大出库量的 2.52 倍、2009 年同期最大出库量的 4.14 倍；红细胞全血高峰出库量分别是 2007 年同期最大出库量的 4.76 倍、2009 年同期最大出库量的 2.53 倍。血浆出

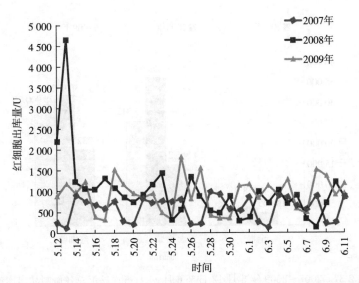

图 2-36 2007~2009 年 5 月 12 日至 6 月 11 日五个血站汇总红细胞日出库量

库量高峰值集中在震后一周左右，其高峰出库量分别是 2007 年同期最大出库量的 2.89 倍、2009 年同期最大出库量的 2.62 倍。可见，汶川大地震应急血液需求高峰期是在震后 2~6 天，因而保证在这段时间内有充足的血液供应至关重要。

此外，2008 年 5 月 12 日至 6 月 11 日全血、血浆、红细胞的总出库量分别为 4 158.9U、35 325.95U、30 930U(可见震后伤员救治临床用血对血浆、红细胞的需求比重较高)，其中前三天的出库量分别为 802U、2 827U、8 075U，所占比重分别为 19.3%、8.0%、26.1%。震后三天以后红细胞和全血的日出库量与 2007 年和 2009 年同期水平相比差别不大，但血浆的日出库量基本上比其他两年份同期水平都高。

从图 2-37 可以得出，2008 年 5 月 12 日至 6 月 11 日各血制品的总出库量较 2007 年和 2009 年同期水平均高，且全血、血浆的增幅较大：全血出库量分别是 2007 年同期的 1.34 倍、2009 年同期的 2.24 倍；血浆出库量分别是 2007 年同期的 2.38 倍、2009 年同期的 1.45 倍；红细胞出库量分别是 2007 年同期的 1.70 倍、2009 年同期的 1.07 倍。

汶川大地震伤员救治期间，成都血液中心的全血、血浆、红细胞出库总量分别为 2 655U、30 640U、21 670U，在五血站的总出库量中所占比重最大，分别达到了 63.8%、86.7%、70.1%，表明成都市是当时的伤员救治中心。以使用量较大的血浆为例，我们选择华西医科大学附属第一医院和四川省人民医院这两家救治伤员数量较多的医院，分别绘制出 2007~2009 年 5 月 12 日至 6 月 11 日血浆累计用量，如图 2-38 和图 2-39 所示。可以看出，两家医院在三年中同期的血浆累计用量趋势较相似，都近似于线性增长，其中 2009 年比 2007 年的增长速

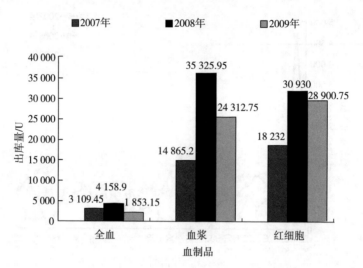

图 2-37　2007~2009 年 5 月 12 日至 6 月 11 日五血站汇总各血制品出库量

度稍快一些，反映了当前临床用血量持续增长的一般规律，但 2008 年同期的增长速度明显快于前后年份增长水平。其中，华西医科大学附属第一医院三年同期的血浆用量分别为 8 307U、9 365U、5 870U，2008 年分别是 2007 年同期的 1.13 倍、2009 年同期的 1.60 倍；四川省人民医院三年同期的血浆用量分别为 950U、3 072U、1 488U，2008 年分别是 2007 年同期的 3.23 倍、2009 年同期的 2.06 倍。这也进一步地反映出汶川大地震伤员救治期间血浆用量持续较高的现象。

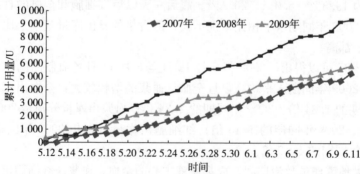

图 2-38　2007~2009 年 5 月 12 日至 6 月 11 日华西医科大学附属第一医院血浆累计用量对比

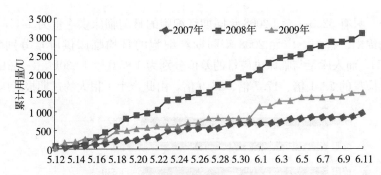

图 2-39 2007～2009 年 5 月 12 日至 6 月 11 日四川省人民医院血浆累计用量对比

2.3 应急血液报废量分析

评价应急血液保障方案的关键指标首先无疑是伤员救治临床用血需求的满足程度，但在充分保障应急用血的同时，也希望在整个应急保障过程中将血液报废量降到最低。

2.3.1 应急血液过期报废压力

表 2-9 为 2007～2009 年 5 月 12 日至 6 月 12 日各血制品入库量与临床供应量对比。全血入库后有部分会被用于成分血制备，所以入库量与临床供应量会有较大的差值，但 2008 年同期的差值仍小于 2009 年同期的差值。不过，2008 年同期血浆入库量与临床供应量的差值高达 14 007U，分别是 2007 年同期差值的 2.72 倍、2009 年同期差值的 2.45 倍；2008 年同期红细胞入库量与临床供应量的差值高达 7 481U，分别是 2007 年同期差值的 3.50 倍、2009 年同期差值的 5.63 倍。血浆的保质期长达一年以上，因而入库量与临床供应量差值产生的库存积累有较长周期可以消化。但全血和红细胞最多只有 35 天的保质期，库存积累会带来较大的报废压力。

表 2-9 2007～2009 年 5 月 12 日至 6 月 12 日各血制品入库量与临床供应量对比（单位：U）

年份	全血入库量	全血临床供应量	全血差值	血浆入库量	血浆临床供应量	血浆差值	红细胞入库量	红细胞临床供应量	红细胞差值
2007	18 022	3 109	14 913	20 008	14 865	5 143	20 371	18 232	2 139
2008	22 685	4 059	18 626	47 781	33 774	14 007	37 445	29 964	7 481
2009	22 497	1 853	20 644	30 022	24 313	5 709	30 229	28 901	1 328

图 2-40 进一步给出了五个血站各自的红细胞入库量与临床供应量的差值。成都的差值虽然有 1 582U，但 2008 年 5 月 12 日至 6 月 12 日成都的日均临床供应量为 651U，故该差值不足日均供应量的 3 倍，因而累积的库存较容易消化。阿坝的

差值较小，只有 52.5U，而 2008 年同期红细胞的日均临床供应量为 14U，也容易消化。而绵阳、德阳、广元 2008 年同期红细胞的日均临床供应量分别为 84U、92U、88U，而入库量与临床供应量的差值分别为 1 853U、1 630U、2 363U，是日均临床供应量的 22.1 倍、17.7 倍、26.9 倍，由此产生了很大的过期报废压力。

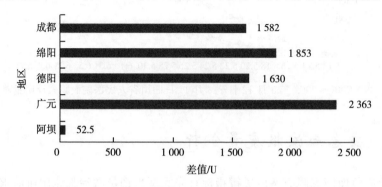

图 2-40　2007～2009 年 5 月 12 日至 6 月 12 日五血站红细胞入库量与临床供应量的差值

2.3.2　应急血液过期报废情况分析

接下来分析汶川大地震救援期间四川省几个主要中心血站的血液过期报废情况。

由于全血与红细胞的保质期最多为 35 天，所以，2008 年 6 月会出现过期报废量高峰。图 2-41 和图 2-42 统计了阿坝、广元、德阳和绵阳四个中心血站 2008 年 6 月全血与红细胞的过期数量，并与 2007 年和 2009 年同期进行了对比。2007 年、2008 年、2009 年 6 月四个血站的全血过期总量分别为 61U、422U、35U，2008 年 6 月的过期量是 2007 年同期水平的 6.9 倍；2008 年 6 月阿坝、广元、德阳、绵阳中心血站的全血过期量分别为 6U、98U、300U、18U，其中德阳中心血站全血过期量占比高达 71.1%。2007 年、2008 年、2009 年 6 月四个血站的红细胞过期总量分别为 94U、2 326U、49U，2008 年 6 月的过期量是 2007 年同期水平的 24.7 倍，2008 年阿坝、广元、德阳、绵阳中心血站的过期量分别为 101U、264U、1 816U、145U，其中德阳中心血站过期量占比高达 78.1%。可见，汶川大地震之后灾区血站过期报废率大大增加。

2008 年 5 月各血站较大的血液入库量是造成其 6 月血液过期报废量大幅增加的直接原因。为此，下面以德阳、绵阳这两个中心血站为例，分析其 6 月的血液过期报废量与 5 月的血液入库量的比率，并与 2007 年、2009 年同期数值进行比较，如表 2-10 所示。

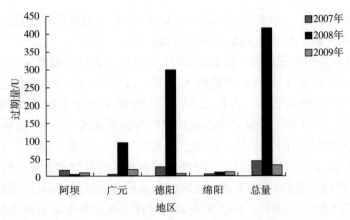

图 2-41 2007～2009 年 6 月四血站全血过期量对比

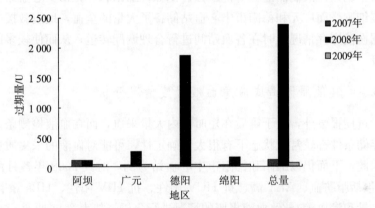

图 2-42 2007～2009 年 6 月四血站红细胞过期量对比

表 2-10 2007～2009 年 6 月德阳、绵阳中心血站红细胞与全血过期量分析

比较项目	德阳			绵阳		
	5月入库量/U	6月过期量/U	比率/%	5月入库量/U	6月过期量/U	比率/%
2007 年全血	327	19	5.81	158	4	2.53
2008 年全血	556	300	53.96	756	18	2.38
2009 年全血	32	3	9.4	87	6	6.90
2007 年红细胞	1 327	0	0	2 220	6	0.27
2008 年红细胞	4 950	1 816	36.69	3 762	144	3.83
2009 年红细胞	2 426	3	0.12	4 370	8	0.18

可以看出，虽然绵阳中心血站 2008 年 6 月的报废总量较前后年份同期增长不少，但因为 5 月入库量也较大，故报废率并不高。但同期德阳中心血站全血和红细胞的过期报废率均很高，2007 年、2008 年和 2009 年全血与红细胞合计的报

废率分别为 1.15％、38.43％、0.24％，2008 年 6 月的过期报废率分别为 2007 年同期的 33.4 倍、2009 年同期的 160.1 倍。

通过进一步的分析发现，德阳 2008 年 6 月的全血过期报废量中，本地自采部分为 239U，占比 79.7％；外地调入 61U，占比 20.3％。红细胞过期报废量中，本地自采部分为 29U，占比 1.6％；外地调入部分中高达 1 787U，占比 98.4％。而在 2008 年 5 月德阳中心血站接收外调全血为 251U，过期报废 61U，过期报废量占调入量的 24.3％；红细胞调入 3 906U，报废 1 787U，过期报废量占调入量的 45.8％。究其原因，主要是调入血制品的有效期本身已较短（大多为 4 月底或 5 月初采集的），加上德阳地区的临床用血需求量较小（很多伤员都转到成都市各医院救治）。此外，应急血液调剂时缺乏考虑各地对不同类型血制品的实际需求，调入血液制品的针对性不强。例如，绵阳和广元市中心血站已储存了大量的红细胞，而广元和德阳市中心血站储备了大量的全血，地震救援中后期又没有根据血液库存情况及时在各血站间进行合理调配转运，从而使较多的血制品过期报废。

2.3.3　其他原因造成应急血液报废情况分析

除了过期报废外，由于震后在短时间内大量采血，而在血液检测条件、制备条件和存储条件都较常规状态下有很大不确定性，可能对血液的采集质量有一定影响。因此，下面仍以绵阳和德阳市中心血站为例，对其 2008 年各月由于非过期原因（包括脂肪血、ALT 高、抗 HCV 阳性、抗 HIV 阳性、HBsAg 阳性、破损、不足量和渗血等）导致血液报废的情况进行分析，如表 2-11 所示。

表 2-11　德阳、绵阳市中心血站 2008 年各月非过期原因导致全血报废量（单位：毫升）

血站	1 月	2 月	3 月	4 月	5 月	6 月	7 月	8 月	9 月	10 月	11 月	12 月
绵阳	4 550	1 650	5 000	2 000	6 550	5 200	3 100	850	3 200	1 100	2 250	2 400
德阳	5 000	2 400	3 800	2 500	3 800	10 000	1 200	1 600	1 800	16 400	4 400	2 900

可以得出，两个中心血站在 2008 年 5 月和 6 月的非过期原因报废量明显增大。结合全血的月度入库量来计算各月的报废率，如表 2-12 所示。

表 2-12　德阳、绵阳市中心血站 2008 年各月非过期原因导致全血报废率（单位：％）

血站	1 月	2 月	3 月	4 月	5 月	6 月	7 月	8 月	9 月	10 月	11 月	12 月
绵阳	23.5	8.4	10.8	10.1	4.3	40.6	14.9	2.6	2.5	5.4	9.2	11.1
德阳	7.1	7.1	6.9	4.1	6.2	17.1	3.2	7.5	6.2	29.4	18.2	6.7

可以得出，两个中心血站在 2008 年 6 月的非过期原因报废率较其他月份均有大幅度的上升。究其原因，主要是由于震后市民踊跃献血，有大量首次献血人员参与到震后无偿献血队伍，初次献血人数增加，而震后采血时紧急性检测环节

的把关效果降低，从而致使采血质量有所下降。

综上所述，"5·12"汶川大地震应急大量采血不仅导致了 2008 年 6 月各种血制品过期报废量的上升，而且也造成了各种非过期因素引起的血液报废量的大幅上升。虽然灾区各主要血站 2008 年 5 月采血总量较其他月份并无显著变化，但由于该月采血和制备基本是在震后 6 天之内集中完成的，而临床用血需求在地震应急救援中后期逐渐下降，加之外地调剂血液的入库，这就导致了各种入库血制品数量大于实际用血需求，造成了保质期最多只有 35 天的全血和红细胞在 2008 年 6 月出现较多过期报废现象。此外，大量首次献血者的参与导致了各种生理指标不合格的采血增多，也造成了不少非过期因素引起的血液报废现象。

第 3 章

非常规突发事件应急血液保障特性分析

明确血液特性，掌握非常规突发事件应急血液保障的特征，是建立完善的应急血液保障体系、科学地进行应急血液采供决策的前提。例如，应急血液的采集特性、供应特性关系着血站的保障能力，而需求特性、临床用血特性是合理地分析预测应急血液需求的基础，输血安全特性直接关系着应急血液保障的品质。

本章总结了血液的生理特性及应急血液特点，围绕血液采供全过程，从需求、采集、供应、输血安全、临床用血五个方面，分析归纳非常规突发事件应急血液保障的特性，为相关人员更好地做好应急救援期内的血液需求预测、血液库存管理及血液调剂等工作提供必要的指导和参考，对于科学地制订应急血液保障计划具有现实意义。

■ 3.1 血液的生理特性

血液由血浆与血细胞组成。其中，血浆约占血液的 55%，血细胞由红细胞、白细胞、血小板组成，总共占血液的 45%。血液在心血管系统中不断地循环流动，完成各种运输功能。

(1) 运输功能：为身体各处输送氧气、营养物质、酶、激素等物质，参与代谢、体液调节，并将二氧化碳、尿酸、乳酸等废物运至肺、肾等处排泄。

(2) 维持内环境稳态：可对进入血液的酸性或碱性物质进行缓冲，维持体内电解质、酸碱度的平衡；并通过调节毛细血管的粗细与血液流速，发挥恒定体温的作用。

(3) 防御功能：血液中的白细胞、吞噬细胞及抗体可以消灭异己病毒，发挥免疫功能。血液中的血小板、凝血因子发挥着生理止血功能，当毛细血管损伤后，血液流出可自行凝固。

健康的成年人全身血量占体重的 7%～8%。当一次失血超过总血量的 20% 时，则对健康有严重影响；超过总血量的 30% 时就会危及生命。输血已成为临床上抢救危重病人和治疗某些疾病的一项重要措施。血液保障部门需要关注血液的以下特性。

1. 临床需要多种血液成分

按照临床用血的要求，血站需要提供全血、新鲜冰冻血浆、去白细胞与辐照等红细胞制品、血小板、冷沉淀等十多个品种[54]。

2. 血液具有多种血型

根据人类红细胞膜上特异性抗原（又称凝集原，agglutinogen）与血浆中对应抗体（又称凝集素，agglutinin）的不同，可以将血型分为 A 型、B 型、O 型、AB 型四种类型，且按人类红细胞表面是否存在 Rh 抗原（D 抗原）又可将每种血型分为 Rh 阳性、Rh 阴性两类（如 A 型 Rh 阳性、A 型 Rh 阴性血型分别表示为 A+、A−）[55]。

3. 血液具有一定的保质期，且质量随着储存时间的延长而下降

目前，血小板的有效期只有 3～5 天，全血与红细胞只能保存 21 天或 35 天（根据保存液的不同），只有血浆的保质期较长，可达一年。血液随着储存时间的延长会发生一系列的变化，如红细胞变形指数增加、细胞脆性增加、血浆 pH 逐渐降低、红细胞免疫功能下降等，且新生儿、急性失血伤员与伴有心、肺、肝、肾功能障碍的待输血患者等的救治应使用新鲜度较高的血液[56]。

4. 血液来源困难，检测与制作成本高，储存条件严格

血液来源主要依靠捐赠，捐献者需要符合一定的身体条件，且实际参与捐献的人群比例比较低[57,58]。《中华人民共和国献血法》（简称《献血法》）规定，对献血者每次采集血液量一般为 200 毫升，最多不得超过 400 毫升，两次采集间隔期不少于 6 个月。而临床对血液用量的需求呈逐年上升的趋势。

另外，采集后的血液需要经过一系列严格的检测程序，并且按照严格用血要求分离制作成各种成分的血制品。除了血小板、白血球可以常温保存（22℃）之外，全血、红细胞制品的保存温度为 4℃，血浆的保存温度为 −20℃。从采集到临床应用，目前每单位血液产生的费用高达 300 元左右[59]。

5. 运输对血液质量有显著影响

运输过程产生的震动、气压与温度波动会对血液产生影响，如造成红细胞膜损伤，使红细胞膜渗透性和脆性增加，而引起游离血红蛋白（FHb）、K^+ 浓度升高，pH 下降，血液老化进程加速等；随着运输时间增加，血液质量下降的速度加快，且不同运输方式造成的影响程度不同[60～64]。

■ 3.2　应急血液的特点

应急血液作为一种特殊的应急物资，具有如下几方面的特点。

(1)稀缺性。由于目前使用的血液均来自献血者体内，没有其他途径的来源，不可能像其他应急物资一样进行大规模的动员生产；当突发事件发生时，由于受灾地采供血机构可能遭到破坏、受灾地大量人员伤亡等因素的影响，血源的组织采集变得更加困难。此外，血液的采集和检测手段极其严格，对血液要进行严格的筛选也使得血液的稀缺性进一步加剧。

(2)易腐性。血液作为一种典型的易腐物资，使用寿命较短，保存方式较严格。例如，目前红细胞在4℃的温度下保质期最多为35天，如不及时使用就必须作报废处理。血液的这种特点也决定了必须使用储血冰箱、运血箱、冷藏柜等特殊的储存设备，在运输中对时间、温度、震动、速度都有严格的要求。必须在特定温度下保存的特点也决定了血液在远程运输中必须使用特殊包装，使其在运送中不会破损、溶血，还要使温度保持在特定的范围。

(3)滞后性。由于非常规突发事件的发生难以预测，因此应急血液保障工作的开展滞后于非常规突发事件的发生。只有当事件发生后，根据事件的性质和波及范围，血液保障部门才展开应急血液的采集、检测、制备、运输调剂等系统工作。

(4)多品种性。尽管血液是一种单一的应急物资，但它包含的血液制品包括红细胞、白细胞、血浆和血小板等不同品种，每种血液制品均有不同的功能。例如，血浆的主要作用是运载血细胞，运输维持人体生命活动所需的物质和体内产生的废物等；而血小板在血管损伤后的止血过程中有着重要作用。此外，血液还可按照血型进行划分，一般可划分为A、B、AB和O四种血型，另外还有Rh、MNS、P等10余种极为稀少的稀有血型。其中，AB型可以接受任何血型的血液输入，因此被称作万能受血者，O型可以输出给任何血型的受血者，因此被称作万能输血者。

(5)不可替代性。血液虽是应急救援物资中的一类，但用途专一，属于临床医疗救援必备物资，不可被其他应急救援物资替代，且在运输、保存环节都有严格的特定要求。

(6)需求不确定性。由于突发事件发生的时间、强度和影响范围具有不可预测性，这就决定了应急血液的用血量、所需的成分、血型在事先也不能确定。

(7)时效性。血液有一定的保质期，是时效较强的医疗物资，只有在保质期内用于临床输注才能发挥其效用和价值。而血液在出库时都有一定的库龄，且应急调剂血液的库龄可能更大，必须确保在保质期内被用于临床，否则将造成过期浪费。

3.3　非常规突发事件应急血液保障特性

通过以上关于应急血液特点的介绍，不难看出这些特点会对非常规突发事件发生后的血液保障流程造成不同程度的影响。

在常规状态下，各医疗机构根据未来手术量和病人的伤情特点可提前确定血液需求量，由医院向中心血站发出用血需求，中心血站根据用血需求与自身库存量调剂血源、安排血液采集计划，血液的保障流程是按照"由下而上"的信息渠道进行确定的。而非常规突发事件的发生可能会造成临床用血量激增的局面。中心血站为了能迅速响应激增的用血需求，血液保障流程会发生"由上而下"的改变。其具体做法是采供血机构首先分析非常规突发事件的性质和特点，并以此为依据推算出未来几天临床用血量，从而确定出与之相适应的采供血计划。受非常规突发事件的影响，血液保障流程发生了巨大改变。其主要原因是非常规突发事件的突发性和救援的紧迫性致使血液需求量出现较大波动，同时突发事件的巨大破坏性造成输血伤员增加，导致临床用血量短期激增的局面。为了应对这种特殊情形，采供血部门不得不扩大采血量，于是可能造成较大的库存压力和报废风险，另外流程的改变也可能会对血液安全造成重大影响等。

通过对非常规突发事件下血液保障流程的分析和与常规血液保障流程的比较，血液供应链（即血液的需求预测、血源的组织和采集，到血液的调配供应，直至临床的使用）在非常规突发事件这种特定背景的影响下具有某些特性，主要体现在血液需求、血液采集、血液供应、输血安全和临床用血五个方面，其影响关系图如图 3-1 所示。

3.3.1　血液需求特性

（1）不同的非常规突发事件对应的血液需求量不同。例如，地震等大型自然灾害发生后，伤员几乎在同一时间产生，多数伤员失血严重，输血量较大且用血时间紧迫。而在某些非常规突发事件中，尽管伤员也需要输血治疗（如"9·11"恐怖袭击事件），但由于大多数人员丧生，伤员数较少，致使恐怖袭击后血液的用量也不是很大。此外，如 SARS 等突发公共卫生事件，其血液需求量还较往年同期有显著的减少[65]。造成血液需求量巨大差异的主要原因在于不同性质的非常规突发事件对伤员伤势伤情的影响不同，进而影响受血伤员数和受伤程度。一般而言，受血伤员数较多会造成临床用血量的增大，受伤程度在一定范围内的伤员需进行血液输注。例如，地震灾害可能会引起伤员全身的组织受伤，从而造成全身多部位的创伤[66]，由于伴随着大量的失血，伤员急需输血来维持生命体征。此外，地震伤主要为外伤和骨伤，急需手术治疗，此时血液作为手术治疗时的必

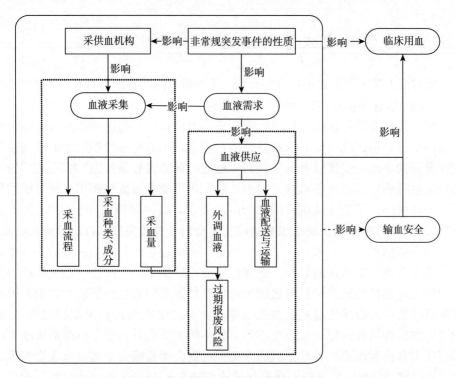

图 3-1　血液保障主要特性影响关系图

要医疗物资，也会使得手术用血需求量增加；而在突发公共卫生事件中几乎没有用血需求，或者病人怕感染而不愿住院。

（2）某些非常规突发事件的血液需求呈现波动性的变化。在近年来发生的非常规突发事件中，有些事件会造成大量的血液需求量，如在人口密集地发生的大规模破坏性地震等，其救援期内血液需求量随时间呈现出波动性的变化，表现出极大的无规律性。图 3-2 和图 3-3 为汶川大地震受灾地区医院血液日需求量变化图。

对悬浮红细胞和全血日需求数据进行平稳性和白噪声检验，其检验结果见表 3-1、图 3-4 和图 3-5。

由于表 3-1 中统计量的值均大于 1‰ 显著水平值－3.830 和 5‰ 显著水平值－3.029，故可以认为悬浮红细胞和全血的日需求量数据序列为非平稳的。由图 3-4 和图 3-5 可知，概率值 Prob 大多数均大于显著性水平 $\alpha=0.05$，则可认为数据序列为纯随机序列，即为白噪声过程。

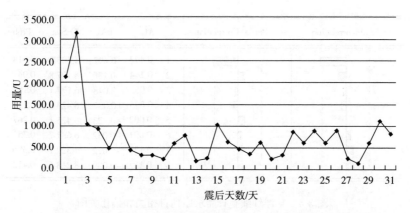

图 3-2　汶川大地震受灾地区医院悬浮红细胞日需求量变化图

资料来源：根据对成都、绵阳、德阳、广元、阿坝五地区血站调研统计而得

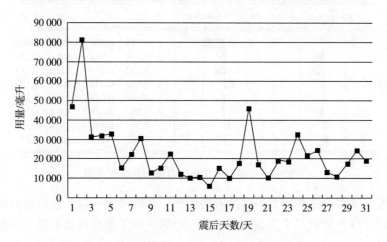

图 3-3　汶川大地震受灾地区医院全血日需求量变化图

资料来源：根据对成都、绵阳、德阳、广元、阿坝五地区血站调研统计而得

表 3-1　悬浮红细胞和全血的日需求量的 ADF 单位根检验结果

血制品	t 统计量	检测临界值		
		1%	5%	10%
悬浮红细胞	−2.693	−3.830	−3.029	−2.655
全血	−2.766	−3.830	−3.029	−2.655

由对红细胞和全血日需求数据序列进行平稳性和白噪声检验的结果可知，血液需求量随时间呈现显著波动性的变化，表现出极大的无规律性。

造成血液需求量无规则变化的原因有以下几个方面。

首先，血液在应急救援中属于应急物资中的一种，同样具有应急物资需求不确定性的特征，伤员用血的不确定性使得血液需求呈现出波动性的变化。

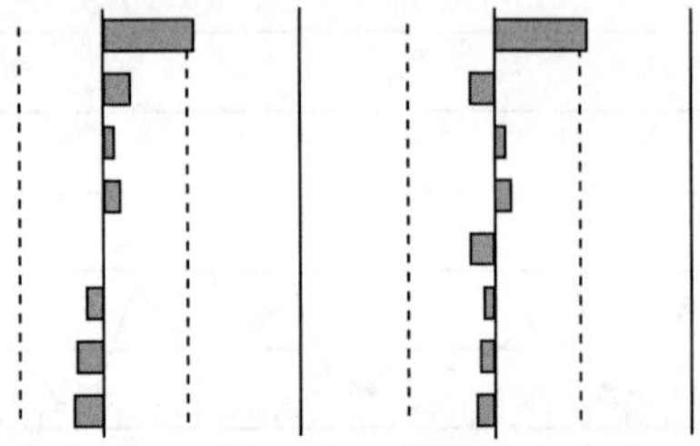

Autocorrelation	Partial Correlation		AC	PAC	Q-Stat	Prob
		1	0.492	0.492	5.603 3	0.018
		2	0.144	−0.130	6.107 8	0.047
		3	0.052	0.048	6.177 1	0.103
		4	0.095	0.087	6.424 9	0.170
		5	−0.002	−0.123	6.425 1	0.267
		6	−0.091	−0.052	6.687 7	0.351
		7	−0.137	−0.072	7.320 1	0.396
		8	−0.157	−0.089	8.218 6	0.412

图 3-4　悬浮红细胞日需求序列自相关和偏相关图

注：Autocorrelation 为自相关，Partial Correlation 为偏相关

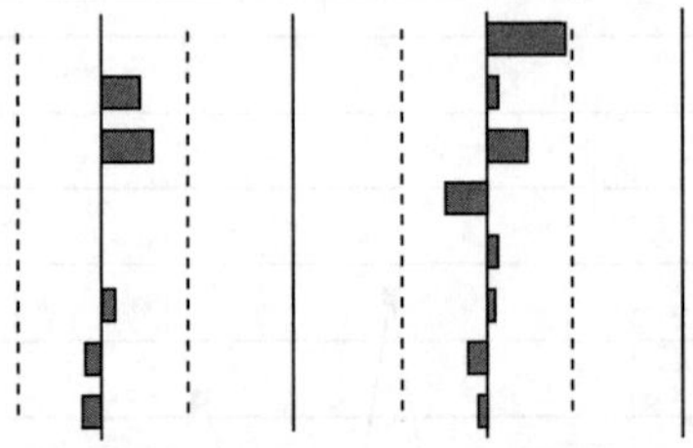

Autocorrelation	Partial Correlation		AC	PAC	Q-Stat	Prob
		1	0.416	0.416	4.011 4	0.045
		2	0.208	0.042	5.068 7	0.079
		3	0.272	0.207	6.978 4	0.073
		4	0.001	−0.232	6.978 4	0.137
		5	−0.008	0.053	6.980 4	0.222
		6	0.067	0.027	7.120 6	0.310
		7	−0.093	−0.099	7.410 9	0.387
		8	−0.103	−0.052	7.798 7	0.453

图 3-5　全血日需求序列自相关和偏相关图

其次，某些非常规突发事件的救援困难，如地震发生后，建筑物坍塌，大量伤员被埋，刚开始时几乎无血液需求量，随后，由于伤员被批量救出，血液需求增长明显。

最后，某些非常规突发事件可能会使当地医疗机构瘫痪，导致采供血机构接到的用血请求较少；面对大量伤员时医疗机构的治疗能力有限，造成手术延期，可能无法及时进行输血治疗；大批伤员可能会转院治疗；等等。这些都使得非常规突发事件的血液需求不确定性更加明显。例如，"5·12"汶川大地震期间，随着大量的伤员转移到外地治疗，绵阳市中心血站从 18 日开始，日用血量呈明显下降的趋势[67]。

（3）在整个救援周期内，短时间内需求量大，时间紧急，而后期需求逐渐趋向于正常水平，其累计用血量符合一定的数理特性。虽然某些因素使得用血量呈现波动性变化的特征，但由于非常规突发事件造成大量伤员几乎在同一时间产生，急需安排手术治疗，手术用血占了总用血量的绝大部分。例如，地震后急救手术一般会安排在 96 小时内，用血高峰也集中在这个阶段[68]。之后随着时间的推移、大量急救手术的结束，择期手术陆续开展，伤员逐渐出院致使手术用血量逐渐降低，整个血液需求量开始逐步回落到正常水平，见图 3-6～图 3-8。

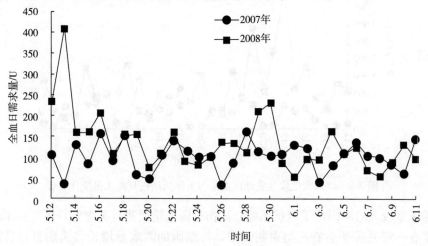

图 3-6　汶川大地震受灾地区全血与上年同期逐日需求量变化比较

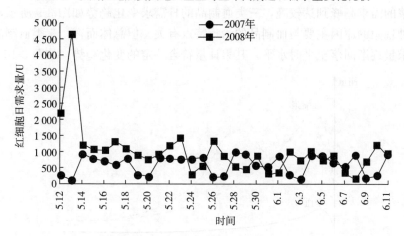

图 3-7　汶川大地震受灾地区红细胞与上年同期逐日需求量变化比较

可以看出，在汶川大地震期间，地震发生后四天内对全血、红细胞、血浆的需求量较 2007 年同期出现了显著的增长，通过分析计算可得其增长率分别为 274.1%、443.8%、323.2%。前四天需求量占震后一个月需求量的比重分别为 23.10%、29.55%、10.45%，地震四天后全血、红细胞和血浆的日平均需求量约为平时的 116%、135% 和 230%。

通过上述分析可知，地震发生后初期对全血、红细胞、血浆的需求量较 2007 年同期显著增大，在整个救援初期需求量也占了较大比重；随着救援的推进，除了血浆的日需求量较大外，全血和红细胞需求趋向于平时水平。造成血浆

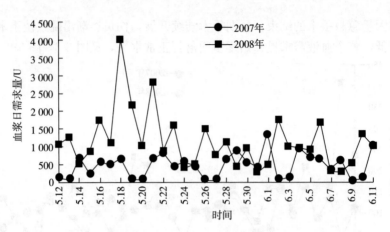

图 3-8　汶川大地震受灾地区血浆与上年同期逐日需求量变化比较

日需求量较大的原因除了与挤压综合征伤员需大量血浆有关之外，还与临床滥用血浆有一定关系[69]。在三类血制品中，红细胞的需求量增长最为明显，其需求高峰时段集中在地震后的 2～6 天，全血和红细胞的需求高峰均在震后两天到来，而血浆的需求高峰到达较晚，三类血制品的日需求变化趋势如图 3-9 所示，而造成这种现象的原因主要与血制品的治疗特点有关。但总体而言，三类血制品在后期需求量逐渐回落至平时水平，其累计量符合一定的变化趋势，如图 3-10 所示。

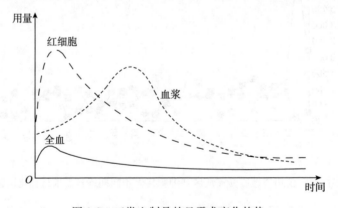

图 3-9　三类血制品的日需求变化趋势

　　由于这些血液需求特性的影响致使血液供需矛盾较常规条件下更为突出，因而需要采供血部门在非常规突发事件发生后，及时分析事件性质、灾情伤情特征，从而快速推估出用血需求，为供应血液和制订采供血计划提供参考和依据。

　　通过对非常规突发事件下血液需求的分析，可知其主要的需求特性：首先，不同的非常规突发事件对应的血液需求量不同；其次，某些非常规突发事件的血液需求呈现波动性的变化；最后，在整个救援周期内，短时间内需求量大，时间

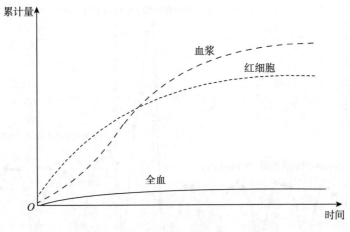

图 3-10　三类血制品累计需求量变化趋势

紧急，而后期逐渐趋向于正常水平，其累计用血量符合一定的数理特性。

3.3.2　血液采集特性

(1)非常规突发事件发生后，短期内大量伤员的聚集使得血液需求量增加明显，血液供需矛盾较平时表现得更为突出，事发地采供血机构不得不采取大量的集中采血方式来满足临床用血需求。例如，1999 年土耳其"8·17"大地震震后四天某医院的采集量达到了 992 个单位，而 8 月最初四天仅采集了 56 个单位[69]。"9·11"事件后美国血液中心短短四天共采血 251 370 个单位，约为平时的 2.8 倍[41]。"5·12"汶川大地震后，我国各地迅速开展了大规模的应急采血工作。其中，"9·11"事件后和汶川大地震后的采血情况变化图如图 3-11 和图 2-11 所示。

由图 3-11 可知，"9·11"事件发生当天，献血次数就达到了 12 000 次，在"9·11"事件发生后一周内累计献血次数便达到 49 000 次，约为前一个月和后一个月献血次数的 2 倍。由图 2-11 可知，汶川大地震灾区五地中心血站前三日的血制品入库量占到了整月总血制品入库量的 36.8%，之后血制品入库量从高峰迅速下落趋向于 0，有数日的血制品入库量竟然只有几个单位。

血液作为一种重要的应急救援物资，是挽救伤员生命的源泉，本着救人第一的原则，突发事件发生后普遍存在大量集中采血的现象，使得血液采集较平时成倍增长，反映出应急血液保障弱经济性的特点。但由于血液也是一种稀缺资源，我国《献血法》规定献血者两次献血的间隔不能少于 6 个月，集中大量采血势必会引发随后的血荒。同时由于血液供应链中"牛鞭效应"的存在，对血液需求估计过大，血站往往采取保守决策一次性提高血液库存，缺乏动态性和阶段性的采供策略，从而造成过大的库存压力。血液作为典型的易腐品，保质期有限，集中采

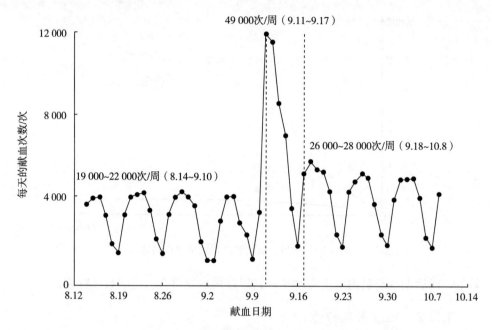

图 3-11　美国"9·11"期间五家血液中心日献血次数变化图

资料来源：Glynn S A，Busch M P，Schreiber G B，et al. Effect of a national disaster on blood supply and safety：the September 11 experience. JAMA，2003，289(17)：2246~2253

的血液若在保质期内不能用完，只能作报废处理。

（2）非常规突发事件发生后，由于事件的突发性和用血的紧迫性，血液采集计划和流程会发生改变，以便能迅速有效采集血液。平时的采血计划异常严密，主要由各医疗机构根据自身情况提前上报血液需求量，采供血机构以此为基准来组织安排血液的采集计划。而非常规突发事件下根据血液采集应急预案制订血液采集、运输和制备等具体方案，并通过估计临床用血量来确定相应的采血计划。

（3）非常规突发事件发生后，血液采集的血型、成分不确定性有较大差异。虽然大多数突发事件发生时，临床对红细胞制品的需求最为紧迫[41]，所需的血型主要是 O 型血，但不同的突发事件下血液需求的差异性和不确定性致使血液采集的血型和成分也存在较大差别。我国目前按常规的采血储存比例约为 O：A：B：AB 型为 3：3：3：1，但汶川大地震时的一些临床用血信息显示 O 型血伤员用血量明显较高，而 B 型血伤员用血量则较低[70]。由于该次地震的受血伤员人数较多，用血量较大，因此各种血型的需求比例可以较客观地反映类似灾害的血型需求比，如果根据"按需定采"的原则，那么采血比例约为 O：A：B：AB＝4：3：2：1。造成采血血型和成分差异性的主要原因是我国地域辽阔，常规血型分布存在地域性差异以及非常规事件发生后受伤人员的血型分布与当地人口血型分布也有差异。此外，突发事件造成的伤员具有不确定性特征以及医疗档案的缺失，造成患者病案信息记录不及时、不完整，这也加大了确定各种血型的采集量和主要血制品需求量的难度。

（4）非常规突发事件可能会造成事发当地采供血机构功能受限或丧失，造成采血人员与采血物资不足，引发血源组织困难。例如，2003 年我国爆发的 SARS 疫情，使正常的采供血工作受到重大影响，石家庄地区的日采血量从 SARS 前期的 343U 下降至 246U[71]，血源组织极其困难。2008 年汶川大地震重灾区阿坝州由于受灾严重，当地医疗机构受到严重破坏，基本失去了进行血液采集的必要性。此外，一些非常规突发事件发生后，大量人员来采血点献血，而采血机构的实际能力（人员与物资）可能无法满足大量的采血需求，进而影响了血液采集的速度和数量。灾害发生以后，采血人员的稀缺性也不能满足突然激增的应急采血需要。另外，由于应急采血量增加明显以及采血人员超负荷工作等因素的影响，某些错误率的上升也在所避免，这也势必威胁到血液的安全性。

通过对非常规突发事件下血液采集的分析，可知其主要的采集特性如下：非常规突发事件发生后，常规的血液采集计划和流程会发生改变，短时间内存在大量集中采血现象，采集的血型、成分具有较大的差异性；非常规突发事件还可能致使事发当地的采供血机构的功能暂时丧失或者受限，从而导致采血人员和物资不足，血源组织困难。

3.3.3　血液供应特性

（1）非常规突发事件发生后，血液调入次数和数量增加明显。例如，2003 年由于受 SARS 的影响，北京地区为了保证正常用血需求不得不从湖南、山东、吉林三省紧急多次调剂大量血液，总量达到了 2 188 个单位[2]。"5·12"汶川大地震震后 8 小时，根据灾区需求，卫生部从北方城市紧急组织调运了 1 万单位的血液[49]。当灾害事发地的供血能力出现问题时，由于血液从采集到制备通常需要 24 小时的时间，而短时期内急需大量用血，从外地调血是短期内解决供血不足这一问题最有效的方法。但灾害可能造成道路损坏，使得调剂的血液不能及时安全地送达事发地，也会影响救援效果。

（2）事发当地过量的采血量超过库存能力，造成较大的过期和报废比例。由于各级采供血机构的库存能力有限，存在一个最大库存水平，尽管我国一些医院也备有血库，在应急条件下可以进行储血，但当采血量大于其整体库存能力时，将造成大量的血液浪费。另外，血液作为一种典型的易腐品，保质期较短，配足大量的库存血液也可能使得过期比例增加。例如，"9·11"事件发生后一个月的时间内，有 5.4% 的血液过期。美国国家血液数据资源中心（National Blood Data Resource Center，NBDRC）对 2001 年 9 月和 10 月的采集量调查显示，过期报废率比 2001 年的前 8 个月(约 2%)增加了 5 倍,且估计有 25 万 U 的血液在 10 月和 11 月已经过期,是往年同期过期量(约 142 000U)的 6 倍[40]。2008 年汶川大地震期间,各血站的过期报废量明显高于 2007 年和 2009 年,其报废量见图 3-12。

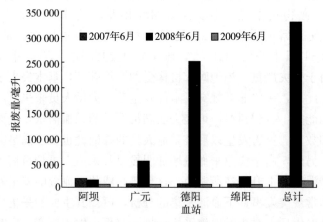

图 3-12　"5·12"汶川大地震灾区血站悬浮红细胞及全血报废量

此外,虽然现有的一些技术可以增加血液的保质期,降低过期报废率,如血液冰冻技术、建立血液冷藏库等,但毕竟能力有限,大量采血很可能使大量血液过期报废。例如,在"5·12"汶川大地震期间,本课题组利用卡方检验对比分析了德阳和绵阳两血站 2007~2009 年同期的过期报废率,得出 2008 年 5~6 月红细胞和全血过期报废总量所占比例与 2007 年、2009 年同期差异明显,报废量的增加与采集量的增加存在显著正相关关系。

(3)非常规突发事件发生后,可能面临积压血液的平衡调剂问题。采供血机构运往医疗机构的血液可能会超过临床用血需求,出现报废风险,造成血液浪费。由于非常规突发事件发生后,对事发地医疗机构用血需求缺乏准确的估计,本着救人第一的原则,采供血机构可能会向其调配大量的血液,此外事发地医疗机构能力受限,储血能力遭到破坏更加大了血液报废的风险。为了减少血液报废,采供血机构通常会进行血液转运,将过量血液调往其他采供血机构。例如,在汶川大地震后期随着大量伤员转运到外省治疗,以及为了避免堰塞湖等次生灾害的危险,当地血液中心在第一时间对血液进行了外调,从而避免了血液的过期报废[20]。又如,成都血液中心在 2008 年 5 月 18 日和 21 日分别向资阳和云南转运了 260.5U 和 274.25U 的血液制品,确保了血液的合理使用。

(4)非常规突发事件发生后,可能会出现大规模跨区域血液配送和运输现象。常规条件下,血液主要由当地的采供血机构直接负责配送和运输,以最短的送达时间满足临床用血需求。另外,血液作为重点监控的物资,一般情况下不像其他物资可随时由外地向事发地进行配送。但在非常规条件下，特别是在一些重大灾害产生大量的血液需求时，则需要大规模跨地区的血液动员和配送。例如，"9·11"期间有 20 家血液中心向华盛顿和纽约地区进行了血液的运送；"5·12"汶川大地震后我国进行了全国范围的血液动员，从很多省市向灾区调剂了大量的血液成分制品，甚至某些医疗救援队直接携带血液制品进入灾区。但血液在运输途中难以达到冷链保存的高要求，从而导致大量血液的质量不易保持。此外，各地的血液大量向事发地配送的效率也比较低，对血液安全也造成了一定影响。

通过对非常规突发事件下血液供应的分析，可知其主要的供应特性如下：非常规突发事件发生后，血液调入次数和数量增加明显；过多的调剂量和当地采集量增加了报废和过期的风险；可能会出现积压血液的平衡调剂问题；为了减少血液报废，采供血机构通常会进行血液转运，可能出现大规模跨区域血液配送和运输的现象。

3.3.4 输血安全特性

(1)非常规突发事件发生后，初次献血者比例增加，会对输血安全造成隐患。灾害发生后，由于国家动员、媒体宣传和献血者献血热情高涨，初次献血者比例大大增加，美国"9·11"事件发生后一周内初次献血者的比例达到了 46%[3]。初次献血者比例增加可能提升血液的不合格率，此外献血者的病毒携带率也较平时有所增加。例如，"9·11"事件后献血者的肝炎病毒阳性率远远高于重复献血者，几乎达到了 25 倍[72]。另外据有关资料显示，近年来艾滋病病毒携带者的数量也快速增加，由于其没有显著的临床表现，若直接作为临床献血者，则势必严重威胁到血液质量安全[73]。

(2)采血条件和环境以及检测程序的简化也增加了输血的风险。初次献血者比例较大从而增加了血液传播性疾病的发生风险，同时面对短期用血激增的局面，不得不在室外进行采血作业，这可能会造成采血环境不达标和检测不规范，从而引发细菌对血液制品的污染。另外，非常规突发事件的破坏性，可能会使得采供血机构对血液进行血型和病原体检测的质量有所下降。

(3)血源可追溯性不强，且运输、转移和存储造成的质量问题也会对输血安全造成影响。非常规突发事件发生后，大量血液从外地调至事发地，由于来自不同的血站或血液中心，血液制品条形码缺乏统一标准，各地采用的条形码和信息系统不对应，影响了血液的质量监控和可追溯性，不便于统一管理。同时在运输过程中受到运输环境的影响，双向常规核查的缺失以及运输过程中的机械性损坏也致使血液质量可靠性难以保障[74]。此外，在血液存储时，由于突发事件对冷藏设备的损坏，大量血液的存储压力也对血液质量产生了较大影响。

(4)血液供应不足和血液短缺等间接因素也会对输血安全造成影响。例如，在一些重大集会期间遭遇重大灾难或恐怖袭击，某些血液偏型的短缺，使得平时建立的固定献血队伍不能满足形势需求，从而降低了血液的安全性。

通过对非常规突发事件下输血安全的分析，可知其主要的输血安全特性如下：非常规突发事件发生后，初次献血者比例增加，会对输血安全造成隐患；采血条件和环境以及检测程序的简化也增加了输血的风险；血源可追溯性不强，且运输、转移和存储造成的质量问题也会对输血安全造成影响；血液供应不足和血液短缺等间接因素也会对输血安全造成影响。

3.3.5　临床用血特性

(1)不同的伤情和伤势需要的血液用量不同，需要的血液制品和成分也存有差异。不同类型的非常规突发事件造成了人员伤情和伤势分布特点的不同。以地震为例，除了伤亡人数差异较大外，各种不同级别的地震导致的伤情分布具有相似性[75]，其伤情主要是骨折伤和软组织挫伤等外伤[76~80]，根据有关报道，在历次地震灾害中骨折伤发生率最高，占到了伤员总数的 60% 左右[81]。此外，地震导致的伤情伤势还与救援时间的长短有关[82]，一般而言，及早的救援可以使伤员的伤势得到有效缓解和控制。针对不同的伤情和伤势，其血液需求量也不同。表 3-2 列举了汶川大地震期间成都 50 家医院收治的地震伤员在不同伤情下血液成分的输注情况[51]。

表 3-2　不同伤情下血液成分的输注情况

受伤情况	人数/人	血液成分			全血/U	悬浮红细胞/U	血浆/U	血小板/U	平均输血量/U
		1	2	3					
骨折	943	558	378	7	435.7	3 315.2	3 301.5	39.0	7.5
休克	24	11	11	2	60.0	123.0	237.5	16.0	18.2
挤压伤	66	25	33	8	61.3	816.0	1 628.9	95.0	39.4
感染	16	8	7	1	1.0	41.0	89.3	1.0	8.3
内脏破裂	41	20	20	1	27.0	255.0	552.0	5.0	20.5
出血	44	29	14	1	10.0	169.0	166.0	2.0	7.9
软组织挫伤	76	40	34	2	17.0	381.0	648.5	4.0	13.8
截肢	55	25	28	2	19.1	502.0	718.5	21.0	22.9
外伤	225	151	73	1	203.2	839.5	998.5	1.0	8.0
肾功能衰竭	10	5	4	1	2.0	124.0	186.0	2.0	31.4
血气胸	9	2	6	1	0.0	34.5	63.5	3.0	11.2
烧伤、烫伤	13	9	4	0	2.0	57.5	138.0	0.0	15.2
坏死、坏疽	16	4	12	0	11.0	108.5	136.5	0.0	16.0
脑组织损伤、血肿	32	23	8	1	5.1	89.5	93.5	4.0	6.0
各种内科疾病	56	35	18	3	0.0	328.5	646.5	18.0	17.7
合计	1 626	945	650	31	854.4	7 184.2	9 604.7	211	11.0

由表 3-2 可以看出骨折伤员最多，输血量也最多。血小板主要为挤压伤、骨折、截肢等伤员输用。此外，不同伤情的人均输血量差别较大，如骨折伤的人均输血量为 7.5U，而挤压伤的人均输血量高达 39.4U。

在面对不同的伤情和伤势时，所需的血液制品的种类和用量也存在差异。例如，面对骨折和软组织挫伤伤员时，其临床最需要的是红细胞制品，以纠正大量失血造成的贫血或缺氧性休克，此时必须进行输血治疗。但由于其伤情主要为开放伤，出血量较少，故人均用血量较少。而对于挤压综合征患者，除了悬浮红细胞用量较大外，血浆用量也较大。但也有其他情况，如在对烧伤伤员进行救治时，所需要血液制品则更多的是新鲜冰冻血浆，一般情况下不需要大量的血小板制品；此外，生化、恐怖袭击可能会引发血液传播疾病，短时期内也不需要血液制品[83]。

(2)治疗的不同阶段，临床用血量和种类也不同。非常规突发事件发生后，早期伤员急需红细胞制品，故导致红细胞用量短期激增，并随之达到用血高峰。随着治疗的开展，伤员病情得到缓解，于是开始进行择期手术，但部分危重伤员可能出现凝血功能紊乱、弥散性血管内凝血和急性肾功能衰竭等情形，则需进行红细胞的输注[84]，故红细胞需求量出现波浪式的下降。而进入择期手术阶段后，为了纠正危重患者凝血功能紊乱，提供凝血因子，以逐步恢复伤员的自我造血功能，血浆制品的用量呈上升的趋势(图 3-13)，并随后达到用血高峰。同时在治疗的中后期由于伤员的异常情况，需分别输注红细胞、新鲜冰冻血浆和血小板等[85]。此外，在救治伤员的初期，全血的输注比例也较高，其原因是新鲜全血中的红细胞流动性及代谢能力更强[86]。新鲜全血也适用于大量急性失血患者的输血治疗领域[87]。

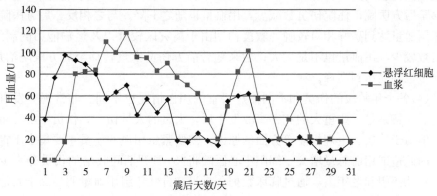

图 3-13　四川省人民医院悬浮红细胞和血浆日用量变化图

(3)灾区前后方医院临床用血存在显著的差异。灾区前方医院的悬浮红细胞和血浆用量在短期内快速增加，而后期需求量逐步减少。例如，在汶川大地震期间，位于灾区前方的德阳医院用血量增加迅猛，地震发生后的第一天便迎来了输血高峰。而地震后十天内伤员的用血总量达到 1 238U，几乎占到一个月内总用血量的 90%，随后用血量回落至平时水平[88]。德阳地区五家医院悬浮红细胞和血浆日用量变化图见图 3-14。

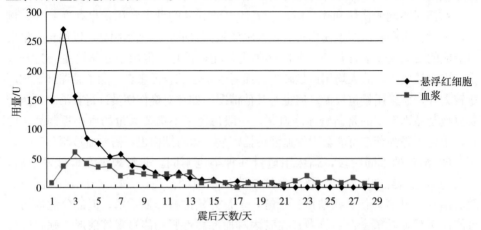

图 3-14　德阳地区五家医院悬浮红细胞和血浆日用量变化图

　　由于非常规突发事件的突发性，短时间内造成大量的人员伤亡，进行快速治疗是挽救伤者的重要方式，因此救援初期靠近灾区的前方医院临床用血具有用血人数多、用血急、用血量大并伴有血液供应不足的特征，而后方医院临床用血具有用血人数少、用血较缓和、血源供应充足的特征[89]。对于地震等自然灾害，前 48 小时是紧急救援的关键时期，前方医院就成为整个救援的主力军，临床用血量很快就达到高峰。之后，由于当地医疗能力有限，前方医院的伤员开始陆续转移至后方医院，住院伤员数减少，用血量也随之下降。与之相反，后方医院的临床用血量达到高峰相对较晚，救援初期由于离灾区较远以及运输能力的制约，伤员数较少，用血量也不是太大；后来随着前方伤员批量转移至后方医院治疗，用血量也随之达到高峰。

　　(4)各个年龄段的伤员和不同治疗科室的用血情况也不同。非常规突发事件发生后，特别是一些重大的灾害事故发生后，大量的人员伤亡，伤员年龄分布较广，但由于体质、生理机能等方面的原因，需要紧急用血的伤员主要集中于青壮年，因此造成用血总量增大。绵阳中心医院将"5·12"期间收治的伤员分为少年组、青壮年组和老年组，通过临床数据分析得知青壮年组用血量明显高于其他两个组[70]。另外，不同的治疗科室用血也不相同。以地震为例，"5·12"汶川大地震收治伤员的医院中，各个涉血科室用血量及分布较 2007 年同期相比发生了明显变化，其临床输血主要用于救治地震伤员，占了整个用血量的绝大多数[90]。这主要与伤员伤情有关，大量的伤员是挤压型外伤和骨伤，伤势较重、失血严重，我国又是按照伤病情的不同属类来进行治疗的，故以地震为代表的突发事件发生后，用血量较多的临床科室集中在外科和骨科。

　　通过对非常规突发事件下临床用血的分析，可知其主要的临床用血特性如下：不同的伤情和伤势需要的血液用量不同，需要的血液制品和成分也存有差异；治疗的不同阶段，临床用血量和种类也不相同；灾区前后方医院临床用血存在显著的差异；各个年龄段的伤员和不同治疗科室的用血情况也不同。

第 *4* 章

非常规突发事件应急血液保障体系设计与运行机制

非常规突发事件应急血液保障体系包含框架设计、组织架构、需求与功能分析、保障机制设计、准备与响应阶段程序设计等多个环节。基于血液供应链和应急血液保障的特点以及应急血液保障体系的构建要求，本章从应急血液保障实体和构成要素两个方面分析了我国应急血液保障体系的框架，为后续章节对优化问题逐一进行分析研究奠定基础。

4.1 应急血液保障体系框架设计

4.1.1 应急血液保障体系的构建要求

应急血液保障的特性对应急血液保障体系构建提出了严峻的要求。

1. 及时响应

非常规突发事件的发生概率较小，然而一旦发生会给血液保障体系带来严峻考验。应急情况下需要快速组织血源、高质量地完成血液供应，其应急响应速度影响着血液保障的效果。因此，应急血液保障指挥机构必须在极短的时间内做出正确的应急反应，畅通本地采集供应与外地调配供应的每一个环节，这是实现应急血液保障及时性的关键。

2. 统一指挥

应急血液保障指挥系统的组织结构在具体实践过程中，可能根据突发事件的危害影响程度采用不同的运行模式。血液保障中采集、储备、调剂、配送的各个环节涉及政府、行业组织、血站、医院等不同层次、不同系统的机构，在应急状态下需建立统一的指挥平台，消除不同区域、不同部门之间的分割，通力协作，确保在应急状态下统一指挥平台的启动并有序运行，提高整体效能。

3. 应急联动

突发事件应急血液保障除了采供血机构外，同样需要公安、交通、铁路、航空等部门的共同参与。统一指挥平台下的各相关专业部门应实现突发事件的应急联动，部门间的分工协作、资源互补。

4.1.2　应急血液保障体系的框架结构

非常规突发事件应急血液保障体系是一套为了保证应急血液的充足、及时供应而构建的全面、综合、协调的大系统，是由各个应急血液保障要素、应急血液保障环节、应急血液保障实体组成的相互联系、相互协调、相互作用的有机整体，如图4-1所示。整个应急血液保障体系由应急血液保障实体依靠应急血液保障指挥平台对血液信息进行搜集、分析、反馈并进行决策。在应急血液保障机制的支撑下，按照应急血液保障流程完成应急血液保障中指挥调度、筹措

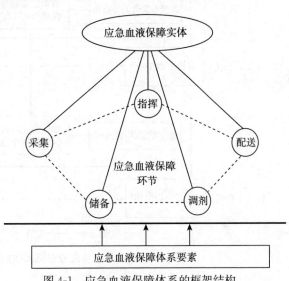

图 4-1　应急血液保障体系的框架结构

（采集、调剂）、储备、运输配送各环节的工作。

1. 应急血液保障实体

根据应急血液保障体系的构建要求，要确保不同程度的应急血液保障要求得到满足，就必须确立从国家到省级再到地方三级的纵向与横向协作的应急血液保障实体结构，如图4-2所示。首先，确立国家卫生和计划生育委员会医疗安全与血液处对各省的集中组织和协调，形成国家卫生和计划生育委员会医疗安全与血液处—省级血液中心—地方中心血站的三级垂直管理体系；同时由政府相关部门响应成立应急血液处置领导小组，由卫生、公安、交通、铁路、航空等和红十字会、输血协会等共同参与。应急血液处置领导小组与血站共同组成应急血液保障指挥小组，专家咨询委员会负责对突发事件进行分级及提出相应的采供血应急措施建议。在突发事件应急响应时，应急血液保障指挥小组根据非常规突发事件的

性质、影响范围预测用血需求，结合各采供血机构的库存情况，制订血液保障方案；由卫生行政部门协调血液调配工作，采供血机构负责血液的采集制备，再由应急血液处置领导小组指挥完成具体的运输及其他辅助工作。

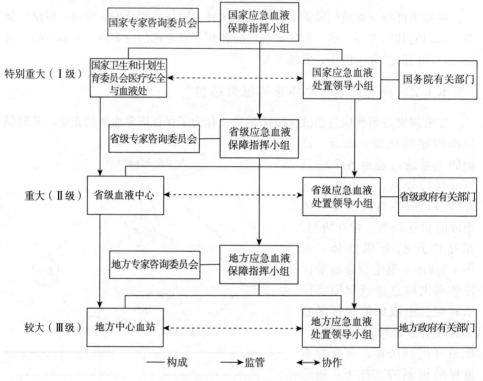

图 4-2　应急血液保障实体的组织架构

2. 应急血液保障体系的构成要素

应急血液保障是一项复杂的系统工程，其主要任务是保证在应急状态下血液的采集与足量供应及血液制品在血站与血站之间、血站与医院之间的顺畅流通，提高血液的应急供应保障能力，解决需求激增和供应受限之间的供需矛盾。为保证应急血液保障体系有效运作，应急血液保障体系除了组织实体外还应包含其他要素。本书结合应急物流体系的理论基础和《全国医疗机构卫生应急工作规范》(试行)中对采供血机构的应急工作规范要求，着重研究应急血液保障流程、应急血液储备模式、应急血液保障指挥平台、应急血液保障机制四个要素，如图 4-3 所示。应急血液保障流程规范了血液保障操作；应急血液储备模式为血液保障提供了血液来源保证；应急血液保障指挥平台提供了技术支撑；应急血液保障机制从政策法规方面保证了应急血液保障工作的顺利进行。

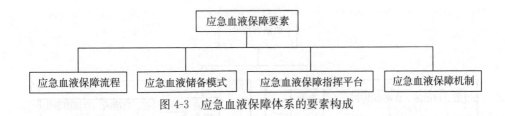

图 4-3　应急血液保障体系的要素构成

4.2　应急血液保障体系组织架构

及时响应、统一指挥、应急联动的应急血液保障体系需要合理的组织架构和规范的运作流程。应急血液保障体系的实体结构包含采供血机构体系、应急血液保障协作处理的其他机构以及两者共同构成的应急血液保障指挥小组。本节对常规采供血机构体系进行梳理，应用突发事件应急指挥体系(incident command system，ICS)理论对应急血液保障指挥小组的组织架构进行模式化的设计，并对每一个模块的职能进行说明。最后按照不同级别的涉血类突发事件的影响程度和跨组织协作需要，梳理了图 1-1 所示的区域内独立响应、省级区域内协作和跨省区域协作的运作流程，为应急血液保障规范化运作提供参考。

4.2.1　采供血体系

现行的以省为单位的采供血机构设置中大部分省现状为"分级检测、分级管理，分级供给"，海南省中心辐射型的采供血网络开创了对血液制品采取"统一检测、统一供给、统一管理、分散采集"组织形式的模式[91]。根据国情，全国采供血机构网络体系同时包含传统的分级采供血机构网络和中心辐射型的采供血机构网络，如图 4-4 所示，但执行以省为单位的垂直管理。

尽管全国普及这样的三统一分的采供血网络组织形式受到各地经济、交通等发展水平不一的限制，但是对于经济和交通发展情况允许的地域辐射面积相对较小的省(自治区、直辖市)可以推广。海南采供血网络机构的统一管理值得各省(自治区、直辖市)采供血体系广泛借鉴，该省各中心血站与血库作为省血液中心的业务单元，业务、人、财、物均受省血液中心管理。实践证明，该模式可以改变各级血站自我管理的现状，统一全省血液管理标准、统一全省献血宣传，保证较低的采供血成本，实现区域内血液供需平衡的调节。

根据职能需要，血液中心部门设置如图 4-5 所示。而中心血站的基本设置遵照血液中心的架构，行政、宣传和业务工作接受血液中心的全面管理；部分功能上略有精简，对于中心辐射型的采供血网络组织形式，分中心就不再设分科和检验科。血库由于设在中心血站覆盖不到的医院里，主要承担的是小额储血供血和应急采血的工作，故设置更为简单。

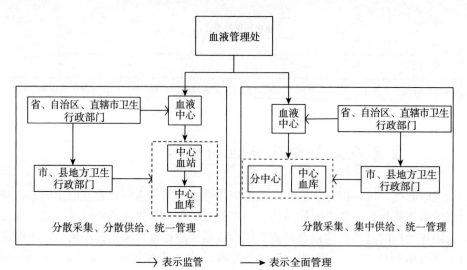

图 4-4　我国采供血机构网络

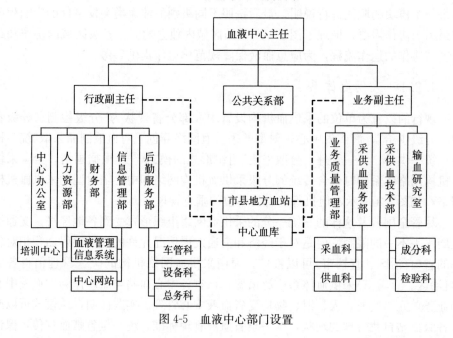

图 4-5　血液中心部门设置

血液中心各部门的职责说明如下。

1. 中心办公室

其全面负责血液中心的协调管理。中心办公室是指挥、控制整个单位工作的中心部门，确保中心各项工作有序开展，包括综合协调、行政管理、文秘工作、接待工作、信息管理、安全保卫；综合档案管理、综合目标管理、制度管理、综合治理等工作。

2. 人力资源部

其负责职工录聘用、职称评聘、职工考核奖惩、工资福利、考勤等人事工作；培训管理、继续教育，专设培训中心负责全省血液专业岗位培训工作。

3. 财务部

其负责预算管理、资金管理、物价收费管理、成本费用管理等财务职能，同时按照统一管理的要求对各中心血站或分中心进行财务管理。

4. 信息管理部

信息管理部确保血液管理信息系统的正常运行，完善血站信息化的各项技术要求，为全省血液信息系统联网和数据共享的应用提供技术支持，负责省血液保障数据库的日常维护。

5. 后勤服务部

其包含总务科、设备科和车管科。总务科、设备科主要是负责血液中心运营的各类物资的后勤保障工作，各类物资包括原辅材料、设备、器材等；车管科承担着血液运输配送的职责和由此产生的各类相关后勤工作。

6. 公共关系部

其全面负责无偿献血、献血招募、献血者服务、志愿者服务等宣传以及血液工作的外宣工作，如完善与媒体的联动机制以及时响应应急采血志愿者招募。此外，还负责与相关单位的联络工作，如应急响应时与政府应急管理综合指挥各部门联络。

7. 输血研究室

其负责中心科研管理、中心学术委员会日常工作；承担血液安全研究实验工作；负责中心输血医学相关研究、参与血型和组织配型、脐带血干细胞的研究、脐带血造血干细胞库的技术支持。

8. 业务质量管理部

其负责质量管理、质量控制、质量监测、质量信息管理、质量审核，临床用血管理；投诉举报管理；业务档案审核；医务室管理，献血者血液检测不合格结果的反馈；分支机构业务管理、质量监督管理。

9. 采供血服务部

其包含采血科和供血科，负责血液的采集、血液制品的存储和发放。采血科负责固定采血点和流动献血车的全血和单采血小板的工作；供血科负责制备完成后的血液制品的库存管理以及按照用血需求发放供血。

10. 采供血技术部

其包含检验科和成分科，主要负责血液标本的检测工作和血液制品的制备。

4.2.2　应急血液保障指挥小组

非常规突发事件发生后的第一时间，各相关的职能部门迅速成立应急指挥小组，根据事件属性和级别进行应急管理。应急血液保障指挥小组需要发挥指挥平台、决策中心等作用；对血液需求做出科学合理的预测，根据采供血能力和库存水平制定各血站血液采集及血液调剂决策，并迅速落实各血站执行血液保障任务。除了采供血体系之外，还需要政府相关职能部门的通力协作，保障血液在采集、调剂、运输配送各环节的流通。因此，应急血液保障指挥小组由采供血机构与应急血液处置机构的相关领导共同组成。

ICS 起源于美国，是一套在应急响应过程中指挥、控制、协调与整合各应急单位进行突发事件管理的方式，在应急管理实践中得到了广泛的应用。ICS 的组织机构由指挥、行动、策划/情报、后勤和财政五个基本要素构成并具有相应的功能[92]。本书所讨论的应急血液保障指挥小组以 ICS 为框架进行设计，模式化地进行指挥、控制和协调行动。应急血液保障指挥小组作为具体指挥、管理、协调、运作所有应急行动的非常设机构，其基础为采供血机构和应急血液处置相关部门。因此，本书根据 ICS 的模块功能构建应急血液保障指挥小组，如图 4-6 所示，并对各功能模块的成员构成和职责进行说明。

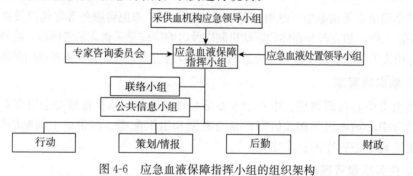

图 4-6　应急血液保障指挥小组的组织架构

1. 应急血液保障指挥小组

应急血液保障指挥小组成员应包含采供血机构的中心领导与行政、业务的主要负责人，以及同级的由相关政府部门构成的应急血液处置领导小组，同时抽调人手设置联络官、公共信息官专职负责对外联络和信息发布。应急血液保障指挥小组的主要职责：①突发公共事件造成的应急血液工作分级；②对血液需求做出科学预测；③对采供血安排做出科学决策；④将血液保障工作落实到相应机构统一运行；⑤反馈评估。

公共信息小组起到信息传递作用，实现指挥小组与外界的互动，向公众、媒体和其他相关机构发布应急血液保障的各类信息，同时反馈公众、媒体信息。公共信息小组发布的与所有血液相关的重要信息必须经应急血液保障指挥小组批准，发布的消息除了指挥决策和政府行动外，还包括资源使用状况等内外部需要的一般信息，如遇到血库告急或偏型等情况时统一对外发布。

联络小组专门负责应急血液保障指挥小组与其他协作机构的联络工作，征求并收集参加应急血液保障的各协作单位的信息，及时向指挥小组报告，同时将指挥小组的决策和调度指示传达至协作部门，使所有应急血液处置行动更加有序。

2. 行动部门

血液保障的执行主体为采供血机构，负责血液采集、制备、调剂与供血。多辖区下的非常规突发事件血液保障指挥体系中的作业组需要多个血站协作以解决血液供需矛盾。采供血机构需要协调血站各作业部门的运作，执行行动计划中所拟定的应对程序。需要交通、公安、媒体等相关部门协作时，由应急血液处置领导小组向政府相关部门发出运作指示。

3. 策划/情报部门

策划/情报部门全面负责各类信息搜集，为应急指挥小组提供决策指挥调度的情报支撑。

4. 后勤部门

后勤部门负责保障所有应急血液工作中的应急资源需求，为血液保障提供后勤支持和服务。除了负责应急血液采集、检验、制备等所需相关物资，保证供血的配送运输外，还需要做好血液保障工作人员和采供血机构在应急情况下能够正常运作的各类物资的后勤保障。

5. 财政部门

财政部门是为应急血液保障中各环节提供资金支持的关键部门，跟踪支出、监督开支并随时向指挥小组汇报，保证财务记录与后勤部门的实际行动一致。

4.2.3　应急血液保障指挥体系

根据应急血液保障体系的构建要求，确保不同程度的应急血液保障要求得到满足，应急血液保障体系构建起从国家到省级再到地方三个层级的体系，作为应对不同级别涉血类非常规突发事件的纵向与横向协作的应急血液保障实体。地方—省级—国家三级的应急血液保障指挥小组的内部实体按照 ICS 理论进行分工与合作，详见图 4-7。纵向上，采供血机构应急指挥体系和应急血液处置体系中地方、省级和国家级均按照 ICS 理论的功能分工，通过信息的层级把关，逐级下达行动命令以完成保障。不同级别的涉血类非常规突发事件对血液保障工作的要求，都能在上一级找到对应的功能部门，使运作更有效率。横向上，同一级的采供血机构应急血液保障指挥小组和由政府相关部门组成的应急血液处置领导小组进行信息沟通，共同协作。

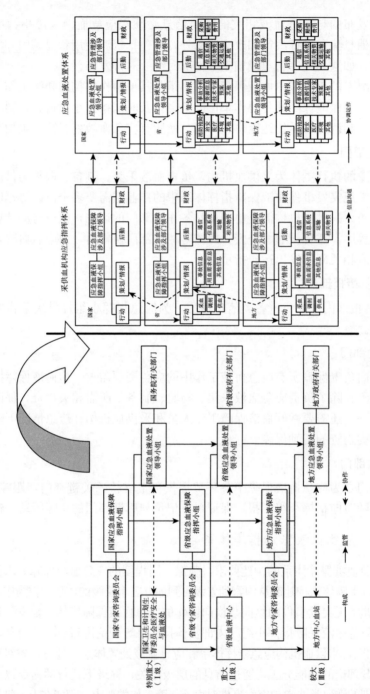

图4-7　应急血液保障三级指挥体系

■ 4.3　应急血液保障指挥平台

应急血液保障指挥平台和血液保障机制是发挥应急血液保障实体职能的基础，为应急血液保障提供技术和政策保障。本节对应急血液保障指挥平台进行系统需求分析和功能分析，构建指挥平台的框架。

2006 年全国血液管理工作会议上总结血站信息管理建设工作时指出，我国绝大多数血液中心和中心血站都实现了采供血活动全过程的计算机管理；浙江、河南、河北、上海等省市的辖区内整体信息化联网和实时监控已经或正在实施，经过多年的发展，全国血站管理信息网络和信息统计工作逐步完善[17]。目前，医院临床用血需求和血站库存管理之间仍存在沟通障碍，信息联网与数据共享的缺失使管理决策机构在应对突发事件时无法迅速获取周边地区和其他省市采供血机构的血液库存信息，妨碍其统筹血液计划、协调血液供应、实现血液的科学保障[93]。采供血机构、医院以及其他协助应急血液处置的相关部门各自为政，缺乏联动保障，也没有一个专业的应急信息协同平台提供技术支持，使得信息沟通滞后，导致应急协作的水平低下。目前，血站信息化平台已得到了普遍推广和实际应用，各地不断完善的血液管理信息系统和联网化信息共享为构建应急血液保障指挥平台提供了基础。

4.3.1　需求分析

应急血液保障指挥平台利用网络手段，通过实时收集血液供求信息，及时掌握各地采供血机构的供血能力和医院的临床需求，并能够依据不同突发事件的预案模型，合理评估血液需求，筹措血液来源，为应急血液保障提供准确的决策支持。同时该信息平台应与应急血液处置指挥小组沟通信息，通过卫生、公安、交通等行政部门的协作保证采供血各环节运作，此外向公众和主管部门实时发布应急血液供需信息，使应急血液保障的各环节得到监督。为实现快速有效的应急血液保障，应急血液保障指挥平台要实现以下三大职能。

(1)为应急血液保障提供信息搜集支持。应急血液保障指挥平台的有效运作离不开准确、及时的信息搜集，将通过各种途径搜寻并获取的有用信息按照科学的分类储存至数据库，便于查询和统计分析，并实时更新，为指挥平台的科学决策提供充分的信息储备。

(2)为应急血液保障提供辅助决策支持。及时响应、统一指挥和应急联动的应急血液保障要求指挥平台通过科学分析做出合理决策，对参与应急血液保障工作的各主体实施领导、规划、调度和控制等活动，并应提供相应的辅助决策支持模块。

(3)为应急血液保障提供决策执行支持。应急血液保障中的血液采集、调剂和供应需要公众、医院、采供血机构和其他政府部门等共同协作，在紧急状态下迅速执行决策以保障血液供应顺畅是指挥平台的最终目的。因此，指挥平台应能监督评估应急血液保障工作的各环节执行情况。

4.3.2   功能分析

应急血液保障指挥平台主要包括信息采集子系统、辅助决策子系统、指挥调度子系统和信息发布子系统，如图 4-8 所示。信息采集子系统需要采集的信息包括灾情信息、血液库存信息、预案信息、专家库信息、各协作政府部门信息等。辅助决策子系统包含血液需求预测、血液采集动员决策、血液调剂决策、血液应急处置协作决策。指挥调度子系统具有远程通信指挥功能，通过电话、手机、短信、传真、网络等手段，手工或者自动地快速调度，第一时间通知各应急相关部门做好人力、物资协调；当需要其他部门协助解决时，通过应急联动及时调度相关部门和资源，对突发事件进行有效处置[94]。信息发布子系统通过不同权限设置，让公众、各行政部门及时、便捷地查询到相应信息。

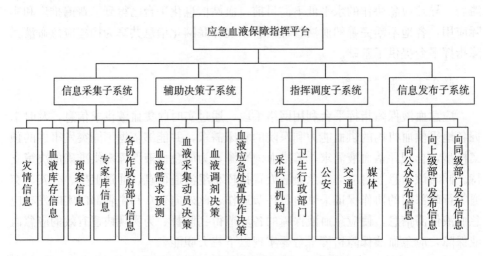

图 4-8   应急血液保障指挥平台的系统结构

(1)信息采集子系统。该模块除了联网获得医院临床用血的需求信息、各级采供血机构的血液库存信息、应急血液保障预案和专家库信息外，还需要通过常规情报设施(包括地质监测网络、气象设备、政府组织机构、通信设施)和临时调配的监测系统(包括卫星遥感系统、紧急探测设施等感知设备[95])及时收集突发事件信息和协助血液应急处置的各部门信息，并实时更新，为指挥决策提供情报支持。

（2）辅助决策子系统。该模块以信息网络平台所收集的信息为基础，应用模型或其他方法和手段等，为帮助决策者进行正确决策而提供一系列技术支持手段，实现辅助决策和预测功能，包括科学预测临床用血需求、建立完善的应急预案、模型方案评估和选优以及方案部署等功能模块。

（3）指挥调度子系统。该模块是应急血液保障指挥平台最主要的体现形式，指挥调度系统通过辅助决策系统对应急血液保障需求进行判断决策，下达相应的应急响应指示，通过对执行过程的监测反馈不断修正指令直至响应结束。应急血液保障的各项工作都要依靠指挥调度子系统来完成，可见其是整个应急联动指挥系统的枢纽。

（4）信息发布子系统。该模块是实现政务公开、接受群众监督的重要载体，同时也是市民了解应急血液保障各个环节并积极参与互动的重要渠道，可以提高市民参与应急血液保障的热情。

■ 4.4　应急血液保障响应机制

非常规突发事件发生后，不同时期对血液制品的需求种类有所不同。在灾后以下时期最有可能需要以下这些血液制品。

（1）24 小时内：O 型红细胞制品。

（2）1～10 天内：各血型的红细胞制品和血小板。

（3）11～30 天内：各血型的红细胞制品和血小板以及应对辐射事件的干细胞与骨髓。

非常规突发事件通常是地方性的，但因程度、性质等的不同可能需要大范围内的多辖区协作。需求的血液制品需要经最快的运载工具送到受影响的血站。一般来讲，事件发生后每 24 小时重新评估做决策，但依灾害程度可将时间缩短为 12 小时、6 小时。

非常规突发事件发生后，需要迅速建立应急采供血能力综合评估体系，对采供血机构的应急采供血能力进行实时评估。灾区血站在非常规突发事件响应初期对血站的采供血能力做出评估，在采供血工作能进行的情况下迅速评估即时和短期内的血液需求，并与省血液中心取得联系，与所在应急血液指挥小组沟通。应急血液指挥小组为行动策略提出建议，包括考虑是否发起国家响应、是否限制将血液运送到灾区血站，以及采供血机构与献血者的信息协调与传播。

4.4.1　采供血机构的响应

灾害发生地所在血站的主要任务是评估当地血液的临床需求，并将此需求向当地应急指挥小组上级血液中心汇报。由灾害所在辖区的省血液中心牵头，在国家卫生和计划生育委员会医疗安全与血液处的督导下成立应急血液指挥小组，根据事件类型和影响程度考虑整个国家层面的响应，并做出决策性的血液采集和调剂行动的命令。除此以外，还负责血液的运输和与公众及献血者的沟通协调。

非常规突发事件应急血液保障响应流程如图 4-9 所示，可分为以下四个步骤。

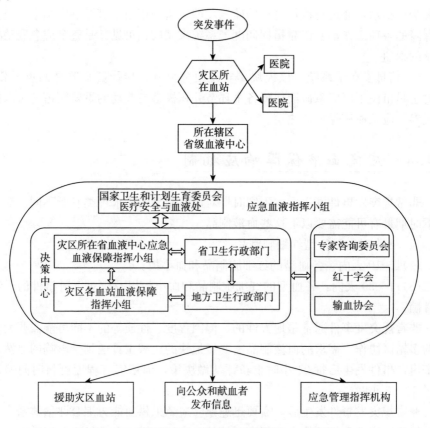

图 4-9　非常规突发事件应急血液保障响应流程

1. 灾害影响区域所在血站评估血液的临床需求

（1）通过联系当地的医疗机构和灾害应急部门了解灾害的性质、临床医疗任务和当前预测情况、预期的伤员类型以及对献血者潜在的影响等来确定灾害事件的影响。

（2）收集血站和医院血库的血液库存水平信息。

（3）预测临床血液需求。

2. 联系当地灾害应急指挥小组和血液中心牵头的应急血液保障指挥小组(1小时内为最佳)

通过电话、传真、邮件、卫星电话等一切途径尽可能快地与应急血液保障指挥小组取得联系，汇报当前的血液库存及临床用血需求。

3. 跨职能相关部门的电话会议

(1)由国家卫生和计划生育委员会医疗安全与血液处组织召开灾区所在采供血机构及相关部门(如有必要，需包括其他辖区血液中心)电话会议，讨论决定国家决策和协调工作，包括与血液中心和献血者的信息沟通、至受灾地区的血液运输和调剂以及下一步工作。

(2)国家卫生和计划生育委员会医疗安全与血液处也负责将信息传送给其他辖区血液中心。

4. 相关职能部门建议的执行

(1)相关职能部门负责其领域内的建议传达，以及传达一致的信息给血液中心和献血者。

(2)通过公共信息小组向外界公众发布信息。

4.4.2　医疗机构的协作

1. 医院应急血液保障概要

非常规突发事件发生后，医院应与灾区血站进行密切协作，医院需尽快评估即时(即最初 24 小时内)和短期的血液医疗需求，并及时与血站进行信息沟通。灾区血站将作为应急血液保障指挥小组和专家组信息交换与通信的主要渠道。应急血液保障指挥小组将从国家层面制订应急血液响应计划，提供行动方案建议，包括(但不限于)运送调剂血液到灾区血站，以及协调和发布其他采供血机构和献血者的相关消息。所辖医院应协调有关灾区血站血液需求的所有信息。

与医院相关的应急血液保障响应流程如图 4-10 所示，具体说明如下文所示。

1)灾区血站确定血液需求

(1)灾区血站与所辖医院及当地应急服务机构联系，确定事件影响程度，包括突发事件性质(如灾难、恐怖主义……)、当前和预期的入院人数、预计受伤类型、O 型红细胞血液库存水平。

(2)如果立即需要血液支持，灾区血站应及时向医院配送库存血液。

(3)医院完成血液需求评估，并与血站沟通评估结果。如果医院由多个血站供应血液，向主供应血站汇报信息(以防重复操作)。

2)应急血液保障指挥小组协调医院血液运输

由应急血液保障指挥小组决定，是否向灾区血站增加血液供应。

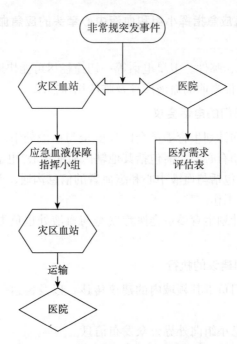

图 4-10　与医院相关的应急血液保障响应流程

（1）应急血液保障指挥小组应竭力采取最快运输方式将血液立即送往灾区血站。

（2）医院和灾区血站协作接收调剂血液，需考虑以下问题：①交付/应急集结地点；②常规交通路线/方式是否遭破坏；③司机的身份识别/安全问题。

3）医院继续与灾区血站沟通信息

医院需要定期与血站进行沟通，直到突发事件响应结束。

2. 注意事项

在非常规突发事件中，必须重点关注血液供应的安全问题，严格遵循现行法规及国家卫生和计划生育委员会标准，只有在特殊医疗个案中会出现监管豁免的情况。在突发事件中，应急血液保障指挥小组应及时联系国家卫生和计划生育委员会有关部门，将政策调整情况迅速传达给有关采供血机构。建议医院重点关注以下事宜。

（1）确保从血站接收的血液有完整的记录，检查运输条件是否合格，运输合格与否同样影响血液的质量，在进入医院血库存放前应严格执行相关检查标准。

（2）严格执行输血前的各项检测工作。

（3）使用训练有素的工作人员执行所有监管任务。志愿者应分配非监管职能的岗位。

(4)评估该非常规突发事件对现有血液供应的影响。联系应急血液保障指挥小组提供援助。

(5)评估该非常规突发事件对现有的库存设备、耗材和试剂的影响。联系供应商/制造商提供指导(如发生火灾或停电情况)。准备随时启用后备冷库,如果出现设备或物资保障供应不足,医院需立即联系国家卫生和计划生育委员会或可用供应商加紧供应。

(6)随时关注国家卫生和计划生育委员会网站,并与应急血液保障指挥小组保持联系,及时更新应急指导。

3. 联系媒体

非常规突发事件中,必须及时告知公众血液的供需状况。医院输血服务处应及时与血站协调血液需求信息,保证向公众及时有效发布相关需求信息。

4.5　应急血液保障机制

要实现应急血液保障绩效最大化,除了有相应的应急机制作基础外,各项血液专属的保障机制亦是保障血液的采集、供应、储存的基础。血液募集和异地血液调剂机制能为血液库存预警处置提供血源的保障,而用血偿还机制有助于挽留和稳定无偿献血者队伍。本节对应急血液保障机制的现状及完善展开讨论。

4.5.1　血液库存预警机制

目前各级血站根据自己辖区内的临床用血需求确定不同种类血液的最低库存水平,建立和实施血液库存管理程序,并建立起不同级别的库存警戒线,定期盘点检查,当库存降低到一定水平时根据预案启动相应的采血方案。现阶段全国没有统一的库存预警标准,但各地因地制宜拟定标准,经过长期发展积累了一定经验。部分省市开发的"血库预警"平台值得借鉴,当血库的不同预警级别响应时,血站能以最快捷的方式告知包括无偿献血者在内的相关人员,及时募集应急献血者。血液库存预警机制构建中目前存在的主要问题如下。

(1)缺乏及时、全面的库存信息收集。各级血站的库存预警信息收集网络不健全,各级血站只能对自己库存信息有较为准确的掌握。从地方血站到省级血液中心到国家层面,缺乏一套灵敏、高效的预警信息收集工作机制,目前采用的是定期报送制度,不能实时动态地了解各级库存信息,影响决策的时效性和准确性。

(2)缺乏迅速、有效的库存预警处置方案。虽然各级血站根据自身血液保障工作的需要制定了相应的库存警戒线,但各地预警分级没有统一的标准,对不同级别的库存预警处置预案不完善,难以达到预期目的。

构建预警机制有助于血液保障工作相关职能部门对可能发生的各种形式的血

液供应危机提前做好应急准备，以尽可能地减少损失，有效预防和妥善处理用血危机。血液库存预警机制的完善对策应从以下几方面入手。

1. 库存预警级别的划分

从国家到省级到地方基层全面建立血液库存预警标准，指导监督各级血站确立科学合理的血库预警警戒线，并统一标识。例如，分别用黄色、橙色、红色标识不同警戒级别，避免出现各地警戒标准的混乱不统一。

2. 库存预警信息的收集报送

构建地方、省、国家的三级库存预警系统，当出现不同级别的库存预警时，可及时向血站工作人员、卫生行政部门、公众等推送信息。

3. 库存预警的处置

完善国家、省、地方不同层级采供血机构的血液库存预警响应预案，制定规范的响应和操作规程，建立一个符合我国国情的标准化血液预警系统，依托全面信息化、网络化的血液管理信息系统，使预案更科学，预警处置更及时有效。

4.5.2　应急血液募集机制

临床用血需求的不断增加和低献血率之间的矛盾对献血者招募和维持提出了严峻的要求。我国无偿献血的运行机制主要有以政府指令性计划为主的模式和宣传、招募群众自愿参加无偿献血这两种模式，目前已基本过渡到全部无偿献血阶段，因而充足的献血者保证是应急血液募集的主要来源，应急血液募集的前提是做好应急献血队伍的招募。应急血液募集机制的建立主要是通过血液动员的信息化、网络化管理，提高应急条件下血液募集的质量和效率。总结招募和建立固定无偿献血者队伍中存在的主要问题，具体包括如下几点。

(1)发展应急献血队伍的方式单一。通过献血屋、采血车等现场招募献血者是发展献血者队伍的主要来源；从登记入库的已献血者中采取预约献血的方式是应急献血队伍的主要发展方式。献血者认知程度的不同、宣传力度不够和采供血工作人员的态度决定了献血者招募的难度。

(2)应急献血队伍的管理水平较低。应急献血队伍的管理方式包括电话、短信、面对面、联谊、电脑查询、走访等形式。调查中有 60% 左右的采供血机构建立了 500～10 000 人的应急献血队伍，而其中 1/3 的应急献血队伍未进行有效管理[19]。

(3)应急血液募集的信息化、网络化水平低。常见的应急血液募集做法是通过媒体的宣传临时招募，同时通过电话、短信等方式联络固定献血队伍紧急献血。手工登记或分散的献血者备案信息管理使应急血液招募时很难快速有针对性地实施募集，降低了应急募集的工作效率和成功率。

固定无偿献血者的招募是保障应急血源的关键，应急血液募集机制的高效运作可有效预防和妥善处理血液预警危机。因此需要对应急血液募集机制提出改进对策。

(1)开发献血者招募信息系统。利用现代技术手段为献血者的招募和保留提供预约登记、统计管理、短信互动等信息服务，建立集献血招募服务于一体的信息平台。我国首例献血者招募系统——北京红十字血液中心献血者招募系统从实现方案、功能模块等角度进行了探索，为献血者招募的信息化提供了参照样板。

(2)增加招募渠道，多种方式发展应急献血队伍。加大媒体宣传，全方位普及无偿献血知识，倡导公民自愿无偿献血，增加献血人数；根据不同献血者的特点进行招募管理，稳定献血人群；根据不同应急需求有针对性地筛选招募对象，提高招募成功率；开展高校、机关、部队等团体预约招募，开发潜在资源。

(3)提高应急献血队伍的管理水平，稳定献血队伍，提高应急献血的有效参与率。将电话、短信、联谊等常规的应急献血队伍管理方式常态化，定期对应急献血队伍进行体检和关爱管理，制定针对性强的管理策略，壮大无偿献血者队伍，稳定应急献血队伍。

4.5.3　异地血液调剂机制

《血站管理办法》中规定从外省、自治区、直辖市调配特殊血型和科研及特殊需要血液，需要供需双方省级人民政府卫生行政部门协商实施，但未对异地血液调剂的操作流程与管理做出明确规定。属地自采自供的血液管理制度使血液调剂工作缺乏统一的规划。由于采供血工作实际需要，各地会出现异地血液调剂的需求，从而开展了省内和异地血液调剂的尝试。在已有的应急实践中，只在遇到重大突发事件时(如 SARS 期间、汶川大地震时)，由原卫生部实施了跨地域调剂。总结异地血液调剂工作，目前存在的主要问题如下。

(1)负责血液调剂的专门机构各异。根据相关法律规定，一般跨省的血液调剂由省卫生行政部门协调，而省内的跨区域调剂管理归口部门没有统一。目前大部分省市(如天津、重庆、吉林、黑龙江、山东)由省卫生行政部门负责协调本省和跨省的血液调剂；江西、江苏的省内异地调剂申请由省献血办公室负责审批；而福建的本省血液调剂由血液中心审批。

(2)无省内跨区域及跨省血液调剂的统一规程。跨省的调剂在突发事件应急响应时由国家卫生和计划生育委员会实施，但目前常规情况下的调剂需求没有具体的操作流程。常见的省内调剂流程为调剂需求方自行联系调剂供应方，向调剂审批单位提出申请，获批后执行。

(3)调剂关系建立缺少统一规划。现行的主管部门批准制的调剂制度未起到科学规范调剂流程的作用，供需调剂关系的建立缺少科学规划，具有随意性。

2010 年内蒙古自治区和北京市的卫生行政部门相互达成一致，建立长期的调剂关系；上海在世界博览会期间与苏、浙、皖、鲁建立了血液调剂联动机制；等等。

属地管理的限制、薄弱的采血机制及临床用血量的增长使各地频现血荒，建立起快速有效的省际省内异地血液调剂机制尤为迫切，目前异地血液调剂需要解决的主要问题有如下两点。

(1)明确规定血液调剂的协调和执行负责机构。异地调剂的监管由卫生行政部门负责，由血液中心根据全省血液管理信息系统对各地血液库存信息的全面掌握，做出合理的调剂决定并执行调剂，将申请审批制改为主动响应备案制，简化异地调剂程序，使卫生行政部门职能向"监管"转变。

(2)异地调剂流程的规范化。依托地方、省、国家的三级库存预警系统和血液管理信息系统，简化调剂流程。调剂流程可规范为：调剂需求地发出需求预警，由血液中心根据各地库存协调执行调剂，同时向卫生行政部门备案；跨省的异地调剂由国家卫生和计划生育委员会医疗安全与血液处执行调剂，报国家卫生和计划生育委员会备案。

4.5.4　用血偿还机制

《献血法》(1998 年)规定，无偿献血者临床需要用血时，免缴血液的采集、储存、分离、检验等费用；无偿献血者的配偶和直系亲属临床需要用血时，可以按照不同地区的规定免缴或者减缴费用。各地血站根据以上规定制定了不同的用血偿还条例，因而各地的门槛献血量、无偿享用量、直系亲属用量、退费额等规定均有所不同。

根据资料的搜集和文献的汇总，总结目前用血偿还工作中存在的主要问题，具体有以下几方面。

(1)直系亲属的界定无统一标准。我国不同的法律法规中对直系亲属的界定范围也不尽相同，《献血法》中也没有对直系亲属的定义做出规范，各省、市在对直系亲属血费返还方面存在差异。多数省市无明确界定或由血站自行限定为只包括父母、配偶和子女，在实际操作中带来了不便。

(2)用血偿还时的收费标准不一致。由于国家对各地用血收费标准进行了可在不超过最高供应价的前提下制定当地的血液供应价的规定[96]，各地在临床用血上的缴费标准不一致，各地的血液偿还政策、返还标准、血费返还资金来源上不尽相同，血费返还时存在随意性或血站单方面的决策存在异议。

(3)异地用血偿还存在困难。由于全国血液信息没有联网，异地用血偿还存在极大的困难。《献血法》中没有用血偿还的明确规定，献血者凭借无偿献血证只可回发证地按规定报销异地用血费用。异地用血偿还时各地的偿还政策和标准等没有明文规定，给偿还工作的操作带来了不便。

　　（4）用血偿还的资金来源不统一。2009 年中国输血协会献血促进工作委员会对全国无偿献血和采供血现状调研结果显示，各级采供血机构的经费来源情况为：30.48％的血液中心和 47.84％的中心血站为政府全额拨款；50.06％的血液中心和 48.12％的中心血站为差额拨款[19]。而返还输血费用的资金来源绝大多数从血站总收入资金中支付，也给用血偿还增加了现实的压力。

　　血费返还是无偿献血者应享有的合法权利，用血偿还是保障无偿献血制度的一个重要环节，切实可行的血液偿还机制有利于保障无偿献血工作的持续开展。针对现阶段我国用血偿还工作的不足，对用血偿还机制的建立和完善提出以下建议。

　　第一，确立并执行血费返还的全国统一标准。需要确定血费返还中的各类标准包括直系亲属的界定、临床用血时的血价、返还费用和政策标准、各类型血液制品的返还转化规定等。以上标准应由国家卫生和计划生育委员会在充分调研各级采供血情况后统一制定，统一执行。

　　第二，严格规范各级采供血机构的经费来源和经营管理模式。严格执行《献血法》中对公益性质的各级采供血机构的全额政府拨款，实现统一的中央集权化管理，使采供血经费、无偿献血宣传经费和血费返还资金等得到财政保障，为统一全国用血偿还标准的实现奠定基础。

　　第三，实现全国采供血信息网络标准化和联网，实现异地血液偿还。提高各级血站信息化水平，逐步实现全国血液信息联网和异地报销血费，使用血偿还的程序更为简单快捷。

第 5 章

非常规突发事件应急血液储备策略

从下达采血计划到血液制备入库需要一定提前期，正常情况下各级采供血机构会储备几倍于日平均临床用血需求量的库存量以应对需求。当涉血类非常规突发事件发生后，血液需求量在短时间内迅速增加，当地采供血机构血液库存量无法保障灾后紧急救援需求，初期的血液供应需要从其他地方的应急血液储备中调剂，以补充供应不足并为当地自采自供补充库存争取时间；若受灾地区采供血机构受到破坏，则血液供应主要依靠其他地区支援。

为了应对非常规突发事件后的应急血液保障需求，国家层次的应急血液储备能够在灾难发生后短时间内将充足的血液运往灾区，保证灾后救援的顺利进行。本章简要分析深低温冷冻红细胞储备、"虚拟"血库储备、提高采供血机构血液库存量、国家血液战略储备这四种应急血液储备模式的特点，比较提高采供血机构血液库存量和国家血液战略储备这两种应急血液储备方案在我国的适用性，并研究国家血液战略储备的选址策略与库存轮换更新策略。

5.1 非常规突发事件应急血液储备模式

5.1.1 深低温冷冻红细胞储备

该种储备模式已经在美国军队中得到运用，以供应军队用血和国内突发事件下的应急血液保障。采用深低温(−60℃以下)冷冻红细胞的方法能够把红细胞的保存期限延长到 40 年以上，大大超过目前最长 35 天的保质期。在该模式下，可在全国范围内建立数个深低温冷冻红细胞储备库，每个储备库按不同血型储存一定数量的红细胞。库存定期周转，也可随时出库并加以补充。但该种储备模式投资较大，以美国为例，库存容量为 10 000 单位的深低温冷冻红细胞储备库需要

投资 2 870 万美元左右[46]，而且长时间的储存方式很难适应国家卫生部门对血液
进行筛查的要求。

5.1.2　"虚拟"血库储备

"虚拟"血库是指采供血机构对献血志愿者进行登记，在必要时进行集中采血
以应对突发事件救援对血液的需求。这种模式运行成本低，不会增加库存量，因
此也不存在其他模式可能出现的过期报废现象，而且可以应对稀有血型的需求。
但该模式也存在一些比较明显的缺点：首先，献血志愿者的流动性和身体、家庭
等因素造成的献血意愿的变化，会导致应急采血时采血量的不确定性较大，可能
出现采血量低于预期的现象。其次，应急采血后的输血安全风险较大，这主要是
由于在短时间内集中大量采血会增加血站的工作量，可能导致安全质量检测环境
变差，进而可能导致输血安全问题。最后，由于血液从采集、检测到制备完成出
库需要一天以上的时间，因此该种模式的快速反应能力较差。

5.1.3　提高采供血机构血液库存量

在不改变现有采供血体系的前提下，非常规突发事件应急血液储备可以采用
提高主要血液中心库存量的方式。以现阶段的采供血网络布局为基础，分散的各
级采供血机构均储备日常安全库存以外的应急血液，即形成全国性的 31 个（港澳
台除外）以血液中心为龙头的地方采供血体系构成分散的应急血液储备系统。在
这种模式下，可借鉴美国的做法，将全国主要血液中心的库存水平提高两倍左
右，以保证任何一地发生了非常规突发事件后均有充足的可调配血源，再配合有
效的信息管理系统就能保证突发事件下的应急血液保障。但这种方式管理层次较
低，而且在血液需求水平波动较大时容易出现血液过期报废的现象。

5.1.4　国家血液战略储备

国家血液战略储备模式是以国家血液战略储备库为载体，在不改变现有采供
血体系的前提下，在人口密度较大地区，选择建立若干个由国家卫生和计划生育
委员会直接控制的国家血液战略储备库专门用于应急血液的储备，其不需要全部
血站提高库存，其余的血站只需保持日常的安全库存。当发生紧急情况，事发地
所在省的采供血机构体系无法满足供血需求时，直接从国家血液战略储备库调
剂。每个战略储备库与当地医疗单位以及临近城市的中心血站签订供血协议，定
期定量向这些单位供血以达到库存血液轮换更新的目的。在这种模式中，国家血
液战略储备库由国家卫生和计划生育委员会直接管理，应急反应时间快；在现有
血液中心的基础上建设，成本较低。由于我国实行无偿献血制度，因此，只需投
入设备建设资金和日常维护费用。

　　目前国家血液战略储备库在我国还处于探讨阶段，有学者对国家血液战略储备库的选址和储量提出了建议。例如，吴卫星等提出了一种国家血液战略储备的具体储备形式：在人口密度较大的区域依托规模较大的采供血机构建立 1～3 个"国家血液储备单元"[46]；郑忠伟等提出在国家层面可考虑在全国六大区域建立多个直属于国家的血液战略储备库[48]；黎成等建议以省为单位在各采供血机构储存 6 000～10 000U 红细胞，将其作为一个"国家血液储备单元"[97]。考虑到血源的珍贵和易腐性特征，增加的国家血液战略储备库需参与所在省血液中心的日常保障以实现轮换更新，既可以解决国家血液战略储备库的血源组织和轮换更新问题，又能为血液中心的日常供应提供补充。国家血液战略储备库由国家卫生和计划生育委员会直接支配，可选择在部分血液中心的基础上进行扩建的方式建成。

　　综上所述，深低温冷冻红细胞的方式可以将红细胞的保存期限从 35 天延长至 40 年，由于其技术要求高，需要极高的投资，因此更适合对稀有血型的储备。"虚拟"血库是一种献血志愿者的预备管理，并不是血液的实体储备，在必要时进行集中采血以应对突发事件救援对血液的需求。这种模式不增加库存量，运行成本低，但由于血液从下达采集计划到制备入库需要一定时间，紧急采血无法满足突发事件伊始激增的用血需求，该模式可作为血液实体储备以外的辅助储备。提高采供血机构血液库存量和国家血液战略储备的方式都是可为非常规突发事件发生初期提供充足的可调配血液的实体储备方式。

5.2　非常规突发事件应急血液储备模式比较

　　应急血液筹措的方式有紧急血液采集和动用应急血液储备（即异地调剂）两种。在发生涉血类非常规突发事件时，若事件级别特别重大，事件影响超出本省范围，需要动用外省力量及请求国家增援协助方可保障血液供应。突发事件发生后，动用应急血液储备是应急血液筹措的首选方式。发生此类事件时，所在地整个省级采供血体系都将参与到血液保障工作中，虽然全省区域内可能存在部分血站供应能力受限的情况，但全省采供血体系仍具有血液供应能力。本着输血安全中血源危险本地控制的原则，非常规突发事件初期接受异地调剂血液使供需矛盾得到缓解后，需以本地自采自供为主。应急血液调剂是突发事件初期血液筹措的重要环节，应及时、有效地将应急血液送入灾区，避免不必要的人员伤亡，为灾区后续自采自供争取时间。由于不同模式的应急血液储备在血液的储备地点、储备量等方面的差异，做出的调剂方案也有所不同。

5.2.1　问题描述

　　血液制品有不同种类，还有不同血型，属于典型的多品种物资。因此，调剂供应地的选择模型实际上是一类单需求点、多出救点的多品种调剂问题。本章模型以应急调剂时间最短为目标，并限制了参与出救血站的数目。为衡量应急血液储备不同模式的应急效果，本章做出如下假设。

（1）需要血液调剂的突发公共事件主要影响一个行政区域，即只有一个血液调剂需求点；除调剂需求点以外的血液中心均是可调剂的候选地，即能完成调剂任务。在非常规突发事件后跨省调血过程中，首先由受灾地所在省会的血液中心接收外省血液中心调剂的血液，其次由省会的血液中心负责省内血液分配并向受灾地转运，因此受灾各地可能出现的灾后血液需求均可视为所在省血液中心对其他省会血液中心的需求。

（2）受灾地区采供血体系的采供血能力未完全丧失，调剂的作用主要是缓解初期的血液需要激增，为后续自采自供争取时间，故本章以一次性消耗系统为背景。

（3）根据血液仓储容量与轮换更新能力的限制，各候选地均有最大调剂供应限制；同时，调剂时应考虑各地储备的血液制品种类和血型比例的差异。

5.2.2　模型构建

1. 参数说明

I：供血候选地集合，$i \in I$。

J：调剂血液需求点集合，$j \in J$。

R：血液制品集合，$r \in R$。

K：血型集合，$k \in K$。

T_{ij}：供血地 i 到调剂需求点 j 的运输耗时。

T_{ip}：供应地 i 接到调剂任务后的准备处理耗时。

Y_i：0-1 变量，1 表示由 i 向 j 供血，否则为 0。

D_{jrk}：j 地发生突发事件后 r 血液制品 k 血型的血液调剂需求量。

Q_{ijrk}：i 地调剂给 j 地的 r 血液制品 k 血型的血液调剂供应量。

S_{irk}：i 候选地 r 血液制品 k 血型的血液库存量。

a_i：调剂候选地 i 的限制供应比例。

T：应急调配时限。

n：向一个需求点供应的候选地个数，即出救点数量限制。

2. 模型建立

对任一个潜在调剂需求点 j（简称需求点）：

$$Z_j = \min(\max(T_{ip} + T_{ij})Y_i) \tag{5-1}$$

约束条件：

$$\sum_R \sum_K D_{jrk} = \sum_R \sum_K \sum_I Q_{ijrk} Y_i \tag{5-2}$$

$$Q_{ijrk} \leqslant a_i S_{irk} \tag{5-3}$$

$$T_{ip} + T_{ij} \leqslant T \tag{5-4}$$

$$\sum_I Y_i \leqslant n \tag{5-5}$$

$$Y_i \in \{0, 1\} \tag{5-6}$$

目标函数(5-1)表示最近调剂供应地到需求点的调配时间最小;约束条件(5-2)保证调剂需求量得到满足;约束条件(5-3)保证供血候选地的调剂供应量不高于其最大供应量;约束条件(5-4)对被选中的供血候选地的调剂耗时提出了应急上限要求;约束条件(5-5)保证被选中的供血候选地数量小于一定值。

不同的应急血液储备模式会对应急血液调剂的效率和效果造成不同影响。无论是何种模式,应急血液保障的目的均是在最短时间内满足用血需求,由此也会产生配送成本。由于非常规突发事件发生概率小,应急血液的储备主要用于预防,利用率相对较低导致日常运营需要大量的资金投入,因此模式比较时需要对日常运营成本进行考量。此外,各需求点发生各类非常规突发事件的可能性不同,产生跨省异地血液调剂的可能性也不一致,因此在衡量不同方案的综合应急效果时,应更加关注易发生、需要跨省异地血液调剂的需求点的应急效果表现。各需求点的应急效果对综合应急效果的贡献权重不同,故在考量综合应急效果时引入一个各需求点对综合应急效果的贡献系数 ω_j。不同方案的比较指标为

$$F_1 = \sum_J \omega_j \max((T_{ip} + T_{ij}) Y_i) \tag{5-7}$$

$$F_2 = \sum_J \omega_j \sum_I \sum_R \sum_K CQ_{ijrk} d_{ij} Y_i \tag{5-8}$$

$$F_3 = \sum_I G_i + \sum_I H_i + h_i \sum_I \sum_R \sum_K S_{irk} \tag{5-9}$$

其中,比较指标 F_1 表示全国所有应急调剂需求点的应急调配时间加权均值;比较指标 F_2 表示全国所有应急调剂需求点的应急运输成本加权均值。储备的日常成本为固定成本、运营和库存持有成本之和,如式(5-9)表示。其中,h_i 表示供血候选地的单位库存持有成本;C 表示单位运输费用;d_{ij} 表示供应地 i 到需求点 j 之间的距离;G_i 表示供血候选地的固定成本;H_i 表示供血候选地的运营成本。

ω_j 的含义是综合衡量全国所有应急调剂需求点的应急调配时间 F_1 和应急运输成本 F_2 的贡献权重,表示该地发生区域外应急血液调剂的可能性。不同类型突发事件发生后对血液制品种类和数量的需求有差别,但是出现大规模伤员需要全国响应进行血液调剂的涉血类非常规突发事件类型并不多,最具代表性的有大规模的地震、恐怖袭击事件。我国未发生需要全国调剂用血的大规模恐怖袭击的记录,故本

书选取特大地震作为不同模式比较的事件类型。各地发生此类事件的可能性不同，即使是同样规模的事件，由于发生地点人口风险性的不同，产生的应急血液需求不同，需要进行应急血液调剂的可能性也不同。

以地震为例，地震灾害人口风险性估算是指预测未来一定时间范围内由地震灾害引起的人口死亡数及其可能造成的损失[46]。地震的人口风险性研究涉及自然与社会经济系统诸多方面：①致灾因子，主要是指地震的震级、烈度及震源深度。②孕灾环境，主要包括地震区域的人口密度、地势地形、建筑物结构等。例如，混凝土结构的房屋比土混结构的房屋抗震能力强，人员损失风险率小；坡度大的地形，震后容易形成滑坡、泥石流等次生灾害，人员损失风险率较大。③承灾体，可以分为一级（中青年）和二级（幼儿、儿童、老年）。在相同孕灾环境和致灾因子的前提下，中青年的抗震能力大于幼老年人。根据以省为单位的人口危险性定性分级[98]，可得出相应的应急调剂可能性分级，再进行归一化估算出各潜在需求点的权重 ω_j，如表 5-1 所示。

表 5-1　应急血液调剂可能性等级与人口危险性等级对应表

序号	人口危险性等级	应急血液调剂可能性等级	ω_j
1	低危险区	五级	0.04
2	较低危险区	四级	0.12
3	中等危险区	三级	0.20
4	较高危险区	二级	0.28
5	高危险区	一级	0.36

注：低危险区包括浙江、安徽、湖南、贵州、吉林、海南、上海；较低危险区包括河南、湖北、陕西、广西、福建、北京；中等危险区包括广东、江西、江苏、山东、重庆、山西、辽宁、天津、黑龙江、内蒙古、宁夏、甘肃、西藏；较高危险区包括青海、河北；高危险区包括四川、云南、新疆。台湾、香港、澳门等地资料不详

5.2.3　模型求解

为比较哪一种应急血液储备模式在我国更适合，我们不能针对某一地点发生灾害需要调剂血液时进行各种模式的效果对比，而应遍历每一个需求点，确定每一个需求点由哪一个或哪几个候选地负责调剂供血。调剂供应地选择模型要求解出 31 个需求点的调剂供应地和调剂量，即遍历每一个需求点，求解过程如图 5-1 所示。

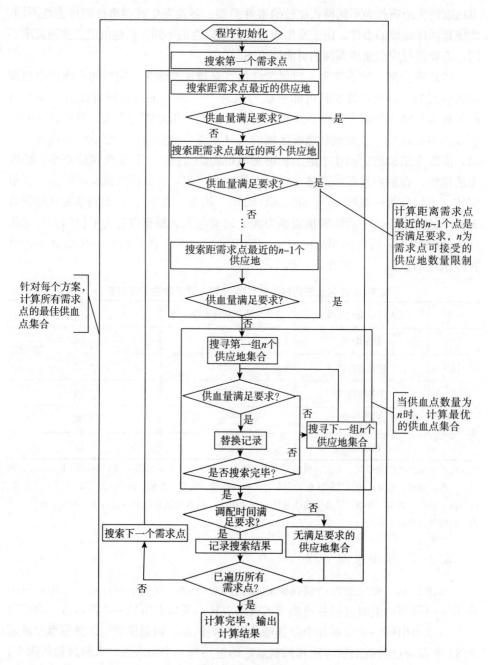

图 5-1　求解过程

Step 1　为各需求点编号，从 $j=1$ 开始。

Step 2　对每一个 j，搜寻满足最大调配时限要求下调配时间 $T_{ij}+T_{ip}$ 最短的点，如果可供应量满足需求，则确定由该点调剂供应，供应量即为 j 的需求量。若不满足，继续搜寻剩余点中调配时间最小的点，如果能满足，则由该两点供应，调剂时间最短的点供应量为其供应极限，调剂时间次短的供应量为 j 的需求减去第一个点的供应量。以此类推。

若 $n-1$ 个点（n 为候选地选择数量限制）都不能满足，需要对能满足调剂血液需求的 n 个候选地的不同组合进行比较，在能满足需求的所有组合中搜索 $T_{ij}+T_{ip}$ 最小的组合。

Step 3　为每个需求点 j 搜索最佳供应地。

5.2.4　示例分析

1. 方案描述

为了区别现行方法，现将未提高库存的分散储备现状定义为方案 1。普遍提高库存的具体方案为在各级血站现有血库的基础上增加库存量，普遍提高库存至两倍。根据各血库现状，增加的长期持有库存量不超过现有血库的最大容量，该模式只增加少量的运营费用和库存成本，定义为方案 2。本书根据文献总结提出了一种集中式应急血液储备的具体方案：在沈阳、北京、兰州、济南、南京、成都、广州所在省血液中心增加国家血液战略储备，定义为方案 3。

各需求点的位置为我国 31 个省（不包括港澳台地区）血液中心位置，方案 1 和方案 2 的调剂候选点为 31 个省（不包括港澳台地区）血液中心位置，方案 3 的调剂候选点为设有国家血液战略储备库的省血液中心位置，即沈阳、北京、兰州、济南、南京、成都、广州所在省血液中心。供血候选地到血液调剂需求点的距离通过经纬度加以修正求得，各血液中心的经纬度见表 5-2。三种方案的各候选地基础参数见表 5-3 和表 5-4。根据对四川成都血液中心的调研，储备的血液制品主要为全血、红细胞、血浆，三种血制品的储备量比例接近 1：1：1。方案 2 在方案 1 的基础上提高库存，不改变血制品储备比例；而方案 3 的国家储备是专门针对应急储备的，一般以储备红细胞为主[46]，设三种血制品的比例为 10%、60%、30%。模型考虑血型的差别，各地的血型比例参见表 5-5[99]。

表 5-2 各血液中心的经纬度（单位：度）

编号	1	2	3	4	5	6	7	8	9	10	11	12	13	14	15	16
经度 x	116.53	117.13	121.4	106.53	114.47	112.48	123.48	125.37	126.68	118.82	120.15	117.2	119.28	115.92	117.03	113.65
纬度 y	116.53	38.15	31.2	29.55	38.07	37.95	41.93	44.03	45.77	32.08	30.27	32	26.07	28.77	36.65	34.77

编号	17	18	19	20	21	22	23	24	25	26	27	28	29	30	31
经度 x	114.25	113.03	113.28	110.28	104.05	106.75	102.65	108.93	103.82	101.78	109.35	111.7	91.08	106.25	87.57
纬度 y	30.58	28.2	23.13	20	30.62	26.58	25.05	34.22	36.15	36.6	24.6	41.07	29.63	38.48	43.82

表 5-3 调剂候选地的库存量（单位：U）

编号	1	2	3	4	5	6	7	8	9	10	11
方案1	7 889.683	5 204.784	9 260.132	11 604.26	4 088.697	1 690.221	3 258.471	3 088.347	4 278.654	3 220.214	3 500
方案2	15 779.37	10 409.57	18 520.26	23 208.52	8 177.394	3 380.442	6 516.942	6 176.693	8 557.308	6 440.428	7 000
方案3							20 000				

编号	12	13	14	15	16	17	18	19	20	21	22
方案1	2 294.004	2 862.386	2 028.539	2 741.138	3 470.271	3 936.474	2 832.054	5 109.725	710.748 9	5 651.074	1 739.702
方案2	4 588.007	5 724.771	4 057.078	5 482.277	6 940.543	7 872.948	5 664.107	10 219.45	1 421.498	11 302.15	3 479.403
方案3								20 000			

编号	23	24	25	26	27	28	29	30	31
方案1	2 587.548	3 406.43	1 452.876	888.516 6	2 679.831	1 153.177	225.035 6	801.785	1 252.138
方案2	5 175.095	6 812.859	2 905.751	1 777.033	5 359.662	2 306.354	450.071 3	1 603.57	2 504.276
方案3		20 000							

表 5-4 调剂候选地的成本（单位：万元）

编号		1	2	3	4	5	6	7	8	9	10	11
方案1	固定投入	109.274 2	72.087 66	128.255 3	160.722 1	56.629 56	23.410 02	45.130 7	42.774 43	59.260 51	44.600 83	48.475 95
	运营成本	285.209 9	188.1515	334.751 3	419.490 9	147.805 3	61.101 04	117.792 8	111.642 9	154.672 2	116.409 9	126.524 1
	库存持有成本	7.889 683	5.204 784	9.260 132	11.604 26	4.088 697	1.690 221	3.258 471	3.088 347	4.278 654	3.220 214	3.5

续表

编号		1	2	3	4	5	6	7	8	9	10	11
方案 2	固定投入	109.274 2	72.087 66	128.255 3	160.722 1	56.629 56	23.410 02	45.130 7	42.774 43	59.260 51	44.600 83	48.475 95
	运营成本	570.419 8	376.303 1	669.502 5	838.981 7	295.610 6	122.202 1	235.585 7	223.285 8	309.344 4	232.819 7	253.048 1
	库存持有成本	15.779 37	10.409 57	18.520 26	23.208 52	8.177 394	3.380 442	6.516 942	6.176 693	8.557 308	6.440 428	7
方案 3	固定投入	386.279 6	188.151 5	334.751 3	419.490 9	147.805 3	61.101 04	322.136	111.642 9	154.672 2	321.606 2	126.524 1
	运营成本	1 008.205						840.787 5			839.404 5	
	库存持有成本	27.889 68	5.204 784	9.260 132	11.604 26	4.088 697	1.690 221	23.258 47	3.088 347	4.278 654	23.220 21	3.5

编号		12	13	14	15	16	17	18	19	20	21	22
方案 1	固定投入	31.772 57	39.644 81	28.095 81	37.965 51	48.064 2	54.521 23	39.224 71	70.771 07	9.844 065	78.268 89	24.095 34
	运营成本	82.927 62	103.474 5	73.331 13	99.091 41	125.449 4	142.302 5	102.378	184.715 2	25.693 38	204.284 8	62.889 74
	库存持有成本	2.294 004	2.862 386	2.028 539	2.741 138	3.470 271	3.936 474	2.832 054	5.109 725	0.710 749	5.651 074	1.739 702
方案 2	固定投入	165.855 2	206.948 9	146.662 3	198.182 8	250.898 8	284.605	204.756	369.430 3	51.386 76	408.569 6	125.779 5
	运营成本				822.086 1				907.709 8		927.279 4	
	库存持有成本	4.588 007	5.724 771	4.057 078	5.482 277	6.940 543	7.872 948	5.664 107	10.219 45	1.421 498	11.302 15	3.479 403
方案 3	固定投入	31.772 57	39.644 81	28.095 81	314.970 9	48.064 2	54.521 23	39.224 71	347.776 4	9.844 065	355.274 2	24.095 34
	运营成本	82.927 62	103.474 5	73.331 13		125.449 4	142.302 5	102.378		25.693 38		62.889 74
	库存持有成本	2.294 004	2.862 386	2.028 539	22.741 14	3.470 271	3.936 474	2.832 054	25.109 72	0.710 749	25.651 07	1.739 702

编号		23	24	25	26	27	28	29	30	31
方案 1	固定投入	35.838 23	47.179 97	20.122 72	12.306 2	37.116 38	15.971 81	3.116 804	11.104 94	17.342 45
	运营成本	93.539 15	123.141 5	52.521 07	32.119 64	96.875 16	41.687 03	8.134 977	28.984 31	45.264 44
	库存持有成本	2.587 548	3.406 43	1.452 876	0.888 517	2.679 831	1.153 177	0.225 036	0.801 785	1.252 138
方案 2	固定投入	187.078 3	246.283	105.042 1	64.239 27	193.750 3	83.374 06	16.269 95	57.968 62	90.528 89
	运营成本									
	库存持有成本	5.175 095	6.812 859	2.905 751	1.777 033	5.359 662	2.306 354	0.450 071	1.603 57	2.504 276

续表

	编号	23	24	25	26	27	28	29	30	31
方案3	固定投入	35.838 23	47.179 97	297.128 1	12.306 2	37.116 38	15.971 81	3.116 804	11.104 94	17.342 45
	运营成本	93.539 15	123.141 5	775.515 7	32.119 64	96.875 16	41.687 03	8.134 977	28.984 31	45.264 44
	库存持有成本	2.587 548	3.406 43	21.452 88	0.888 517	2.679 831	1.153 177	0.225 036	0.801 785	1.252 138

表 5-5　各地的血型比例(单位:%)

编号	1	2	3	4	5	6	7	8	9	10	11	12	13	14	15	16
A	27.00	26.00	31.00	33.00	25.11	25.02	27.28	27.04	26.38	27.67	30.56	32.57	28.05	33.28	27.65	26.89
B	32.00	36.00	29.00	24.00	35.13	34.60	32.31	31.80	32.96	30.06	26.39	24.63	23.70	23.56	33.18	32.56
O	29.00	27.00	30.00	35.00	29.55	30.57	30.40	31.63	30.88	33.35	34.61	34.37	42.12	35.01	28.25	30.64
AB	12.00	11.00	10.00	8.00	10.21	9.81	10.01	9.53	9.78	8.92	8.44	8.43	6.13	8.15	10.92	9.91

编号	17	18	19	20	21	22	23	24	25	26	27	28	29	30	31
A	32.61	35.26	25.15	23.57	32.33	29.90	32.11	28.21	26.45	22.4	22.81	24.86	20.10	28.00	28.65
B	25.12	21.44	26.04	33.23	24.04	27.61	26.72	29.04	30.90	36.57	26.00	33.25	34.98	29.08	29.73
O	33.50	35.56	42.85	35.06	35.63	33.69	31.66	34.11	33.99	32.00	46.00	32.96	37.99	34.36	32.32
AB	8.77	7.74	5.96	8.14	8.00	8.80	9.51	8.64	8.66	9.03	5.19	8.93	6.93	8.56	9.30

　　由于跨省调剂主要是为了给灾区提供应急初期的血液保障，而初期抢救生命以输悬浮红细胞为主[68,70,89,100]。调剂需求中的血液制品种类和比例以汶川大地震救援中的实际数据为例，全血、红细胞、血浆共 14 940U，比例为 6%、69%、25%，同类型事件同等规模下各需求点的调剂需求量根据人口数量进行估算，见表 5-6。为比较不同的调剂需求量对结果的影响，调剂需求量取基准值的 80%、100%、120% 三种情景。

表 5-6　各省调剂需求和调剂权重

编号	1	2	3	4	5	6	7
需求/U	20 858.31	13 760.12	24 481.43	30 678.71	10 809.47	4 468.514	8 614.568
权重	0.020	0.047	0.007	0.042	0.047	0.042	0.042
编号	8	9	10	11	12	13	14
需求/U	8 164.802	11 311.67	8 513.426	9 253.109	6 064.762	7 567.419	5 362.941
权重	0.007	0.042	0.042	0.007	0.007	0.020	0.042
编号	15	16	17	18	19	20	21
需求/U	7 246.872	9 174.515	10 407.04	7 487.229	13 508.81	1 879.039	14 940
权重	0.042	0.020	0.020	0.007	0.042	0.007	0.062
编号	22	23	24	25	26	27	28
需求/U	4 599.328	6 840.818	9 005.733	3 841.034	2 349.012	7 084.791	3 048.706
权重	0.007	0.062	0.020	0.042	0.047	0.020	0.042
编号	29	30	31				
需求/U	594.936 9	2 119.715	3 310.334				
权重	0.042	0.042	0.062				

　　应急调配时间为调剂准备时间和运输时间之和，假设各候选地调剂准备处理耗时均为 3 小时，运输时间由距离除以速度求得，运输速度为 800 千米/时，设定应急调配时限为 12 小时。单位运输成本为 10 元/吨千米，单位库存持有成本为 10 元/U，候选地的最大供应比例为 0.8。单个需求点调剂供应点限制分别取 3 个和 4 个。

2. 方案比较

　　三种方案的计算结果如表 5-7 所示。其中，n 表示单个调剂需求点的供应地个数限制，Missed 表示的是在当前供应地个数限制前提下无法给出调剂方案的个数。尽管一般的应急物资调度也会出于成本考虑而控制出救点数量，在目标函数中除了应急时间最短外还会增加出救点最少的目标。而血液由于其特殊的应用，在应急时是不允许缺货的，实际操作中优先考虑满足需求而不考虑个数限制。个数限制主要是出于输血安全考虑保证血源尽可能单一。由于本节的主要目的是比较不同方案，而不是给出精确的调剂决策，调剂供应点的选择以应急时间最短为目标，通过个数限制筛选出不同方案下无法给出调剂方案的多少作为其中一项评判方案优劣的指标。不同类型突发事件发生后对血液制品种类和数量的需求有差别，本章用不同的调剂需求量来区别不同规模的突发事件，使用汶川大地震应急血液保障数据的不同比例作为算例进行比较。

表 5-7　三种方案的比较结果

n	情景	方案	Missed	F_1/小时	F_2/元	F_3/万元
3	80%	1	6	3.66	7 566.995	5 350.253
		2	3	3.95	6 858.219	9 247.516
		3	0	4.18	10 861.93	12 490.253
	100%	1	9	3.35	7 335.001	5 350.253
		2	3	4.05	10 201.39	9 247.516
		3	0	4.21	14 007.83	12 490.253
	120%	1	22	2.51	5 649.393	5 350.253
		2	3	4.29	14 670.5	9 247.516
		3	0	4.28	18 528.16	12 490.253
4	80%	1	5	3.83	8 075.508	5 350.253
		2	1	4.06	7 472.91	9 247.516
		3	0	4.18	11 015.14	12 490.253
	100%	1	7	3.55	8 670.501	5 350.253
		2	3	4.00	8 942.131	9 247.516
		3	0	4.21	14 190.88	12 490.253
	120%	1	8	3.46	8 912.108	5 350.253
		2	3	4.09	12 289.9	9 247.516
		3	0	4.26	17 528.35	12 490.253

从各项结果可以看出，实体库存量的增加能改善应急调剂效果，方案 2 和方案 3 无论在应对哪一种规模的调剂需求时，不能满足调剂的需求点都明显少于方案 1，方案 3 表现更为明显。方案 3 假定在应对各调剂需求时均能 100% 完成调剂任务，但其成本远远高于方案 2，方案 3 增加的日常成本是方案 2 增量的 1.35 倍。而方案 2 随着单个需求点的调剂供应点限制放宽，也可以较好地满足调剂任务，如 $n=4$ 时应对需求量为基准规模 80% 的情景时不能满足的点只有 1 个，比 $n=3$ 时的未满足点少了 66.7%，以此类推，若供应点限制放宽，方案 2 的调剂效果也可以得到满足。

涉血类非常规突发事件尽管发生概率小，然而，一旦发生，却会造成大规模的人员伤亡。从我国地震等自然灾害和突发公共事件发生率较高的现状出发，在财政允许的情况下，更适合采用选择若干个血液中心建立国家血液战略储备库的方式。本章仅关注储备方案的比较，国家血液战略储备库的地点选择和数量的确定需要进一步加以研究。

3. 启示

根据定量分析可知，当应对的涉血类非常规突发事件所产生的血液调剂需求在一定范围内，且可以从较多的血液中心调剂的前提下，提高采供血机构血液库存量的方式在紧急情况下可以满足需求。但近年来不确定性极强的非常规突发事件频发，潜在的血液调剂需求不可控，为更好地挽救伤员生命，国家血液战略储备的形式应具有更好的预防性，通过较少地点的集中储备可以控制成本投入，提高运行管理水平。

此外，可以将深低温冷冻红细胞储备稀有血型和"虚拟"血库储备作为应急血液的辅助储备模式，共同构成我国应急血液的储备体系。应急血液储备主要为突发事件发生后初期提供充足的血液，后续大量的血液需求仍需要通过应急采集完成，因此除了血液的储备外，还应保证采供血应急队伍、应急设备、采供血应急物资和资金的储备。

▌ 5.3   非常规突发事件应急血液战略储备库选址问题

血液战略储备库是国家血液战略储备体系的核心，除了血液战略储备库中血液的日常轮换更新问题外，各储备库建设地点的确定影响整个储备系统的保障能力。非常规突发事件在不同的地区可能造成不同程度的破坏，而且灾后对血液制品类型和数量的需求也依据不同类型和破坏力的非常规突发事件而有所区别。与一般选址问题中考虑的需求不同，应急储备设施选址问题所考虑的需求量并非现实日常需求量，而是未来潜在需求量的期望值。灾后血液需求按照时间可划分为几个阶段，在非常规突发事件发生后受灾地会产生紧急血液需求以保证在第一时间救治伤病员，而在紧急救援期过后伤病员的进一步救治还会产生一定数量的血液需求。血液战略储备库除保证能够覆盖绝大多数地区外，还要确保重点地区发生非常规突发事件后能够快速做出反应，在最短时间内提供血液调配。因此，血液战略储备库选址问题应根据各地区的期望需求量，考虑不同类型非常规突发事件在不同阶段对不同血液制品类型的需求。基于此，本章建立了一个带设施能力限制的选址分配模型，并提出一种启发式算法对模型进行求解。

5.3.1   问题描述

血液战略储备库应以各省血液中心为建设候选地，储备各类型血液制品，且库存血液要进行轮换更新以防止血液过期报废的发生。在非常规突发事件后跨省调血过程中，先由受灾地所在地省会的血液中心接收外省血液中心调配的血液，然后再由省会的血液中心向受灾地转运，即各地可能出现的灾后血液需求均可视为所在地省会对其他省会血液中心的需求，如图 5-2 所示。需求点以省级行政区域划分，由于非常规突发事件具有发生前兆特征不充分及破坏性严重等特征，每个省级行政区均应视为需求点。需求点未来发生各种导致需要紧急输血的非常规突发事件的概率通过历史统计资料进行推算。

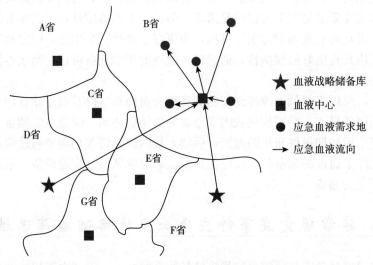

图 5-2　血液战略储备库血液调配示意图

在血液战略储备库选址问题所涉及的血液制品中，伤病员救治中常用的红细胞类制品和全血均属于易腐物品，是珍贵稀缺资源，为了避免过期报废的发生，每个血液战略储备库的血液储备量受该地区轮换更新能力限制。不同的突发事件救援对血液品种和数量的需求也有所不同，而且需求品种和数量往往随着救援期所处阶段的不同而变化。因此，非常规突发事件发生后的血液需求可分为 n 个阶段，不同阶段对各血液制品的需求量不同。血液战略储备库对每种血液制品都有轮换更新能力上限，在血液出库后库存可以进行补充。每个血液战略储备库均可向需求点调血，两地距离越短，血液调配的时效性越高。血液战略储备库候选地（简称候选地）为各省级行政区省会。但实际上各候选地也可能受到突发事件袭击从而导致血液中心瘫痪，因此在选择血液战略储备库位置时要考虑候选地的安全性。由于突发事件血液调配强调血液迅速到达受灾地以挽救伤员的生命，因此国家血液战略储备体系的建立应综合考虑调配时效性与安全水平的最大化。

5.3.2　模型构建

1. 模型假设

本部分研究的血液战略储备库选址问题属于多情景、多品种、多阶段、多个候选地、多个需求点并带设施能力限制的两级应急储备设施选址问题。

建模之前做如下假设。

（1）血液战略储备库在现有血液中心的基础上建立，采用在现有库存基础上适当增加库存量并进行轮换更新的运作机制，可以充分利用现有资源，建设费用较低，故在模型中不考虑血液战略储备库的建立费用。

（2）需求点集合 I 与候选地集合 J 均为所有省会，即 $I=J$，且省会之间均连通，调配时间用 T_{ij} 表示。调配时间包括应急血液准备耗时、运输耗时和应急血液接收耗时。其中，应急血液准备耗时与接收耗时为固定值，运输耗时以两地之间距离与运输速度求得。当 $i=j$ 时，T_{ij} 只包括应急血液准备耗时。由于应急血液需求对时间要求的紧迫性，候选地与需求点之间的调配效率用时效系数来体现。假设 α_{ij} 表示需求点 i 与候选地 j 的调配时效系数，取值范围为 $(0, 1]$。令 $T^{min}=\min\{T_{ij}\mid\forall i\in I, j\in J\}$，任意需求点 i 与候选地 j 之间的调配时效系数 $\alpha_{ij}=T^{min}/T_{ij}$，两地调配时间越短，时效系数越高，快速反应能力越强。应急血液调配时限规定为 T，即候选地只接收调配时间小于等于 T 的需求点。注意：对于 $i=j^*$（j^* 表示已经被选定作为储备库建设地址的候选地）的需求点，本章采用文献[101]中的处理方法假设需求点 i 的需求一定分配给候选地 j^*。这一分配假设虽然会导致计算结果在某些情形下无法达到最优，但更加符合实际情况。

（3）每个候选地未来均有可能遭到突发事件袭击而导致该地血液战略储备库调血能力瘫痪，以 R_j 表示各候选地的血液调配能力安全系数，候选地安全系数越高说明在该地建设血液战略储备库越安全。每个候选地的安全系数根据该地历史上发生对基础设施造成严重破坏的非常规突发事件的次数并结合专家评价得出。

（4）本章把不同类型的突发事件按照救援用血量的多少进行分类，并以情景集合 S 表示；各类血液制品以集合 K 表示；突发事件后的整个救援期可分为多个阶段，如紧急救援阶段和大规模救治阶段，各阶段以集合 N 表示，相邻阶段开始时间间隔设为常量 $ts_{n,n+1}$ 天，取值由各种规模的非常规突发事件的救援经验确定。因此，以 d_{isk}^{n} 表示需求点 i 在发生 s 类突发事件后第 n 阶段对血液制品 k 的实际需求量。需求点 i 在未来一段时间内发生 s 类突发事件的概率为 p_{is}，期望需求量为 $p_{is}d_{isk}^{n}$。

（5）由于血液属于保质期较短的易腐物品，候选地对每种血液制品的轮换更新能力决定了该地对该种血液制品的储备能力上限 Cap_{jk}。

（6）每个候选地向需求点调配血液制品 k 的同时，即开始以速率 β 补充该类血液库存，定义该速率为库存补充系数，即每天的补充量与候选地 j 对血液制品 k 的储备能力上限的比值；当选定血液战略储备库建设位置后，库存量应能够确保满足未来可能出现的最大需求。因此对血液制品 k，被选择为血液战略储备库建设地址的候选地 j 以其负责服务的需求点中最大的需求量为其实际的库存

量 cap_{jk}。

由于突发事件发生的不确定性，我们很难准确估计各需求点未来某段时间内突发事件导致的实际血液需求量，因此模型采用期望需求量来表示需求点的需求量。

2. 符号说明

1）集合

S：非常规突发事件类型集合，$s \in S$。

I：需求点集合，$i \in I$。

J：候选地集合，$j \in J$。

K：血液制品集合，$k \in K$。

N：需求阶段集合，$n \in N$。

2）参数

T_{ij}：需求点 i 与候选地 j 之间的调配时间。

α_{ij}：需求点 i 与候选地 j 之间的调配时效系数。

T：应急调配时限。

R_j：候选地 j 的血液调配可靠性系数。

$\mathrm{ts}_{n,n+1}$：相邻需求阶段开始时间间隔。

d_{isk}^n：需求点 i 发生 s 类突发事件后在阶段 n 对血液制品 k 的需求量。

p_{is}：需求点 i 未来某段时期内发生 s 类突发事件的概率。

Cap_{jk}：候选地 j 对血液制品 k 的储备能力上限。

J_{total}：储备库建设数量。

β：库存补充系数。

3）决策变量

X_{ijsk}^n：s 类非常规突发事件发生时第 n 阶段受灾地 i 对血液制品 k 的需求被储备库 j 满足的比例。

Y_j：是否在储备库候选地 j 建立储备库。

cap_{jk}：储备库 j 对血液制品 k 的库存量。

3. 模型构建

分别以调配时效和调配可靠性最大化为目标。

$$\max Z_1 = \sum_s \sum_k \sum_n \sum_i \sum_j p_{is} d_{isk}^n \alpha_{ij} X_{ijsk}^n \tag{5-10}$$

$$\max Z_2 = \sum_s \sum_k \sum_n \sum_i \sum_j p_{is} d_{isk}^n R_j X_{ijsk}^n \tag{5-11}$$

s. t.

$$\sum_i d^n_{isk} X^n_{ijsk} \leqslant Q^n_{jk}, \ \forall s \in S, \ k \in K, \ n \in N, \ j \in J \quad (5\text{-}12)$$

$$Q^n_{jk} \leqslant \mathrm{Cap}_{jk}, \ \forall k \in K, \ n \in N, \ j \in J \quad (5\text{-}13)$$

$$Q^n_{jk} = Q^{n-1}_{jk} - \sum_s \sum_i d^{n-1}_{isk} X^{n-1}_{ijsk} + \mathrm{ts}_{n-1,\,n} \mathrm{Cap}_{jk}\beta, \ \forall k \in K, \ j \in J, \ n \geqslant 2$$

$$(5\text{-}14)$$

$$Q^1_{jk} = \mathrm{Cap}_{jk}, \ \forall k \in K, \ j \in J \quad (5\text{-}15)$$

$$X^n_{ijsk} T_{ij} Y_j \leqslant X^n_{ijsk} T, \ \forall i \in I \quad (5\text{-}16)$$

$$\sum_j X^n_{ijsk} \leqslant 1, \ \forall s \in S, \ k \in K, \ i \in I \quad (5\text{-}17)$$

$$\sum_j Y_j \leqslant J_{\text{total}} \quad (5\text{-}18)$$

$$X^n_{ijsk} - Y_j \leqslant 0, \ \forall s \in S, \ k \in K, \ n \in N, \ i \in I, \ j \in J \quad (5\text{-}19)$$

$$X^n_{ijsk} \geqslant 0, \ \forall s \in S, \ k \in K, \ n \in N, \ i \in I, \ j \in J \quad (5\text{-}20)$$

$$Y_j \in \{0, 1\}, \ \forall j \in J \quad (5\text{-}21)$$

$$\mathrm{cap}_{jk} = \max\{d^n_{isk} X^n_{ijsk} \,|\, Y_j = 1, \ \forall i \in I, \ j \in J, \ s \in S, \ n \in N\} \quad (5\text{-}22)$$

目标函数(5-10)表示需求点到候选地需求的加权调配时效性最大；目标函数(5-11)表示需求点与候选地需求的加权安全水平最大；约束条件(5-12)表示候选地在任意需求阶段负责保障的血液期望需求量不超过该阶段初期的最大库存量；约束条件(5-13)表示候选地任意需求阶段初期的最大库存量不超过储备能力上限；约束条件(5-14)为候选地各需求阶段初期最大库存量表达式；约束条件(5-15)表示候选地第一需求阶段初期的最大库存量等于该地储备能力上限；约束条件(5-16)为应急调配时限约束；约束条件(5-17)表示需求点接收的调配总量不超过需求量；约束条件(5-18)表示血液战略储备库建设数量限制；约束条件(5-19)表示需求点只从已选定作为血液战略储备库建设地址的候选地进行血液调配；约束条件(5-20)为需求满足比例的非负约束；约束条件(5-21)为 0～1 整数变量约束；方程(5-22)表示血液战略储备库对各种血液制品的实际库存量。

5.3.3　模型求解

上述模型解决的选址问题属于 NP(non-deterministic polynomial-time，即非确定性多项式时间)问题，运用拉格朗日松弛启发式算法、遗传算法和模拟退火算法等解决该类问题均能较好地求出近似最优解。但本问题由于涉及多需求阶段及潜在受灾地需求比例的分配，运用上述算法求解模型有一定困难。为此，受文献[102]中的求解算法启发，我们提出"选址—分配"两阶段算法对模型进行求解。但本章所研究问题涉及多阶段、多情景和多品种，复杂性有所增加，因此对文献[102]中的算法进行了改进以适合本问题的求解。对于多目标问题求解，本章采用文献[103]

处理两目标函数适应度时的加权方法对本章算法中涉及的不同目标函数值进行处理，设 ω_1 和 ω_2 分别为调配时效和安全水平的权重，且有 $\omega_1+\omega_2=1$。

贪婪搜索算法(greedy search algorithm)是指对问题求解时总是做出在当前看来是最好的选择，其所求出的仅是某种意义上的局部最优解。贪婪搜索算法不是对所有问题都能得到整体的最优解，但对许多问题能够搜索到整体最优解或者近似最优解。文献[104]中的算法在设施选择和需求点分配过程中应用贪婪搜索算法，以覆盖人口量为标准确定候选解的设施点和各设施所覆盖的需求点。

禁忌搜索算法(tabu search algorithm)是对局部邻域搜索的一种扩展的人工智能模拟算法，通过引入禁忌表(tabu list)来避免迂回搜索，并利用藐视准则来赦免一些被禁忌的候选状态。文献[104]在设施选择阶段利用禁忌搜索机制来避免计算结果陷入局部最优。

本节算法包括生成初始解和解的改进两个过程，在每个过程中均包含候选地选择和需求点分配两个阶段，如图 5-3 所示。

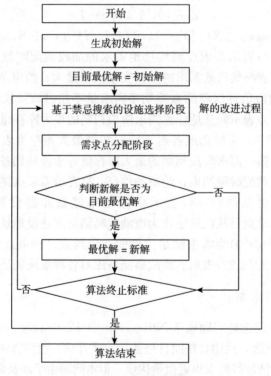

图 5-3　算法流程图

在生成初始解的过程中，第一阶段计算：①每个候选地的期望总需求加权调配时效 TC_j，即候选地与在应急调配时限内需求点的需求加权时效之和；②每个候选地的期望总需求加权安全水平 TR_j，即候选地与在应急调配时限内需求点的需求加权安全水平之和；③每个候选地的加权目标函数值。然后根据贪婪算搜索法选出进入初始设施解的候选地。第二阶段计算每个进入初始解的候选地与处于其应急调配时限内需求点的加权目标函数值，并运用贪婪搜索算法将需求点每种情景下对每种血液制品的需求分配给相应的候选地。

在解的改进过程中，利用禁忌搜索机制对上一阶段的设施解进行邻域搜索，这样就能避免搜索陷入局部最优。首先，计算解中候选地的实际总需求加权调配时效 AC_j、实际总需求加权安全水平 AR_j 以及相应的加权目标函数值，将设施解中加权目标函数值最小的候选地移出。此处 AC_j、AR_j 不同于 TC_j、TR_j，前两者为解中候选地与其实际服务的需求点的总需求调配加权时效和安全水平，而后两者则是在需求点分配之前计算的候选地与在应急调配时限内的各个需求点的期望总需求加权调配时效和安全水平。其次，确定进入设施解的候选地，选择加权目标函数值最大但不在当前设施解中的候选地进入解，从而形成新的设施解。此处 TC_j、TR_j 和加权目标函数值的计算方法与生成初始设施解过程相同。在此过程中若该设施交换组合存在于禁忌表中，则重新选择移入解的候选地。

对于血液战略储备库任意候选地 j，在应急反应时限内能覆盖到的需求点集合为 I_j，即 $I_j = \{i \mid D_{ij} \leqslant T, \forall i\}$。算法流程如下。

1. 初始化

Step 1　选择候选地。

Step 1.1　计算候选地期望总需求加权调配时效：

$$TC_j = \sum_s \sum_k \sum_n \sum_{i \in I_j} p_{is} d_{isk}^n \alpha_{ij}, \quad \forall j$$

Step 1.2　计算候选地期望总需求加权安全水平：

$$TR_j = \sum_s \sum_k \sum_n \sum_{i \in I_j} p_{is} d_{isk}^n R_j, \quad \forall j$$

Step 1.3　计算候选地加权目标函数值。

Step 1.3.1　计算候选地相对需求加权调配时间：

$$f_1(j) = (TC_j - TC_j^{\min}) / (TC_j^{\max} - TC_j^{\min}), \quad \forall j$$

Step 1.3.2　计算候选地相对需求加权安全水平：

$$f_2(j) = (TR_j - TR_j^{\min}) / (TR_j^{\max} - TR_j^{\min}), \quad \forall j$$

Step 1.3.3　计算候选地加权目标函数值：

$$f(j) = \omega_1 f_1(j) + \omega_2 f_2(j), \quad \forall j$$

Step 1.4　选择候选地。

Step 1.4.1　建立空的已选候选地集合 J^*。

Step 1.4.2　选择 $\max f(j)$ 的候选地 j，并将 j 从集合 J 中移除。

Step 1.4.3　将 j 加入已选候选地集合 J^*。

Step 1.4.4　若 $|J^*| \geqslant J_{\text{total}}$，进入 Step 2；否则，转入 Step 1.4.2。

Step 2　需求点分配。

Step 2.1　计算进入当前设施解的候选地对在其应急调配时限内的需求点的调配时效：

$$OC_{ijsk}^1 = p_{is} d_{isk}^1 X_{ijsk}^1 \alpha_{ij}$$

其中，若 $d_{isk}^1 = 0$，则 $X_{ijsk}^1 = 0$，若 $Q_{jk}^1 \geqslant d_{isk}^1$，则 $X_{ijsk}^1 = 1$，否则 $X_{ijsk}^1 = Q_{jk}^1 / d_{isk}^1$。

Step 2.2　计算进入当前设施解的候选地对在其应急调配时限内的需求点的安全水平：

$$OR_{ijsk}^1 = R_j OC_{ijsk}^1 / \alpha_{ij}$$

Step 2.3　计算当前设施解的候选地对在其应急调配时限内的需求点的加权目标函数值 $f(i, j, s, k)$。

Step 2.4　需求点分配（需求第一阶段）。

Step 2.4.1　建立候选地 j 所负责需求点的集合 I_j^*（$I_j^* = \varnothing$，$\forall j \in J^*$）。

Step 2.4.2　建立候选地 j 满足应急调配时限内的各需求点需求比例的集合 I_j：

$$I_j = \{X_{ijsk}^1 \mid T_{ij} \leqslant T, X_{ijsk}^1 > 0, \forall i\}, \forall j \in J^*$$

Step 2.4.3　对于每一种血液制品 k，选择使得 $\underset{j \in J^*, i}{\text{Max}} f(i, j, s, k)$ 的 X_{ijsk}^1，将 X_{ijsk}^1 移出 I_j。

Step 2.4.4　如果 $\sum_{i \in I_j^*} p_{is} d_{isk}^1 X_{ijsk}^1 \leqslant Q_{jk}^1$，将 X_{ijsk}^1 加入集合 I_j^*，令 $d_{isk}^1 = (1 - X_{ijsk}^1) d_{isk}^1$，更新需求点 i 的剩余 $f(i, j, s, k)$。否则，返回 Step 2.4.3。

Step 2.4.5　如果 $|I_j| = 0$，$\forall j \in J^*$，计算转到下一步。否则，返回 Step 2.4.2。

Step 2.5　需求点分配（需求其他阶段 $n > 1$）。

Step 2.5.1　建立能够在应急调配时限内服务需求点 i 的解中候选地集合 J_i，$\forall i$。

Step 2.5.2　对于每种血液制品 $k \in K$ 和情景 $s \in S$，计算 J_i 中候选地对需求点 i 的调配时效 OC_{ijsk}^n 和 X_{ijsk}^n。

Step 2.5.3　对于每种血液制品 $k \in K$ 和情景 $s \in S$，计算 J_i 中候选地对需求点 i 的安全水平 OR_{ijsk}^n。

Step 2.5.4　对于每种血液制品 $k \in K$ 和情景 $s \in S$，计算 J_i 中候选地对需求点 i 的加权目标函数值 $f(i, j, s, k, n)$。

Step 2.5.5　建立 J_i 对应的各种血制品需求比例的集合 JX_i：

$$JX_i = \{X_{ijsk}^n \mid X_{ijsk}^n > 0, \forall j \in J_i\}, \forall s \in S, k \in K$$

Step 2.5.6　建立需求点 i 各种需求被分配的比例集合 J_i^*（$J_i^* = \varnothing$，$\forall i$）。

Step 2.5.7　根据 Step 2.4.3 与 Step 2.4.4 的方法确定进入 J_i^* 的 X_{ijsk}^n，并

更新其他 X_{ijsk}^{n}。

Step 2.5.8　若 $|JX_i|=0$，$n=n+1$，返回 Step 2.5.1；若 $n=|n|$，结束循环。

2. 改进过程

Step 1　设施交换。

Step 1.1　计算设施解中候选地的实际总需求加权调配时效：

$$AC_j = \sum_s \sum_k \sum_n \sum_{i \in I_j^*} p_{is} d_{isk}^n X_{ijsk}^n \alpha_{ij}, \quad \forall j \in J^*$$

Step 1.2　计算设施解中候选地的实际总需求加权安全水平：

$$AR_j = \sum_s \sum_k \sum_n \sum_{i \in I_j^*} p_{is} d_{isk}^n X_{ijsk}^n R_j, \quad \forall j \in J^*$$

Step 1.3　计算设施解中候选地的实际加权目标函数值 $f(j)$。

Step 1.4　选择关闭的候选地。

Step 1.4.1　选择 $f(j)$ 最小的储备库 j。

Step 1.4.2　将候选地 j 从解集合 J^* 中移除。

Step 1.4.3　更新禁忌表。

Step 1.4.4　从不在当前设施解中的候选地中选择 $f(j)$ 最大的候选地 j 加入解。

Step 2　需求点分配。同初始化中的 Step 2。

5.3.4　示例分析

算法采用 Matlab 语言编程实现，迭代次数为 200 代，运行平台为 Pentium 2.16GHz，内存 1GB，Windows XP 操作系统。需求点与候选地位置为我国 31 个省会城市(含自治区首府和直辖市，未含香港、澳门、台湾地区)，各省会的安全水平随机生成并服从 Normal$(23, 5^2)$ 分布，见表 5-8。城市之间的距离采用平面欧氏距离，运输速度为 500 千米/小时，各城市的应急血液准备耗时与接收耗时均为 0.5 小时。一般类似于地震的自然灾害发生后 72 小时内是救治伤员的关键时期[105]，据此本章将不同情景下的救援期均分为两阶段，即紧急救援阶段和救援中后期阶段，两者开始时间间隔设为三天，并假设救援中后期阶段对各种血液制品的需求量为前一阶段的三分之一。

表 5-8　候选地安全水平

候选地编号	1	2	3	4	5	6	7	8	9	10	11	12	13	14	15	16
R_j	20	24	16	24	27	10	23	26	19	23	18	26	25	26	24	9
候选地编号	17	18	19	20	21	22	23	24	25	26	27	28	29	30	31	
R_j	19	26	24	27	8	25	27	20	21	26	23	23	10	22	23	

由于不同类型突发事件发生后对血液制品类型和数量的需求有较大差别，即使同种类型、类似规模的突发事件在不同时间和地点发生后对血液的需求也有所不同，因此算例中假设突发事件存在三种类型。考虑三种在救治伤病员中最重要的血液制品，即红细胞、全血和血浆。在汶川大地震救援中，成都血液中心在震后三天内接收外省支援红细胞 4 235.5U、全血 504U 和血浆 1 780.75U[106]，以此数据为需求量基准定义类型一，而类型二和类型三的需求量基准为类型一的50%和20%。根据指数分布 $\text{Exp}(\lambda)$，$\lambda=0.01$、0.02 和 0.05，随机生成未来30年内各需求点三种类型突发事件发生概率。候选地对各种血液制品的储备能力上限为 $\sum_s \sum_i p_{is} d^1_{isk} / J_{\text{total}}$ 的 1.5 倍，库存补充系数为 0.3。两个目标函数权重比ω_1 / ω_2 分别为 0.25、0.5、1、2 和 4。应急调配时限分别为 4 小时和 5 小时。储备库建设数量上限设定为 5 个。为了比较目标函数权重和多阶段需求对选址结果的影响，此处假设储备库调配血液后的库存补充耗时为 0，求得两个目标函数权重分别为 1 时的结果作为本问题模型的目标函数值上限。采用 Lingo 9.0 软件计算不同输入参数下的目标函数值上限及选址结果。

实验结果如表 5-9 和表 5-10 所示，从各项结果可以看出，两个目标函数权重的变化对最优解中两个目标函数值的大小和候选地的选择有显著影响。首先，权重较大的目标函数在决定候选地选择和需求点分配时的影响力更大，最优解就会向着该目标函数最优的方向移动，因此 Z_1 随着 ω_1 / ω_2 的增大而增大，而 Z_2则随之逐渐减小。从目标函数值来看，在 $\omega_1 / \omega_2 = 0.25$ 时，Z_1 与其上限的平均差距为 13.62%，而 Z_2 与其上限的平均差距为 0.63%；但在 $\omega_1 / \omega_2 = 4$ 时，Z_1与其上限的平均差距为 2.29%，而 Z_2 与其上限的平均差距为 16.33%。从设施选择结果来看，在 $\omega_1 / \omega_2 = 0.25$ 时，安全水平较高的候选地 20 进入最优解；但在 $\omega_1 / \omega_2 = 4$ 时，候选地 20 无法进入最优解，而安全水平较低但距离需求点平均调配时效较高的候选地 8 进入最优解。

表 5-9　计算结果

参数				计算结果				
ω_1 / ω_2	J_{total}	T	迭代次数	时间/秒	选址	Z_1	Z_2	Missed
0.25	3	4	200	32.45	8, 20, 23	3 533	194 610	1
	4	4	200	38.61	8, 14, 20, 23	3 813	195 060	0
	5	4	200	46.76	8, 14, 18, 20, 23	4 090	200 150	0
	3	5	200	32.95	5, 20, 23	3 555	202 770	0
	4	5	200	37.89	5, 8, 20, 23	3 822	202 970	0
	5	5	200	48.59	5, 8, 18, 20, 23	4 103	202 050	0

续表

参数				计算结果				
ω_1/ω_2	J_{total}	T	迭代次数	时间/秒	选址	Z_1	Z_2	Missed
0.5	3	4	200	31.70	8, 14, 20	3 400	199 950	0
	4	4	200	36.08	8, 14, 20, 26	3 832	198 880	0
	5	4	200	41.78	8, 14, 20, 23, 26	3 985	199 200	0
	3	5	200	33.05	5, 20, 23	3 555	203 770	0
	4	5	200	36.91	5, 18, 20, 23	3 826	202 830	0
	5	5	200	43.54	5, 8, 18, 20, 23	4 131	202 030	0
1	3	4	200	30.70	10, 20, 23	3 701	189 250	1
	4	4	200	36.98	8, 10, 20, 23	4 034	195 510	0
	5	4	200	42.59	8, 10, 18, 20, 23	4 319	195 640	0
	3	5	200	32.05	5, 20, 23	3 555	193 770	0
	4	5	200	37.81	5, 18, 20, 23	3 861	202 760	0
	5	5	200	44.24	5, 8, 18, 20, 23	4 145	201 580	0
2	3	4	200	31.93	10, 20, 23	3 708	188 830	1
	4	4	200	37.89	8, 10, 23, 24	4 333	175 500	0
	5	4	200	47.95	8, 10, 18, 24, 26	4 548	181 310	0
	3	5	200	30.88	10, 20, 23	3 709	189 000	1
	4	5	200	35.93	10, 18, 23, 24	4 230	174 500	1
	5	5	200	45.28	8, 10, 23, 24, 31	4 760	175 720	0
4	3	4	200	31.23	10, 23, 24	3 999	168 070	1
	4	4	200	37.89	8, 10, 23, 24	4 337	175 400	0
	5	4	200	47.65	8, 10, 21, 23, 24	4 686	163 920	0
	3	5	200	30.88	10, 13, 24	3 825	167 920	0
	4	5	200	36.93	10, 23, 24, 31	4 415	168 820	1
	5	5	200	45.20	8, 10, 21, 23, 24	4 686	163 920	0

注：J_{total} 为血液战略储备库建设数量；T 为应急调配时限；Z_1 为调配时效性取值；Z_2 为安全水平取值；Missed 为在应急调配时限内无法得到服务的需求点数量

表 5-10 目标函数上限及选址结果

参数		上限和选址结果			
		$\omega_1=1$		$\omega_2=1$	
T	J_{total}	Z_1	选址	Z_2	选址
4	3	4 034	10, 24, 28	195 263	5, 12, 20
	4	4 430	10, 24, 28, 31	198 513	3, 5, 12, 20
	5	4 772	10, 21, 24, 28, 31	200 727	3, 4, 5, 12, 20

参数		上限和选址结果			
		$\omega_1=1$		$\omega_2=1$	
T	J_{total}	Z_1	选址	Z_2	选址
5	3	4 055	10, 24, 28	203 556	5, 12, 23
	4	4 452	10, 24, 28, 31	203 565	5, 12, 20, 23
	5	4 804	8, 10, 24, 28, 31	203 565	3, 5, 12, 20, 23

注：假设各候选地各种血液制品在不同需求阶段的初始库存量均为 Cap_{jk}，因此表中 Z_1 和 Z_2 为各目标函数值上限

由表 5-9 和表 5-10 可知，血液战略储备库建设数量增加会导致 Z_1 及其上限的上升。目标函数(5-10)中包含调配时效系数，血液战略储备库建设数量的增加可以使某些需求点被分配给调配时间更短的候选地，因此需求点与候选地之间的平均调配时效增加并进而使 Z_1 上升。由表 5-9 和表 5-10 中计算结果可以得出，血液战略储备库建设数量增加一个，启发式算法结果的 Z_1 平均上升 8.35%，Z_1 的上限平均上升 8.81%；但储备库建设数量增加对 Z_2 及其上限并无明显影响，这主要是由于 Z_2 的变化仅与候选地的安全系数有关，与需求点和候选地之间的调配时间无关。

可见，血液战略储备库建设数量增加仅仅为一些需求点的分配提供了新的选择，若新增的血液战略储备库与其他储备库相比安全系数没有显著提高，则它的加入并不会对 Z_2 产生明显影响；同时血液战略储备库建设数量的增加能够提高整个血液保障体系的覆盖能力。例如，当 $\omega_1/\omega_2=0.25$ 和 1，且血液战略储备库建设数量为 3 时，计算结果出现 1 个需求点无法在应急调配时限内得到服务，而当血液战略储备库建设数量增加后，所有需求点都能在该时限内得到服务。注意：模型中两个目标函数并非以需求点覆盖数量最大化为目标，因此最优解中可能出现个别需求点无法在应急调配时限内得到服务的情况，但其他大多数需求点能够在更短的时间内从更加安全的血液战略储备库得到血液保障。例如，$\omega_1/\omega_2=4$、$J_{total}=4$、$T=5$ 的结果与 $\omega_1/\omega_2=4$、$J_{total}=3$、$T=5$ 的结果相比，虽然有一个需求点没有得到分配，但 Z_1 和 Z_2 都有显著上升。

5.4　非常规突发事件应急血液战略储备库库存轮换更新策略

国家血液战略储备模式的核心是若干建立在血液中心的血液战略储备库。血液战略储备库中必须长期保持较高的库存水平以应对未来可能出现的大规模应急

血液需求。但由于血液制品的易腐性，血液战略储备库中的库存必须定期进行轮换更新以避免血液的过期报废。大规模应急血液需求发生的概率较小，血液战略储备库的日常轮换更新主要是满足当地大型医疗机构和其他城市中心血站日常的全部或部分血液需求，以实现库存血液的轮换更新。采用科学合理的库存补充策略和确定合理的库存参数不仅能简化血液战略储备库的管理流程，同时能够在保持一定平均库存水平的条件下降低血液过期报废量和库存成本。因此，本节研究血液战略储备库库存管理中的订货策略，考虑随机需求、随机订货提前期、血液易腐性和固定保质期，采用一种考虑库存血液剩余生命周期的(S,s,R)订货策略，通过对单一血型和多血型库存系统中多组不同输入参数的算例进行仿真模拟并与(R,s,nQ)订货策略的结果对比，证明两种策略在不同类型库存系统中的不同表现，并分析关键参数变化对平均库存成本的影响，以便为血液战略储备库的库存管理提供合理的轮换更新策略。

5.4.1　问题描述

目前在易腐物品库存管理中应用较多的库存策略主要包括周期检查和连续检查的$(0,S)$策略[107]、$(S-1,S)$策略[108]、(s,S)策略和(Q,r)策略，以及基于以上策略的改进等。其中，前两种策略主要应用于泊松分布需求的库存管理问题，后两种策略则广泛适用于大多数库存系统。本节研究的血液战略储备库的库存管理问题中，平时库存轮换更新时所面对的需求为各医疗单位和中心血站的随机用血需求，需求分布特征并不符合泊松分布，而(s,S)策略和(Q,r)策略在实际应用中具有应用简单的特点并且符合血液库存管理的特性，因此这两种策略可以应用到血液战略储备库的库存轮换更新问题中。文献[109]已经较好地研究了一种基于(Q,r)策略的易腐品库存问题，因此本部分提出一种基于(s,S)策略的改进策略，并与(Q,r)策略进行对比。

文献[28]已经证明了有固定保质期易腐物品库存问题计算的复杂性，对于本节研究的血液制品库存问题来说，采用解析方法很难得到最优解，而且血站一般不得拒绝献血者的无偿献血行为，这就导致了血液库存管理中的补货决策的非独立性。因此，本部分采用仿真方法比较两种库存策略的表现。

应用离散事件仿真对血液战略储备库的库存轮换更新策略进行模拟。突发事件应急和临床医疗使用最为广泛的血液制品包括全血、红细胞和血浆。其中，血浆保质期在一年以上，可视为非易腐物品；全血和红细胞属于有固定保质期的易腐物品，且两种血液制品保质期相同。但血液一般分为四种常见血型，即 A 型、B 型、AB 型和 O 型，不同的血型需求量和血源供应规模不同。因此，本节将血液库存管理中的订货策略问题归结为多品种易腐物品的订货策略研究，采用仿真方法对提出的订货策略进行模拟。下文所述流程、参数及模型均针对单一血型库存系统，多血型库存系统分析过程与之类似，故不予赘述。仿真钟时间以天为单位，以等步长法推进。一个仿真钟内的事件流程如下：①需求，血液出库满足当天各医疗单位的用血需求和其他中心血站的血液需求；②报废，需求过程结束后将剩余生命周期为一天的血液作报废处理；③补货，新制备血液入库；④库存状态更新，计算库存水平；⑤订货，发出采血指令。仿真流程如图 5-4 所示。

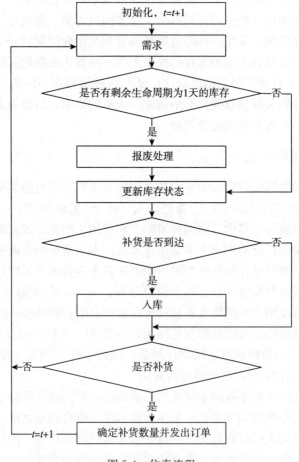

图 5-4　仿真流程

设血液制品具有固定保质期 m 天，在保质期内使用价值不变；每天需求结束后剩余生命周期为 1 天的血液视为过期报废，单位血液过期报废的损失为 C_{expired}；血液制品入库时的剩余生命周期均为 m 天；每天开始时库存中可能有多种剩余生命周期的血液，第 t 天库存中剩余生命周期为 r 天的血液库存量用 $x_{t,r}$ 表示；单位存储成本为 C_{hold}；当库存血液无法满足当天需求时发生缺货，单位缺货损失为 C_{short}。

　　每周平均需求量服从均值为 μ、方差为 σ^2 的正态分布，两参数根据血站历史出库统计数据得出，并假设每天需求服从 Gamma 分布，均值为 $\mu_d = \mu/7$，方差为 $\sigma_d^2 = \sigma^2/7$[109]，采用周期性库存检查策略，检查周期为 R 天。

　　订货提前期 L 为一随机变量，最大值为 n，订货提前期为 i 天的概率为 p_i，由血站历史统计数据得出。L 的长短受季节影响，气温适宜的春秋季节平均日采血量要高于夏冬季节的平均日采血量，因此随着 t 的变化，p_i 也随之变化，即 $\{p_1,\ p_2,\ \cdots,\ p_n\}$ 随着季节的变化而变动。例如，假设 $n = 3$，某订货提前期为春秋季节的周三至周五，则有

$$\{p_1,\ p_2,\ p_3\} = \{0.3,\ 0.3,\ 0.4\}$$

订货提前期为春秋季节的周六至周一时，则有

$$\{p_1,\ p_2,\ p_3\} = \{0.4,\ 0.5,\ 0.1\}$$

订货提前期为夏冬季节的周六至周一时，则有

$$\{p_1,\ p_2,\ p_3\} = \{0.3,\ 0.4,\ 0.3\}$$

　　因此根据季节、日期和实际订货提前期 L 的不同，一次订货会出现 L 批不同入库时间的血液制品，即每次订货需要进行 L 次补货，每次补货固定成本为 C_{order}。每个季节的天数固定，并以提前期开始当天所处季节选择概率为 $\{p_1,\ p_2,\ \cdots,\ p_n\}$。假设全年周末的采血量与工作日采血量的比值为 $f = q_{weekend}/q_{workday}$，且为一固定常数，根据各地采血实践经验确定。订货提前期内每天补货量依据该比值确定。假设采集血液当天制备完成并入库。

　　为了尽量避免过期报废的发生，血液出库应采取先进先出(first in first out, FIFO)原则。剩余生命周期为 r 天的血液制品在第 t 天的出库量用需求量 $D_{t,r}$ 表示。

　　本章模型中其他符号定义如下：Q 表示订货量；$x_t = (x_{t,1},\ x_{t,2},\ \cdots,\ x_{t,m})$ 表示库存状态；R 表示库存检查周期；P_t 表示第 t 天血液需求量；O_t 表示第 t 天血液报废量；EP_{t+i} 表示订货提前期 i 天内的需求期望值；EP_{t+j} 表示订货提前期内第 j 天的需求期望值；EO_{t+j} 表示订货提前期内第 j 天的过期报废量期望值；Q_{short} 表示仿真期间血液缺货量；$Q_{expired}$ 表示仿真期间血液过期报废量；Q_{order} 表示仿真期间补货次数；Time 表示仿真时间。

5.4.2　模型构建

　　仿真过程要求计算每天不同剩余生命周期血液的出库量、过期报废量、订货提前期和订货量，并根据以上计算结果对每天的库存状态进行实时更新。本章采用递归方程建立参量之间的联系，计算库存检查周期内和订货提前期内的各变量。

　　在库存检查周期内，可运用递归方程求得每天不同剩余保质期血液制品的出

库量。例如，对于 $r=1, 2, \cdots, m$，第 t 天剩余保质期为 r 天的血液出库量为

$$D_{t, r} = \min\{x_{t, r}, \ P_t - \sum_{i=1}^{r-1} D_{t, i}\} \tag{5-23}$$

第 $t+1$ 天的库存状态更新方程为

$$x_{t+1, r-1} = x_{t, r} - D_{t, r} \tag{5-24}$$

第 t 天的过期报废量为

$$O_t = x_{t, 1} - D_{t, 1} \tag{5-25}$$

在订货提前期内，假设每天血液需求 D 服从参数为 α 和 β 的 Gamma 分布，两参数根据文献[110]中的方法确定。D 的概率分布密度方程为

$$f(d \mid \alpha, \ \beta) = \frac{d^{\alpha-1} e^{-d/\beta}}{\beta^\alpha \Gamma(\alpha)}$$

其中，$\Gamma(\alpha) = \int_0^\infty t^{\alpha-1} e^{-t} \mathrm{d}t$。

假设订货提前期 L 服从累计概率为 $p_i = p(L=i)$ 的离散型分布，$L=i(i=1, 2, \cdots, n)$ 时的需求服从 $G(i\alpha, \ \beta)$ 分布[110]。其中，n 为提前期的最大值，可定义订货提前期 i 天内的需求量期望为

$$\mathrm{EP}(t+i) = \int_0^\infty u \mathrm{d}G(i\alpha, \ \beta) \tag{5-26}$$

每天的需求量期望为

$$\mathrm{EP}_{t+1} = \int_0^\infty u \mathrm{d}G(\alpha, \ \beta) \tag{5-27}$$

$$\mathrm{EP}_{t+j} = \int_{\sum_{k=t+1}^{t+j-1} \mathrm{EP}k}^\infty u \mathrm{d}G(j\alpha, \ \beta), \ j \in (2, \ i) \tag{5-28}$$

提前期内第 j 天剩余生命周期 r 天的血液出库量为

$$D_{t+j, r} = \min\left\{x_{t+j, r}, \ \mathrm{EP}_{t+j} - \sum_{k=1}^{r-1} D_{t+j, k}\right\} \tag{5-29}$$

状态转移方程为

$$x_{t+j+1, r-1} = x_{t+j, r} - D_{t+j, r} \tag{5-30}$$

提前期内第 j 天的过期报废量期望为

$$\mathrm{EO}_{t+j} = x_{t+j, 1} - D_{t+j, 1} \tag{5-31}$$

因此，订货提前期内过期报废量的加权期望为

$$\mathrm{EOL} = \sum_{i=1}^n \sum_{j=t+1}^{t+i} p_i \mathrm{EO}_j \tag{5-32}$$

需求量的加权期望为

$$\mathrm{EPL} = \sum_{i=t+1}^{t+n} p_i \mathrm{EP}(i) \tag{5-33}$$

本章采用基于 (R, s, S) 并考虑血液剩余生命周期的改进订货策略，其中，

R 为库存检查周期；s 为订货点；S 为订货后达到的最大库存水平。在该订货策略下，当库存水平降至等于或低于 s 的水平时，就发出批量为 Q 的订单，Q 必须保证订货到达后能够使库存水平达到 S，$S > s$。在多血型库存系统中，任意一种血型的库存水平达到采血要求时就要进行采血，而且采血过程中各型血液都进行补充。出于血液对挽救生命的重要性考虑，血站必须每天保持一定的安全库存量以应对可能突然增加的血液需求。因此，订货点可表示为安全库存量、订货提前期内需求量期望和过期报废量期望这三者之和。由于每次采血的订货提前期为随机变量，因此订货点为动态值 s_t：

$$s_t = \text{SS} + \text{EPL} + \text{EOL} \tag{5-34}$$

其中，SS 为安全库存量。每次补货量 Q_t 与当前库存水平 I_t、最大库存水平 S 以及库存检查周期内的过期报废量期望有关，当 $I_t < s_t$ 时，

$$Q_t = S - I_t + \sum_{i=t+n+1}^{t+n+R} \hat{O}_i \tag{5-35}$$

5.4.3　模型求解

由方程(5-27)～方程(5-33)可以估计从第 $t+1$ 天开始的订货提前期 n 天内的需求量和过期报废量期望。以每天的期望需求量代替每天的实际需求量，设初始值 $i = t + 1$，根据以下流程求得方程(5-34)中的订货点 s_t。

Step 1　以第 i 天的需求量期望代替实际需求量，通过方程(5-27)～方程(5-29)确定不同剩余生命周期的血液出库量，转 Step 2。

Step 2　根据 Step 1 的计算结果，通过方程(5-30)更新库存状态，通过方程(5-31)计算第 i 天的过期报废量期望，转 Step 3。

Step 3　如果 $i < t + n$，令 $i = i + 1$，转到 Step 1；否则转到 Step 4。

Step 4　通过方程(5-26)和方程(5-32)～方程(5-34)求得订货点 s_t，终止。

对于方程(5-35)的求解也采用类似步骤，以库存检查周期内的需求量期望代替每天实际需求量，通过方程(5-23)～方程(5-25)求得方程(5-35)中的 Q_t。设初始值 $i = t + 1$，步骤如下。

Step 1　以第 i 天的期望需求量代替实际需求量，通过方程(5-23)确定不同剩余生命周期的血液出库量，转 Step 2。

Step 2　根据 Step 1 计算结果，通过方程(5-24)更新库存状态，通过方程(5-25)计算第 i 天的过期报废量期望，转 Step 3。

Step 3　如果 $i < t + R$，令 $i = i + 1$，转到 Step 1；否则转到 Step 4。

Step 4　通过方程(5-35)计算订货量 Q_t。

5.4.4　示例分析

仿真期间平均库存成本表示为

$$C_{\text{total}} = (C_{\text{short}} \times Q_{\text{short}} + C_{\text{order}} \times Q_{\text{order}} + C_{\text{expired}} \times Q_{\text{expired}} + C_{\text{hold}} \times \sum_{t=1}^{\text{Time}} \sum_{i=1}^{m} x_{ti}) / \text{Time}$$

其中，$\sum_{t=1}^{\text{Time}} \sum_{i=1}^{m} x_{ti}$ 表示仿真期间每天库存量之和。

对比订货策略为 Broekmeulen 和 van Donselaar 提出的 EWA（estimated withdrawal and aging，即估计取货及老化）策略[109]，即一种改进的 (R, s, nQ) 策略。EWA 策略中，订货点为

$$s_t = \text{SS} + \sum_{i=t+1}^{t+T+R} E(P_i) + \sum_{i=t+1}^{t+T+R-1} \hat{O}_i$$

其中，$\hat{O}_i$ 表示第 i 天的过期报废量期望。每次订货量对于基本订货量 Q 的倍数 n_t 为

$$n_t = \lceil (s_t - I_t) / Q \rceil$$

其中，$\lceil\ \rceil$ 表示向上取整。(R, s, nQ) 策略的仿真中的各变量求解方法可参见文献[109]。

本章通过对各组安全库存量 SS、最大库存水平 S 和库存检查周期 R 数据的实验，测试本章提出的改进 (S, s, R) 策略与 (R, s, nQ) 策略在单一血型库存系统和多血型库存系统中的表现。在单一血型库存系统中，假设初始库存总量为 700U，库存初始状态 x_1 根据初始库存总量随机生成，每周平均需求量为 651 单位。订货提前期上限 n 设为三天。单一血型库存系统变动输入参数如表 5-11 所示。在多血型库存系统中，假设初始库存总量分别为 700U、670U、760U 和 630U，库存初始状态根据初始库存总量随机生成，每周平均需求量分别为 93U、83U、100U 和 70U，变动输入参数如表 5-12 所示。另外，仿真过程中存在两种季节，每种季节持续 100 天，订货提前期长度的概率 $\{p_1, p_2, p_3\}$ 分别为 $\{0.2, 0.3, 0.5\}$ 和 $\{0.5, 0.4, 0.1\}$，$f = 2$。在 (R, s, nQ) 策略中，$7 \times Q/\mu = 1$。成本参数如表 5-13 所示。根据 Law 和 Kelton 提出的仿真实验标准，离散事件仿真输出结果应为至少 10 次实验的平均值[111]，因此本实验的结果取 10 次重复实验的平均值，仿真过程中前 50 天数据不计入结果，后 1 000 天作为计算结果。

表 5-11　单一血型库存系统变动输入参数

参数	σ/μ	m/天	R/天	SS/U	S/U
取值	$\{0.5, 1\}$	$\{5, 15, 35\}$	$\{1, 2\}$	$\{200, 300, 400, 500, 600\}$	$\{800, 900, 1\,000, 1\,100, 1\,200\}$

表 5-12　多血型库存系统变动输入参数

参数	σ/μ	m/天	R/天	SS/U	S/U
取值	{0.5, 1}	{5, 15, 35}	{1, 2}	{200, 300, 400, 500, 600}; {200, 300, 400, 500, 600}; {200, 300, 400, 500, 600}; {67, 100, 133, 167, 200};	{800, 900, 1 000, 1 100, 1 200}; {800, 900, 1 000, 1 100, 1 200}; {800, 900, 1 000, 1 100, 1 200}; {267, 300, 333, 367, 400}

表 5-13　成本参数

参数	C_{hold}/元	$C_{expired}$/元	C_{short}/元	C_{order}/元
取值	{0.5}	{200}	{500}	{500}

仿真期间改进(S,s,R)策略的平均库存成本为$C(S,s,R)$，(R,s,nQ)策略的平均库存成本为$C(R,s,nQ)$，成本差值为

$$\text{Gap}=\frac{C(R,s,nQ)-C(S,s,R)}{C(R,s,nQ)}\times100\%$$

下文分别就两种订货策略以及各输入参数的变化对各项仿真输出结果的影响进行分析。

1. 改进(S,s,R)策略与(R,s,nQ)策略

在单一血型库存系统中，改进(S,s,R)策略所得出的平均库存成本结果均优于(R,s,nQ)策略，如图 5-5 所示。在保质期 $m=5$ 的条件下，所有结果均显示改进(S,s,R)策略优于(R,s,nQ)策略。如图 5-6 所示，多血型库存系统中，在 $m=5$ 时两种策略的表现基本相当，但随着 m 值的增大，(R,s,nQ)策略在成本上的优势逐渐明显。

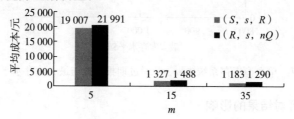

图 5-5　单血型库存系统中两种策略的平均成本

2. 安全库存量 SS 对结果的影响

安全库存的设置主要是为防止订货提前期内缺货的发生。但在单一血型库存系统中，由于两种订货策略订货点的选取均考虑了订货提前期内的需求量，并且在较短的订货提前期内（最长三天）每天均进行库存补充，在需求不发生剧烈变动的情况下，缺货情况很难发生，因此安全库存量的变化未能对仿真结果产生明显

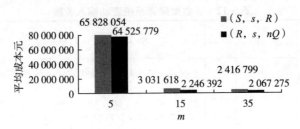

图 5-6 多血型库存系统中两种策略的平均成本

影响。在多血型库存系统中，安全库存水平与最大库存水平较为接近时，较大的需求不确定性会导致缺货的发生。安全库存水平与最大库存水平差值较大的系统能够较好地应对需求的不确定性，但安全库存水平设置过高会增加血液的过期报废风险。

3. 最大库存水平 S 对结果的影响

在其他条件不变的前提下，S 的上升会导致过期报废量的上升，这主要是由于在改进 (S, s, R) 策略下 S 的提高会导致每次订货量的增加，平均库存水平会随之上升，在需求特征不变的情况下就会导致过期报废量的增加，如图 5-7 所示。

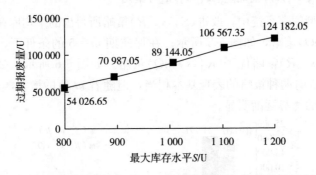

图 5-7 单血型库存系统中 $m=5$ 时过期报废量与最大库存水平关系

4. 其他因素对结果的影响

保质期 m 的减小会导致过期报废量的增加。例如，在 $m=5$、15、35 时，单一血型库存系统中改进 (S, s, R) 策略在仿真期间内的总过期报废量均值分别为 90 076U、717U 和 3U。因为在总库存水平一定的情况下，保质期的减少会导致各剩余生命周期血液制品的库存量上升，当不同剩余生命周期血液制品库存量超出需求量时，过期报废就会频繁发生。在保质期较短的条件下（如 $m=5$），$\dfrac{\sigma}{\mu}$ 上升表示需求波动的加大能够使过期报废量下降；而在保质期较长且过期报废风险较小的条件下(如 $m=35$)，该参数的变化对过期报废量和平均库存成本无明显影响。库存检查周期 R 的上升能够使平均订货次数下降并进而降低平均库存成本。

　　可见，在血液保质期确定的情况下，采供血机构可以根据实际需要确定安全库存量，但为了降低血液过期报废率，最大库存水平不宜设置过高，采血计划应遵循"少量多次"的原则。在能够确保过期报废率不超过某一水平的情况下，可延长库存检查周期，降低频繁采血带来的成本的增加。对于保质期较短且需求量较小的血液制品(如血小板)，采供血机构不宜大量储备以免造成血液过期报废，应采用献血志愿者登记与用血提前预约的方式满足需求。

第 6 章

非常规突发事件应急血液需求预测

在面对涉及血液保障的非常规突发事件时，如何根据有限信息快速掌握救援期内血液需求总量以及未来需求量的变化趋势，同时基于实时反馈信息动态预测救援期内所需血液制品的类型和用量，一方面可保证临床用血的基本需求，另一方面又减少不必要的浪费，从而实现血液制品的合理使用。该问题的研究对于制订合理的采供血计划，科学指导相应的血液动员、组织、采集和调剂工作，开展有效的医疗救援和血液保障至关重要。

6.1 非常规突发事件应急血液需求预测问题分析

在非常情况下，日常的临床血液需求量与当地的社会、政治、经济、灾害、疾病等诸多因素存在一定的关系。目前，宏观上预测血液需求量的方法主要有以下三种[112]：①根据历史用血数据，推算血液需求量的变化规律特征。但该方法忽略了探讨影响因素与预测结果之间的因果关系，并且没有考虑外界因素变化对结果的影响。②通过计算某一地区的年急诊床位数来预测需求量。但该方法并未考虑趋势性、季节性及周期性因素对需求量变化的影响。③通过计算当地人口总量来推算出当地的血液需求量，即所需血液的单位数量大致是当地人口总量的2%，但通过该法计算的预测结果误差较大。综上所述，以上三种宏观预测血液需求量的方法均存在缺陷，无法直接运用于临床血液需求量的预测。

为此，针对临床血液需求的特点并考虑其影响因素，国内外学者和临床医务工作者提出了适用度较高的需求预测模型。例如，Pierskalla 提出了 Box-Jenkins 模型来预测月度血液总需求量[30]；Pereira 指出在一年左右的周期内利用自回归移动平均模型(autoregressive integrated moving average model, ARIMA)或指数平滑的方法可以较精确地预测临床红细胞的需求量[113]；许汝福根据简易季节时间序列资料分析方法，首次将季节周期回归数学模型运用于血液需求预测[114]。随后，周宗敏、蔡红军、王岩等利用此回归模型对预测临床用血需求量做了进一步的尝试和探讨[115~117]；吕昕根据历史数据统计分析得知各季节的需求量分布趋于正态分布[118]；刘国英等利用时间序列分析对血站的库存量进行了预测[119]；孙晋良等通过分析影响临床用血量的因素，筛选了手术人数、产科用血人数、贫血患者数量3个显著因子并建立了回归预测方程，对临床用血趋势的变化进行了有效预测[120]；马洪对当地主要的12家医疗机构两年的用血情况进行了调查，建立了多元线性回归模型来预测临床用血需求量，得到了不错的效果[121]；董丽平和唐荣才根据历史临床用血的统计学分析和用血量的增长趋势，按月建立了临床用血量的预测方程[122]；邹艳艳等建立了自回归预测模型对临床用血量进行了合理的预测[123]。但上述方法均以历史数据为基准，同时考虑到了血液需求受季节性变动的影响，只适用于常规条件下血液需求量的预测。

由于非常规突发事件发生的概率较小，没有足够的历史案例数据，且用血周期较短，与季节因素不存在相关性，影响血液需求变化的因素复杂等因素，对血液需求的预测不能使用常规的预测模型或方法。

目前对应急血液需求预测模型的研究还处于起步阶段，一些学者对非常规条件下的血液需求预测问题进行了初步的探讨。例如，史恩祥提出以日临床申请用血量的3倍加上年度计划外急救用血日平均用血量的3倍为日库存血量[124]；郭康社等提出灾害期间血液库存量可从平时的1~3倍提高到5~7倍，达到10倍以上作为库存警戒线[125]；邹峥嵘等以医院救治的总人数乘以人均3个单位作为突发事件下的血液需求量[83]；雷二庆提出可根据战争时的血液需求量来预测灾害救援时的血液需求量，并按伤员人数的两倍来计算需动员的血液需求量，而血液需求量的总单位数则等于受伤人数[45]。但这些方法均来自专家主观经验总结，没有进行客观的分析和实证，预测的准确性较差。另外，这些方法只估算了血液的需求总量，对于救援期内不同时点的需求未做探讨，而对不同时点的血液需求量进行预测更具有实际意义。

通过对应急血液需求预测的相关文献的回顾可知，目前的预测方法或模型主要以专家主观经验为主，缺乏客观的分析和实证，模型过于概念化，定性研究较多，定量研究尚不够深入。另外，针对大规模非常规突发事件下的应急血液需求研究还是一片空白，主要难度在于非常规突发事件发生的概率较小，因而缺乏相关历史数据；不同非常规突发事件造成的临床用血量不同，不同时段的血液需求量也存有差异；在救援初期可供参考分析的历史数据和样本较少，受外界复杂因素的影响需求量呈现无规则波动，同时对预测时效性要求极其严格，需快速做出相关决策；等等。因此，如何在最短时间准确、快速地预测临床用血量及判定变化趋势，建立相应的预测模型，对制定合理的采供血策略，确保整个救援期内血液的有效保障供应，开展及时的应急医疗救援至关重要。可见，建立科学的应急血液需求预测模型在近年来非常规突发事件频发的背景下显得尤为紧迫。

6.2　非常规突发事件应急血液需求总量预测模型

6.2.1　背景描述

由于非常规突发事件的突发性及巨大破坏性，在事件发生后的第一时间内对受灾地区的血液需求信息了解不足，通常情况下只能获取事件的性质、受灾地点和发生时间等有限信息。而血液从采集到临床使用还需要一定的时间（通常为 24 小时），并且及时快速输血是挽救伤员的最有效手段，因而此时需快速估算出血液需求总量和救援初期血液调剂量。为此，有学者和一些医护工作者提出利用人均用血量来进行相关预测，通过人均用血量与伤员数的乘积来预测出医疗救援期的用血总量[45,83]。此外，由于救援初期采供血部门需及时组织血液、合理安排调剂，因此不仅需要了解整个医疗救援期内的血液需求总量，还需要掌握血液需求变化的规律及趋势。

另外，由于事件的突发性、信息获取渠道的破坏，无法全面地了解血液需求信息，对血液用量的预测较平时呈现较大的不确定性。虽然在相等时间间隔内，需求变动较大，缺乏明显的规律特征，很难建立常规的需求预测模型，但就整体趋势而言，血液临床使用中初期单位时间用血量逐渐上升，到达高峰期后又开始逐步回落，直至整个医疗救援期结束[90]。

Logistic 模型是一种非线性分类统计方法模型，又称为增长函数或 S 形函数。由于具有建模简单、易于求解等优点，自比利时数学家 Verhulst 首次提出以来，在预测领域有着较为广泛的应用[126,127]。同时由于应急血液的需求量在救援期内呈现先增后减的趋势，其累计量符合 S 形曲线特征，故应急血液累计需求量满足 Logistic 模型的建模条件。

基于以上分析，本节首先通过人均输血量和伤员人数预测出医疗救援期内血液需求总量，并对人均输血量的确定和伤员人数的预测进行详细的探讨。同时为了反映出应急血液需求量变化的特征，将 Logistic 曲线引入该模型中，进而建立基于 Logistic 特征的应急血液需求总量预测模型。

6.2.2　模型构建

1. 建模假设

在建立模型之前，首先做出如下三点假设。

　　1）应急血液累计需求量符合 Logistic 曲线的变化

由于灾后救援初期的主要任务是伤员搜救，其临床用血量增加缓慢。随后，大量伤员由事发地转运至医疗单位，各种输血治疗陆续展开，临床血液需求量进入显著增长阶段，并随之达到用血高峰；最后随着手术的结束和伤员的出院，其用血量又逐渐下降。故在整个医疗救援期内，应急血液需求量呈现先增后减的趋势，其累计值符合 Logistic 曲线的特征。

　　2）非常规突发事件发生后，决策部门可掌握部分临床用血数据信息

虽然由于非常规突发事件的突发性及巨大破坏性，在事件发生后的第一时间内造成了信息沟通渠道的损坏，进而无法全面掌握受灾地区的血液需求信息，一般情况下只能获取突发事件的性质、受灾地点和时间等有限信息，但也可以从一线医疗机构和救援人员处获得少量不充分的用血信息。

　　3）医疗救援期的用血需求总量可以进行预测

对于非常规突发事件这一复杂的情况，一般而言会产生大量的人员伤亡，进而产生大量的临床用血需求。故受血伤员数是决定救援期血液需求总量的一个重要因素。此外，一些国家确定了战时的人均用血需求量，如英国将战时人均用血量确定为 1.9 个单位[欧美国家 1 个单位为 1 品脱（1 品脱≈473 毫升）]；越南战争时美军的经验是人均用血 1.3 个单位，最高时为人均 2.6 个单位；美国空军血液项目组在 20 世纪 80 年代末把标准提高到人均 2～4 个单位[41]。虽然战争条件下的用血情况有所差别，但也可为应急血液需求预测提供参考。为此可利用受血伤员人数乘以受血伤员人均用血量来大致预测出非常规突发事件救援期内的血液需求总量。

2. 数学模型

假设 W 表示非常规突发事件发生后产生的受血伤员人数，q 表示受血伤员人均用血量。根据上述假设 3），医疗救援期内的血液需求总量可表示为 $Q = W \times q$。同时，根据分析可知，应急血液的累计量符合 Logistic 模型，故可得到应急血液累计需求量的预测模型：

$$S(t) = \frac{Q}{1 + e^{-\frac{k}{Q}(t-t_m)}} \tag{6-1}$$

其中，$Q = W \times q$，$t \in [0, t_f]$，t_f 为医疗救援期的长度，特别地，当 $t = 0$ 时，$S(0) = 0$；$S(t)$ 为第 t 期时血液累计需求量；k、t_m 为 Logistic 函数的参数。

6.2.3　预测步骤

1. 步骤一：确定医疗救援期内血液需求总量 Q

若要确定血液需求的总量 Q，需要先预测非常规突发事件发生后产生的受血

伤员人数 W 和受血伤员人均用血量 q。由于受到突发事件差异性和实际特征的制约，目前对受血伤员的预测还有实际困难。而对于特大地震这类典型的非常规突发事件下伤员人数的预测研究较多，为此，本书针对这一背景来介绍该预测模型的具体预测步骤。

1）确定受血伤员人数 W

在本书提到的应急血液需求总量预测模型中，确定受血伤员人数是预测需求总量的关键。我们采用如下步骤来预测受血伤员人数，见图 6-1。

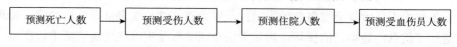

图 6-1　受血伤员人数预测步骤图

现有文献针对特大地震这一典型的非常规突发事件已经提出许多快速预测伤亡人数的方法，具体方法可参考文献[128]等相关资料。其方法主要包括两大类：一类是静态预测，即在整理大量历史资料的基础上通过拟合等手段得出的经验性公式，可快速预测出伤亡人数，该方法虽然具有一定的局限性，但其简单易行；另一类是动态预测，其具体预测方法可由专业决策人员根据已掌握的地震信息加以选择。其考虑的因素较多、较细，且个别因素难以量化确定。本书选择静态预测方法来预测伤亡人数，且参考了文献[129]提出的公式来预测受灾地区的死亡率，公式如下：

$$\log A_m = 12.479 A_h^{0.1} - 13.3 \tag{6-2}$$

其中，A_m 为死亡率，表示死亡人数与当地人口总数的比值；A_h 为房屋损坏比，即预计毁坏房屋与房屋总数的比值。

通过相关的统计年鉴可以查出该地区的人口总数，进而得出预计死亡人数：

$$D = A_m \times M \tag{6-3}$$

其中，D 为预计死亡人数；M 为当地的人口总数。但由于一般情况下事发时间对死亡人数有着重大影响，并且地震烈度和人口密度的差异性也会导致死亡人数有巨大差别。为了评价上述因素的影响，引入两个修正系数，即发震时间修正系数 f_t 和人口密度修正系数 f_ρ。则式（6-3）可转化为

$$D = f_t \times f_\rho \times A_m \times M \tag{6-4}$$

各项参数的确定：

（1）房屋损坏比 A_h 可通过卫星遥感等技术加以评估。

（2）该地区的人口总数 M 可根据事发地历年的人口统计年鉴加以确定。

（3）如果以白天的死亡人数为基准，则取对应的发震时间修正系数 f_t 为 1，不同烈度下夜晚的 f_t 值如表 6-1 所示[130]。根据事发地的人口分布情况，得出人口密度修正系数 f_ρ，如表 6-2 所示[130]。

表 6-1　发震时间修正系数

烈度	Ⅵ	Ⅶ	Ⅷ	Ⅸ	Ⅹ
发震时间修正系数(夜晚)	17	8	4	2	1.5

表 6-2　人口密度修正系数

人口密度 ρ /(人/平方千米)	<50	50~200	200~500	>500
人口密度修正系数	0.8	1.0	1.1	1.2

根据以往的震例显示，受血伤员人数与死亡人数存在一定的比例关系，设比例为 μ，则有

$$W = \mu D \tag{6-5}$$

根据伤情的不同可将伤员分为不同的类别，伤员中重伤伤员均需住院治疗。马玉宏和赵桂峰[130]提出破坏性地震的伤残人数一般可取死亡人数的 2.8~3 倍；另外，王海英和李荣安[131]根据调查资料得出，轻伤、重伤、死亡的比例为 59∶26∶15，即重伤伤员数为死亡人数的 1.73 倍，本书参考文献[130]取住院人数为死亡人数的 2.8~3 倍。

又由于住院伤员中并不是所有的伤员都需要输血，表 6-3 给出了汶川大地震期间部分医院的住院人数、受血伤员人数以及所占比例。

表 6-3　汶川大地震期间部分医院的住院人数、受血伤员人数以及所占比例

医院名称	住院人数/人	受血伤员人数/人	所占比例/%
成都军区总医院	1 109	121	10.9
四川省成都医学院附属第一医院	468	61	13.0
德阳地区等 6 所医院	5 000	320	6.4
第三军医大学新桥医院	149	41	27.5
四川大学华西医院	2 000	225	11.3
成都市第三人民医院	981	222	22.6
绵阳市中心医院	1 557	265	17.0
杭州地区医院	1 020	96	9.4
四川省人民医院	2 065	230	11.1

地震所造成的伤情很多属于外伤，因而也可以参考常规条件下外伤受血伤员数占整个外伤住院人数的比例。文献[132]通过对 4 913 例急性创伤住院患者输血的调查分析发现，有 804 例患者需要进行输血，占整个受伤住院人数的 16.36%。

虽然确定受血伤员人数占住院人数的比例难度较大，但以汶川大地震救援期间和常规条件下的受血比作为参考，其比例可取为 10%~20%。

综上所述，由于住院人数与死亡人数的比例为 2.8~3 倍，而受血伤员数占

住院人数的比例为 10％～20％，故可得 μ 的取值范围为 [0.28，0.6]。

将式(6-4)代入式(6-5)，可得

$$W = \mu \times f_t \times f_\rho \times A_m \times M \tag{6-6}$$

由式(6-2)可得

$$A_m = 10^{12.479 A_h^{0.1} - 13.3} \tag{6-7}$$

将式(6-7)代入式(6-6)可得

$$W = 10^{12.479 A_h^{0.1} - 13.3} \times f_t \times f_\rho \times \mu \times M \tag{6-8}$$

由式(6-8)可知，决定非常规突发事件受血伤员人数的主要因素是房屋损坏率、直接受灾人口总数、发生时间和该地区人口密度。

2)确定受血伤员人均用血量 q

由于目前对于非常规条件下受血伤员人均用血量的估计缺乏相应资料，雷二庆指出可参考战争条件下受血伤员人均用血量[45]。目前美军战时每名需输血的伤员实际用血量约 1 000 毫升。另据越南战争资料显示，美军伤员最高用血量约 1 250 毫升，有 36％的伤员接受了输血[41]。故可将人均用血量确定为 1 000～1 250 毫升，但考虑到美国人和中国人体质的差异，如美国成年男性的平均体重约为 86 千克，中国成年男性的平均体重约为 68 千克①，即中国人的平均体重约为美国人的 80％，则可估算出中国每名受血伤员的人均用血量约为 800～1 000 毫升，即 4～5U。

另外，文献[133]对第三军医大学西南医院在 1983～1995 年这 13 年收治的 2 616 例创伤伤员的用血调查结果显示，其伤员的人均用血量约为 800 毫升，大致为 4U。地震伤员的主要伤情也属于创伤，故常规条件下创伤伤员的人均用血量可作为参考。

综上所述，q 的取值范围可设为 [4，5]U。

2. 步骤二：求出参数 k

假设目前已知部分用血信息，如每日用血量和累计用血量 $S'(t)$ 共有 n 组数据。则由式(6-1)可推出：

$$k(t) = \frac{S'(t)}{\dfrac{S(t)}{Q}\left[1 - \dfrac{S(t)}{Q}\right]} \tag{6-9}$$

于是可求出 $k = k(t)$，但考虑到随机因素对 k 值的影响，故对数据资料 $k(t)$ 取平均值来突显数据本身的固有趋势，因此

$$k = \bar{k} = \frac{\sum\limits_{i=1}^{n} k(t)}{n} \tag{6-10}$$

---

① 数据来源于中国疾控中心。

3. 步骤三：求出参数 t_m 和 t_f

由式(6-1)可解得

$$t_m = t + \frac{Q}{k}\ln\left[\frac{Q}{S(t)} - 1\right] \tag{6-11}$$

由于得到的是一组值，故再对其取平均值，近似得出用血高峰期时间 t_m。

设当 $S(t_f) = \eta Q$ 时，累计用血量接近救援期内的血液需求总量，此时可得到

$$t_f = t_m - \frac{\ln\left(\dfrac{1}{\eta} - 1\right)}{k}Q \tag{6-12}$$

η 可取接近 1 的某个数，其值由决策部门决定。

4. 步骤四：根据预测模型得出血液累计需求量

将式(6-10)和式(6-11)的计算结果代入模型就可预测出 $S(t)$，即血液累计需求量。

6.2.4　示例分析

算例 6-1　假设某城市在白天时段发生特大地震，其初始数据如下：房屋倒塌率 $A_h = 0.6$，人口密度修正系数 $f_\rho = 0.8$，$f_t = 1.0$，当地人口总数 $M = 500\,000$（人），救援初期前三天每天的用血量分别为 200U、400U、500U，$\eta = 0.99$。

取 $\mu = 0.3$，则由式(6-8)可推测出受血伤员人数大致为 $W = 4\,350$（人），人均用血量 q 取 4.5U，则可得救援期内血液需求总量 $Q = 19\,575$（U）。

由上述步骤二和步骤三可计算出 $\dfrac{k}{Q} = 0.737$，$t_m = 6.33$（天），$t_f = 13$（天）。

将上述结果代入模型，于是可得到应急血液累计需求量的预测模型为

$$S(t) = \frac{19\,575}{1 + e^{-0.737(t-6.33)}}$$

算例 6-2　2008 年汶川大地震造成了重大的人员伤亡，在医疗救援期内产生了巨大的临床用血需求，其震后 10 天每日血浆用量和累计用血量见表 6-4。

表 6-4　汶川大地震震后 10 天每日血浆用量和累计用血量

序号	1	2	3	4	5
日期	2008-05-12	2008-05-13	2008-05-14	2008-05-15	2008-05-16
$S'(t)$	1 059.40	1 256.80	511.40	862.45	1 783.30
$S(t)$	1 059.40	2 316.20	2 827.60	3 690.05	5 473.35

续表

序号	6	7	8	9	10
日期	2008-05-17	2008-05-18	2008-05-19	2008-05-20	2008-05-21
$S'(t)$	1 093.80	4 010.30	2 174.20	1 027.00	2 827.60
$S(t)$	6 567.15	10 577.45	12 751.65	13 778.65	16 606.25

假设相关部门预测出医疗救援期血浆需求总量为 20 000U，已知前 4 天的用血量，则可得到应急血液预测模型为

$$S(t) = \frac{20\,000}{1 + e^{-0.542(t - 6.29)}}$$

其预测值和实际值见图 6-2，预测结果比较见表 6-5。

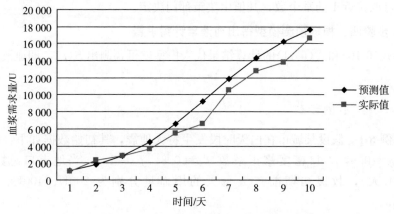

图 6-2　血浆累计用量与预测结果对比

表 6-5　血浆累计量预测结果比较

序号	预测值/U	实际值/U	误差/%
1	1 076.00	1 059.40	1.57
2	1 781.18	2 316.20	−23.10
3	2 878.22	2 827.60	1.79
4	4 484.61	3 690.05	21.53
5	6 639.88	5 473.35	21.31
6	9 215.71	6 567.15	40.33
7	11 900.70	10 577.45	12.51
8	14 328.59	12 751.65	12.37
9	16 257.56	13 778.65	17.99
10	17 638.57	16 606.25	6.22
平均绝对误差	—	—	15.87

由表 6-5 可知，预测的最大误差为 40.33%，最小误差为 1.57%，累计量预

测值和实际值的拟合精度大致为 85%，可看出预测曲线可以大致反映血液累计需求量的变化趋势。同时由于数据样本的有限以及随机波动因素的影响，预测值与实际值之间还存在一定的误差，但在医疗救援初期贫信息快决策的背景下，预测结果还是可以接受的。此外，本算例中只知道前 4 天的用血数据，若知道第 5 天的数据则可以修正模型的参数，实现需求的动态预测效果。通过实例验证表明本章提出的基于 Logistic 特征的应急血液需求总量预测模型可运用于应急血液需求预测实践，可为决策部门提供参考和指导。

6.3　非常规突发事件应急血液信息更新预测模型

6.3.1　背景描述

非常规突发事件发生后，由于影响血液需求的因素构成极其复杂，如医疗机构的损毁造成工作无法开展，重症伤员推迟手术以及伤员转运异地治疗等[90]，进而造成需求的波动性较大，没有显著的规律特征，从而给预测工作带来不小的难度。尽管在实际中部分用血规律已被认识，如灾后最初 2~3 天的血液需求量较大，随后呈逐步下降的趋势。但另一些因素的规律性却难以表述，故可将应急血液需求看成一个灰色系统。此外医疗救援初期掌握的临床用血数据信息有限，通常只知道部分用血信息，而对伤员伤势和伤情等情况掌握不充分，这些都符合灰色预测模型的建模条件。同时可根据实际反馈的用血信息更新建模数据序列，及时去掉旧有信息，反映出系统目前的变化特征从而实现实时动态的预测效果。

灰色系统理论是一种只知道部分信息，而对整个状态无法全面了解的系统，属于一种典型的不确定系统，其主要特征表现为"部分信息已知，部分信息未知"、"小样本"和"贫信息"。它没有物理原型，运行机理不明确，表现为结构关系模糊、信息不完全和状态不确定。该理论由邓聚龙先生在 1982 年首次提出[134]后，由于其特有的优势受到了国内外学者的广泛关注。

灰色预测模型作为灰色系统理论的重要组成部分，因其具有建模数据要求少、计算简便可行、精度较高等诸多优点，在众多领域得到了充分的应用和发展，但如何提高拟合和预测精度却比较困难，为此不少科研工作者都对如何提高灰色预测模型的精度做了一系列的尝试，如基于残差 GM（1，1）的修正模型[135]、对原始数据进行变化以提高离散序列的光滑度[136]、优化加权的 GM（1，1）模型[137]、改进模型背景值[138]等。虽然这些方法在某种程度上提高了预测精度，但由于灰色预测得到的结果为一个指数型函数，呈现出来的预测图形是一条平滑且具有单调性的曲线[139]，而当原始数据表现出起伏性和无序性的特征时，则可能引起预测误差过分偏大从而使得预测失效。

　　通过本书 3.3.1 小节中关于应急血液需求特性的分析可知，在非常规突发事件下应急血液需求量具有一定的数理特性，但同时由于其波动性较大以及医疗救援初期可获取的用血数据较少，若直接采用 GM(1，1)模型进行预测，则可能产生很大的偏差。灰色包络预测模型则是利用 GM(1，1)模型对已知离散混乱的序列构造出上下边界并对覆盖区域进行预测的一种方法，它可以将未来区间的预测误差控制在一定的范围内。马尔科夫预测则主要通过计算系统内各个状态间的转移变化概率来预测下一个时刻的系统变化过程，当数据表现出较大随机波动性特征时，该方法具有很强的适用性[140]。为此，本节将灰色包络思想和马尔科夫性引入预测模型中，以改善数据波动程度对模型的影响，从而提高模型的稳定性，并根据反馈的信息及时去掉旧信息，不断更新用于建模的数据序列，最终建立应急血液信息更新预测模型。

6.3.2　灰色包络模型

　　根据灰色包络模型的定义可知，建立灰色包络模型的核心就是利用 GM(1，1)模型确定出原始数据序列的上下包络模型。其数学表述如下：记原始数据序列为 $f(k) = X^{(0)}(k)$，其上下包络函数的表达式为 $f_u(k)$ 和 $f_1(k)$，$\forall k$，有 $f_u(k) \leqslant f(k) \leqslant f_1(k)$ 成立。

　　但在具体应用中，上下包络线上下缘点的选择凭借经验进行主观选取，如根据原始数据序列的峰值、谷值做出原始序列的上下包络线，但选取峰点和谷点时却不必选取所有的点，因而使得有些数据落入包络线的上方，另一些落入包络线的下方，这势必会引起未来区间预测的偏差。为此，我们参考文献[141]提出的线性规划法来确定灰色包络模型。

　　由灰色预测 GM(1，1)模型易知：

$$X^{(1)}(k+1) = C_0 e^{-ak} + \frac{\mu}{a} \tag{6-13}$$

则

$$X^{(0)}(k) = X^{(1)}(k+1) - X^{(1)}(k)$$

$$= \left(C_0 e^{-ak} + \frac{\mu}{a} \right) - \left(C_0 e^{-a(k-1)} + \frac{\mu}{a} \right) = C_0(1 - e^a) e^{-ak}$$

令 $C = C_0(1 - e^a)$，则可得到还原式为

$$X^{(0)}(k) = C e^{-ak} \tag{6-14}$$

　　根据式(6-14)，不妨设上包络 GM(1，1)模型为 $\hat{X}_u^{(0)}(k) = C_1 e^{-a_1 k}$，将等式两边取对数可得 $\ln \hat{X}_u^{(0)}(k) = \ln C_1 - a_1 k$，同理设下包络模型为 $\hat{X}_1^{(0)}(k) = C_2 e^{-a_2 k}$，其中，$C_1$ 和 C_2、a_1 和 a_2 为需求解的待估参数。

为解出上下包络模型的参数，不妨以上下灰色包络模型在 k 时刻的预测值与其对应实际值之差的平方和最小作为目标函数，以 $\hat{X}_{\mathrm{l}}^{(0)}(k) \leqslant X^{(0)}(k) \leqslant \hat{X}_{\mathrm{u}}^{(0)}(k)$ 为约束条件，于是可建立相应的规划模型。

对于上包络模型，令 $Q(k) = \ln C_1 - a_1 k - X^{(0)}(k)$，则目标函数为 $\sum\limits_{k=1}^{n} Q^2(k)$，由于 $Q(k) \geqslant 0$，所以只需 $\sum\limits_{k=1}^{n} Q(k)$ 最小即可，亦即 $\sum\limits_{k=1}^{n} Q(k) = n \ln C_1 - a_1 \sum\limits_{k=1}^{n} k - \sum\limits_{k=1}^{n} X^{(0)}(k)$ 最小；又由于 $\sum\limits_{k=1}^{n} X^{(0)}(k)$ 为常数，故只需 $n \ln C_1 - a_1 \sum\limits_{k=1}^{n} k = n\left[\ln C_1 - a_1 \dfrac{\sum\limits_{k=1}^{n} k}{n}\right]$ 最小即可。这样，目标函数最终可简化为使得 $f_u = \ln C_1 - a_1 \dfrac{\sum\limits_{k=1}^{n} k}{n}$ 最小，于是求解待估参数 C_1 和 a_1 可转化为求解下述线性规划（linear programming，LP）问题。

上包络 GM(1，1)模型为

$$\min f_{\mathrm{u}} = \ln C_1 - a_1 \frac{\sum\limits_{k=1}^{n} k}{n}$$

$$\text{s. t.} \begin{cases} \ln \hat{X}^{(0)}(k) \geqslant \ln X^{(0)}(k)，\text{即 } \ln C_1 - a_1 k \geqslant \ln X^{(0)}(k) \\ k = 1, 2, \cdots, n \end{cases} \tag{6-15}$$

下包络 GM(1，1)模型为

$$\min f_{\mathrm{l}} = a_2 \frac{\sum\limits_{k=1}^{n} k}{n} - \ln C_2$$

$$\text{s. t.} \begin{cases} \ln \hat{X}^{(0)}(k) \leqslant \ln X^{(0)}(k)，\text{即 } \ln C_2 - a_2 k \leqslant \ln X^{(0)}(k) \\ k = 1, 2, \cdots, n \end{cases} \tag{6-16}$$

根据式(6-15)和式(6-16)可求解出相关参数，进而可确定出灰色包络模型的上下包络模型。

6.3.3　状态划分

在马尔科夫预测中，最重要的步骤是对原始数据进行状态的划分，通常的做法是用 $n+1$ 条平行的曲线将其划分为 n 个独立状态的条形化区域。但从一般状态的划分过程不难看出，其状态的划分具有盲目性和试探性，不能保证每个状态下都含有原始数据，于是我们参考文献[142]提出的状态划分方法，对其进行了改进，采用一种客观的方法来划分状态。

首先给出如下几个定义。

定义 6-1　设 $Y(k)=\hat{X}(k)+\gamma\overline{X}$，若有 $Y(k)$ 使得 $\min\limits_{\gamma}\sum\limits_{k=1}^{n}[\hat{X}(k)+\gamma\overline{X}-X^{(0)}(k)]^2$ 成立，则称 $Y(k)$ 是反映原始数据序列变化的中心趋势线。根据其定义，可求出 $\gamma=\dfrac{\sum\limits_{k=1}^{n}[X^{(0)}(k)-\hat{X}(k)]}{n\overline{X}}$。

定义 6-2　设 $T=\max\limits_{k}\{X^{(0)}(k)-Y(k)\}$，则称 T 为原始数据相对于 $Y(k)$ 的正偏差。

定义 6-3　设 $D=\min\limits_{k}\{X^{(0)}(k)-Y(k)\}$，则称 D 为原始数据相对于 $Y(k)$ 的负偏差。

根据上述三个定义，首先可通过计算得到对应的 $Y(k)$、T 值和 D 值，以此为基准，并根据数据的特点将其划分为 n 个状态。

下面以划分四个状态为例，简要介绍该划分方法。

设 $\otimes_i=[\tilde{\otimes}_{1i},\tilde{\otimes}_{2i}](i=1,2,3,4)$，$\tilde{\otimes}_{1i}=Y(k)+\alpha_i\overline{X}$，$\tilde{\otimes}_{2i}=Y(k)+\beta_i\overline{X}$ 是原始数据的四个状态，其中，$\alpha_1=D/\overline{X}-\varepsilon_1$，$\beta_4=T/\overline{X}+\varepsilon_2$，$\beta_1=c_1\alpha_1$，$\alpha_2=\beta_1$，$\beta_2=0$，$\alpha_3=\beta_2$，$\beta_3=c_2\beta_4$，$\alpha_4=\beta_3$，$\varepsilon_1$ 和 ε_2 为大于零的小数，$0<c_1$、$c_2<1$ 为待定常数。利用该方法来划分的状态便能保证所有的数据都包含在状态里。

6.3.4　模型建立

根据灰色理论的观点，由于增加了新数据，去掉了旧数据，GM(1，1)模型实现了信息的动态更新，即可动态跟踪系统的最新变化。在应急血液预测实践中，虽然初期获得的信息不够全面，不能较真实反映临床的用血规律，但随着时间的推移，不断反馈的信息更为真实可靠，有益于提高模型的精度。另外，由于应急血液需求量变化具有波动性较大的特征，若直接利用波动数据建立对应的模型则可能使预测失效。而灰色包络模型可将需求量变化有效控制在一个波动区间以内，同时也能较好反映需求量变化的趋势特征。为此，可考虑将灰色包络思想和马尔科夫性一并引入预测模型中，进而提出应急血液信息更新预测模型，其具体思路如下：利用线性规划法确定出上下包络 GM(1，1)模型，并以其均值作为用血量变化的趋势值，再以趋势值为基础利用本节提出的方法对状态进行划分，然后用马尔科夫概率矩阵预测出状态转移变化的概率进而得到预测值，并根据不断反馈的信息及时更新建模数据，直至完成预测工作。

其具体步骤如下。

Step 1　通过样本数据利用本节提出的方法确定出灰色包络模型，其具体的方法和步骤参考 6.3.2 小节。

Step 2　利用上包络预测模型和下包络预测模型的均值得出数据变化规律的趋势线，其值可由式(6-17)计算得到。

$$\hat{X}(k)=\left[\hat{X}_{\mathrm{u}}^{(0)}(k)+\hat{X}_{\mathrm{l}}^{(0)}(k)\right]/2 \tag{6-17}$$

Step 3　将 Step 2 得出的趋势值作为状态划分的基准，利用 6.3.3 小节提出的状态划分方法将其划分为不同的状态。

Step 4　以 Step 3 划分好的状态为依据，计算出趋势值转移的状态概率矩阵。

$$P_{ij}(m)=\frac{M_{ij}(m)}{M_i},\quad i、j=1,2,\cdots,n \tag{6-18}$$

其中，$M_{ij}(m)$ 为 $\otimes_i$ 经由 m 步转移到 $\otimes_j$ 的数据样本总数；M_i 为 $\otimes_i$ 的数据样本总数。

状态转移概率矩阵为

$$\boldsymbol{P}(m)=\begin{bmatrix} P_{11}(m) & P_{12}(m) & \cdots & P_{1n}(m) \\ P_{21}(m) & P_{22}(m) & \cdots & P_{2n}(m) \\ \vdots & \vdots & & \vdots \\ P_{n1}(m) & P_{n2}(m) & \cdots & P_{m}(m) \end{bmatrix} \tag{6-19}$$

不妨设状态 $\otimes_i$ 的初始向量为 $\boldsymbol{V}_0$，实现 k 步转移后的状态向量为

$$\boldsymbol{V}_k=\boldsymbol{V}_0\times\boldsymbol{P}(m)^k \tag{6-20}$$

在具体运用中只需计算出 $\boldsymbol{P}(1)$，同时假设血液需求量处于 $\otimes_i$，则分析 $\boldsymbol{P}(1)$ 的第 i 行，如果 $\max_j P_{ij}(1)=P_{ik}(1)$，则可认为下一时刻的血液需求量从状态 $\otimes_i$ 转移到状态 $\otimes_k$ 的概率最大。

Step 5　计算出预测值。

得到血液需求量转移后所处状态，则可得出对应的预测值，其计算公式如下：

$$\hat{Y}'(k)=\frac{1}{2}(\tilde{\otimes}_{1i}+\tilde{\otimes}_{2i}) \tag{6-21}$$

其中，$[\tilde{\otimes}_{1i},\tilde{\otimes}_{2i}]$ 为需求量变动的区间。

Step 6　根据实时反馈信息，去掉旧有数据，更新建模数据序列，重复 Step 1～Step 5 的过程直至完成预测工作。

6.3.5　示例分析

本小节同样利用 2008 年"5·12"汶川大地震期间的临床用血数据来验证模型的有效性。其中全血除了可直接应用于临床外也适用于制作其他血液成分，而红细胞类制品是地震医疗救援中最重要的血液制品。下面我们对全血和红细胞这两种血液制品进行预测。考虑到获取数据的难度，故假设在医疗救援初期只获取了前 7 天的用血数据，即只知道 7 个样本数据信息。汶川大地震震后 7 天的全血和红细胞类血液制品的实际逐日需求量如表 6-6 所示。

表 6-6　汶川大地震震后 7 天的全血和红细胞类血液制品的实际逐日需求量

日期	全血/毫升	红细胞/U
2008-05-12	46 800	2 188
2008-05-13	81 800	4 666
2008-05-14	31 800	1 222
2008-05-15	31 800	1 065
2008-05-16	41 400	1 047
2008-05-17	20 600	1 312
2008-05-18	30 200	1 103

1. 预测步骤

首先根据样本数据计算出上下包络 GM(1，1)模型。

Step 1　经过计算，得到全血和红细胞的灰色包络模型。

全血上包络模型：$\hat{X}_u^{(0)}(k) = 121\,860e^{-0.199\,3k}$；下包络模型：$\hat{X}_l^{(0)}(k) = 47\,903e^{-0.140\,7k}$。

红细胞上包络模型：$\hat{X}_u^{(0)}(k) = 8\,307.92e^{-0.288\,5k}$；下包络模型：$\hat{X}_l^{(0)}(k) = 1\,140.15e^{-0.017k}$。

Step 2　计算上下包络预测模型的均值，进而得出数据变化规律的趋势值。

直接将 $k=1，2，\cdots，10$ 代入上述上下包络模型，并计算出均值，其结果见表 6-7。

表 6-7　全血和红细胞上下包络值及均值

序号	全血/毫升			红细胞/U		
	上包络值	下包络值	平均值	上包络值	下包络值	平均值
1	99 840	41 618	70 729	6 226.10	1 477.00	3 851.60
2	81 800	36 158	58 979	4 666.00	1 311.10	2 988.50
3	67 020	31 414	49 217	3 496.80	1 163.80	2 330.30
4	54 910	27 292	41 101	2 620.60	1 033.00	1 826.80

续表

序号	全血/毫升			红细胞/U		
	上包络值	下包络值	平均值	上包络值	下包络值	平均值
5	44 989	23 711	34 350	1 963.90	916.98	1 440.40
6	36 860	20 600	28 730	1 471.80	813.95	1 142.90
7	30 200	17 897	24 049	1 103.00	722.50	912.75
8	25 743	15 549	20 646	826.60	641.33	733.97
9	20 273	13 509	16 891	619.48	569.28	594.38
10	16 610	11 736	14 173	464.25	505.32	484.79

Step 3～Step 5：利用马尔科夫预测模型预测出第 8～10 天的具体需求量。下面以全血为例，说明其具体步骤。

首先计算出 $Y(k)$、T 值和 D 值，它们分别是 $Y(k)=\hat{X}(k)-0.074\,08\overline{X}$，$T=26\,072$，$D=-20\,678$。其次，根据数据的特点划分状态，考虑到原始数据有 7 个，故可考虑将其划分为两个状态(结果见图 6-3)，其参数取值如下：$\varepsilon_1=-0.01D/\overline{X}$，$\varepsilon_2=0.01T/\overline{X}$，$c_1=1/3$，$\alpha=D/\overline{X}-\varepsilon_1$，$\beta_2=T/\overline{X}+\varepsilon_2$，$\beta_1=c_1\alpha_1$，$\alpha_2=\beta_1$。

$\bigotimes_1=[\tilde{\bigotimes}_{11},\ \tilde{\bigotimes}_{21}]$，$\tilde{\bigotimes}_{11}=Y(k)-0.475\,97\overline{X}$，$\tilde{\bigotimes}_{21}=Y(k)-0.158\,66\overline{X}$；

$\bigotimes_2=[\tilde{\bigotimes}_{12},\ \tilde{\bigotimes}_{22}]$，$\tilde{\bigotimes}_{12}=Y(k)-0.158\,66\overline{X}$，$\tilde{\bigotimes}_{22}=Y(k)+0.600\,11\overline{X}$。

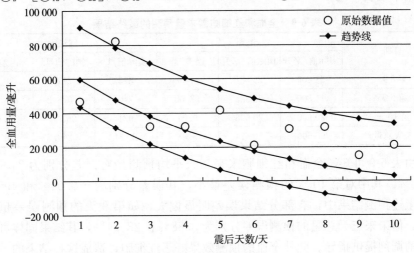

图 6-3　状态划分图

在状态划分图中，横坐标表示震后天数(即 5 月 12 日至 5 月 21 日)，纵坐标表示全血用量；实线表示趋势线，两相邻实线表示一个状态，圆圈表示原始数据值。进而可得到状态分布表，见表 6-8。

表6-8　汶川大地震四川灾区震后7天全血用量变化状态

日期	2008-05-12	2008-05-13	2008-05-14	2008-05-15	2008-05-16	2008-05-17	2008-05-18
状态	1	2	1	2	2	2	2

由图 6-3 和表 6-8 并根据式(6-19)可计算出 $\boldsymbol{P}(1)$：

$$\boldsymbol{P}(1)=\begin{bmatrix} 0 & 1 \\ 0.25 & 0.75 \end{bmatrix}$$

由表 6-8 可知，5 月 18 日的用血量为状态 2，则考察矩阵第 2 行，$\max_{j} P_{2j}(1)=P_{22}(1)$，因此，预测 5 月 19 日，即震后 8 天的用血量最有可能处于状态 2。由式(6-20)可计算第 9 天和第 10 天用血量的状态均为 2。

最后由式(6-21)可算出未来三天(即第 8~10 天)全血的预测值为

$$\hat{Y}'(8)=\frac{1}{2}(\otimes_{12}+\otimes_{22})=\frac{1}{2}\times(9\,933.8+43\,228)=26\,580.9(毫升)$$

$$\hat{Y}'(9)=\frac{1}{2}(\otimes_{12}+\otimes_{22})=\frac{1}{2}\times(6\,678.4+39\,973)=23\,325.7(毫升)$$

$$\hat{Y}'(10)=\frac{1}{2}(\otimes_{12}+\otimes_{22})=\frac{1}{2}\times(3\,960.7+37\,255)=20\,607.85(毫升)$$

2. 结果分析

重复上述步骤，同理可预测出红细胞的需求量，全血和红细胞需求量预测的最终结果见表 6-9。

表6-9　全血和红细胞需求量预测的最终结果

日期	全血			红细胞		
	实际值/毫升	预测值/毫升	误差/%	实际值/U	预测值/U	误差/%
第8天	31 200	26 581	−14.80	873	1 212.9	38.93
第9天	14 800	23 325	57.60	740	1 073.2	45.03
第10天	20 600	20 608	0.04	921	963.6	4.63
三天总量	66 600	70 514	5.88	2 534	3 249.7	28.24

由表 6-9 可知，全血和红细胞未来三天平均预测相对误差分别为 24.15%、29.53%。其中对第 10 天的预测误差最小，其误差分别为 −0.04% 和 4.63%。尽管上述预测结果中，有部分结果误差明显偏大，如第 9 天的预测误差超过了 40%，但未来三天总量的预测误差分别为 5.88% 和 28.24%，其结果同样可以为血液的调剂提供指导。此外全血的预测效果好于红细胞，造成这种结果的主要原因是全血用量的变化规律趋势性较好，利用灰色模型进行预测拟合时精度较红细胞高。总之，考虑到非常规突发事件这一特定的情景，由于信息获取渠道不畅，不确定因素加剧，进而给血液需求量的准确估计带来巨大困难，而本节提出的预测模型可为非常规突发事件发生后的短期血液需求预测提供重要参考。

最后以全血为例，将本章提出的基于灰色包络-马尔科夫预测的应急血液需求更新预测模型与传统的 GM(1，1)预测模型、灰色-马尔科夫预测模型得到的结果进行对比，其结果见表 6-10。

表 6-10　预测结果比较

日期	实际值/毫升	GM(1，1)预测		灰色-马尔科夫预测		灰色包络-马尔科夫预测	
		预测值/毫升	误差/%	预测值/毫升	误差/%	预测值/毫升	误差/%
第 8 天	31 200	14 919	−52.18	19 920	−36.15	26 581	−14.80
第 9 天	14 800	11 632	−21.41	16 633	12.39	23 325	57.60
第 10 天	20 600	9 070	−55.97	14 070	−31.70	20 608	0.04
平均误差	—	—	43.19	—	26.75	—	24.15

由表 6-10 可知，直接采用 GM(1，1)模型的预测结果均比实际值小，且误差较大(平均预测误差达到 43.19%)；采用灰色-马尔科夫预测模型的预测平均误差为 26.75%，而采用本章提出的预测方法平均预测误差最小为 24.15%。同时，对于第 8 天的预测，本章方法的预测精度(−14.80%)也明显高于其他两种方法(−52.18%和−36.15%)，说明该方法在救援初期对应急血液进行短期预测的效果较好。可见，本章提出的基于灰色包络-马尔科夫预测的应急血液需求更新预测模型预测精度高于其他两种预测方法，在一定程度上提高了预测的准确性和可靠性。

6.4　非常规突发事件应急血液组合预测模型

6.4.1　背景描述

随着紧急用血周期的结束，临床血液需求量有下降的趋势，对于预测时效性的要求也开始降低。由于血液是一种极为稀缺的资源，保障血液的合理高效使用、减少预测失误引发的浪费是本阶段工作应遵循的基本原则，为此提高预测模型的精度变得极为重要。组合预测模型自 20 世纪 60 年代末由 Bates 和 Granger 首次进行研究以来，因其能极大地提高预测精度而引起了人们的广泛关注，并随之得到了进一步的研究和发展[143~146]。组合预测就是利用多种预测模型的优点，选择适当的方式以全面反映出系统的规律特征进而提高预测模型的有效性。组合预测的优点在于：首先可从不同的模型得出不同的信息片段，以便更好地了解系统变化的特征；其次在预测的初始阶段，组合方法可使模型的选择变得相对容易；最后组合预测还可以弥补单一预测模型精度不高的缺陷，降低预测的风险性。

虽然灰色预测具有建模数据少、不用考虑数据特征、建模简单方便等诸多优点，但它在面对非线性的波动性数据序列时，其处理能力几乎失效进而导致较差的预测效果。而神经网络模型由于具备极强的非线性拟合能力，可隐式化表达系统的非线性关系，进而无须建立复杂的显式关系表达式，因此可对复杂的研究问题进行建模[147]。但其缺点在于需要输入足够的能够反映实际情况的样本数据，否则便会出现训练后的神经网络外延较差不能推广的问题。

尽管灰色预测和神经网络本身具有优缺点，但两者实际上可实现优劣势的互补。例如，灰色预测对趋势性特征明显、数据波动不大的问题较为有效，而神经网络则能预测无序的时间序列；灰色预测主要适用于短期预测，而神经网络在长期预测中具有更大的优势；另外，灰色预测只需少量的数据便可得到较准确的结果，而人工神经网络需在训练样本较多的情况下才具有较好的泛化扩展性能[148,149]。

通过以上分析，可考虑将上述两者相结合以充分发挥各自的优势，由组合预测理论易知，将两者组合后也可确保预测的稳定性，满足精度要求。根据本书研究的应急血液保障问题的特点，即所获得的用血数据样本不足或残缺，则很难利用这些数据进行常规的预测。考虑到外界复杂环境对系统的内部因素及其相互关系的重大影响，故只能发掘用血需求量这一单一灰色量的内在信息来建立预测模型。综上所述，可考虑将灰色理论与神经网络模型引入应急血液需求预测领域，从而建立基于灰色-神经网络的应急血液组合预测模型。

目前，灰色人工神经网络应用较为广泛，在众多预测领域都收到了良好的效果。但大部分模型本质是直接利用原始数据建立相关模型，并将拟合精度等同于预测精度。通过分析应急血液需求的特性可知，由于外界环境对血液需求量的影响干扰非常大，且受到多种偶然因素的共同影响，其需求特征表现出极为复杂的无规律性，若此时直接根据原始数据来建立 GM(1，1)模型则可能导致结果有较大的误差。为此，考虑到应急血液原始数据可能出现异常变动值的情形，本节首先对原始数据进行修正和改进，以消除异常数据值对模型可靠性的影响。

根据一些实例验证，修正后的原始数据可在一定程度上提高模型的预测精度。但在通常情况下，在修正处理数据时只能选取那些偏离趋势值较大的部分数据，否则会使得修正后的数据失去原来的特征而表现出趋势性的变化。因此，在修正异常数据时，必须保证数据序列发展的连续性和一致性，尽量反映出数据序列的动态发展趋势[150]。当数据序列无明显异常数据时，可直接对原始数据进行建模预测；否则，则需要先对数据进行必要的处理和修正。

通过对应急血液需求量变化的研究和特性分析发现，其数据变化呈现先增加后减少的特征，即在图形上表现为有一个峰值，而峰值到达的时间因事件的差异性而有所不同。但总体上具有一定的趋势性，如原始数据中若出现异常值，则去掉该值，利用前后数据的均值替代原值。另外，为了减少统计中无法避免的随机误差，使其能够满足灰色预测模型的建模条件，则需对原始数据进行光滑性处理，增加其光滑度，其处理过程如下：

$$X^{(0)}(n)=\begin{cases} \dfrac{1}{4}\big[3X^{(0)}(n)+X^{(0)}(n+1)\big]n=1 \\ \dfrac{1}{4}\big[X^{(0)}(n-1)+2X^{(0)}(n)+X^{(0)}(n+1)\big]n\geqslant2 \end{cases} \tag{6-22}$$

6.4.2　改进预测公式

在灰色预测中，GM(1，1)模型是一种应用最为广泛的预测模型，GM(1，1)模型主要用于单因素预测，其机理就是建立反映系统中预测对象发展变化规律的一阶线性微分方程模型，通过对系统特征的映射数据序列建立相关灰色模型，从而得到相应的预测公式。传统 GM(1，1)预测的实质是利用指数曲线去拟合原始数据序列，但第一个数据点不一定在这条拟合指数曲线上，故将 $\hat{X}^{(1)}(1)=X^{(1)}(1)$ 作为已知条件是不成立的。此外，$X^{(1)}(1)$ 也是一个旧有数据，与未来的联系不太紧密，同时也不能通过累加生成得到，规律性也不是太好。针对该预测公式的缺陷，有学者提出了灰色预测公式的改进公式[151]：

$$X^{(1)}(k+1)=\left[X^{(1)}(m)-\dfrac{\mu}{a}\right]\mathrm{e}^{-a(k-m+1)}+\dfrac{\mu}{a} \tag{6-23}$$

通过遍历 m 的取值以计算出相对应的灰色预测模型的拟合误差，最后找出误差最小的 m 值，并以此为依据进行预测。

6.4.3　模型建立

首先，根据原始数据的特点，对可能出现的异常值进行修正，同时进行平滑性处理以改善灰色预测模型的建模条件，消除灰色预测的理论误差；其次，利用改进后的灰色预测公式对修正后的数据进行初次预测，得出最佳预测公式及最佳预测值，并计算出残差序列，再利用 BP 神经网络对其预测；最后，将两者得到的结果相加作为最终的预测结果。其具体步骤如下。

1. 步骤一：修正和处理原始数据

若原始数据中出现异常值，则去掉该值，利用前后数据的均值作为该值的替代值，再利用式(6-22)进行光滑性处理，改善后在时刻 L 的值记为 $X^{(0)}(L)$。

2. 步骤二：利用改进后的灰色预测公式对修正后的数据进行初次预测

首先利用传统的 GM(1，1)模型求出参数 a 和 μ，再利用式(6-23)计算出不同参数下的误差，选择误差最小的 m 值建立最佳预测公式，从而得到模拟值 $\hat{X}^{(0)}(t)$。则在时刻 i 的实际值和模拟值 $\hat{X}^{(0)}(i)$ 之差称为时刻 i 的残差，记为

$e^{(0)}(i)$。

3. 步骤三：以残差序列为基准建立对应的 BP 网络模型

设 $\{e^{(0)}(i)\}$ 为残差序列，$i=1, 2, \cdots, n$。若预测阶数为 D，则用 $e^{(0)}(i-1)$，$e^{(0)}(i-2)$，$\cdots$，$e^{(0)}(i-D)$ 的信息来预测时刻 i 的数值，即将 $e^{(0)}(i-1)$，$e^{(0)}(i-2)$，$\cdots$，$e^{(0)}(i-D)$ 作为 BP 神经网络的输入，将 $e^{(0)}(i)$ 的值作为期望输出，并以此来建立 BP 网络模型。最后利用训练好的 BP 神经网络来预测残差序列值。

经过理论证明可知一个单隐层的 BP 网络可任意逼近一个连续的非线性函数，故只需三层结构的 BP 神经网络便可实现任意非线性映射[152]，故本章建立了三层 BP 神经网络结构。此外，对于隐层节点数的选择，则根据式(6-24)来加以确定。

$$n=\sqrt{n_i+n_o}+a \qquad (6\text{-}24)$$

其中，n 为隐层节点数；n_i 为输入节点数；n_o 为输出节点数；a 为 1～10 的常数。通过选取不同的 a 值进行网络训练，当误差最小时，确定出最佳的隐层神经元节点数。

同时为了使得神经网络最终能够达到局部最小并完成收敛，则需要给每个神经元的初始值赋予一个接近于零的随机数。另外，在训练开始之前需对输入数据样本进行归一化，以使其能满足网络输出的要求[153]。由于神经元传递为 Sigmoid 型激励函数，为了使输出范围介于 0～1，需要在训练和预测时将输入样本和期望输出进行归一化，其归一化公式为

$$x_i=\frac{x_i-s}{t-s} \qquad (6\text{-}25)$$

其中，公式左边的 x_i 为归一化后的输入函数；公式右边的 x_i 为原始数据样本；s 和 t 为待定系数。由于神经网络中采用 Sigmoid 型激励函数，而这种函数的主要特点是处于中间区域的数据对于输入的变化较为敏感，而靠近两端的数据的反应则相对迟钝。这一特点说明对于处在两端的数据的预测精度不太准确，故需要对样本数据的归一化进行重新压缩，使之远离激励函数的两端，因而将原始数据样本归一化的区间定在 $[0.1, 0.9]$。

式(6-25)中的 s 和 t 可由公式 $s=(9x_{\min}-x_{\max})/8$ 和 $t=(9x_{\max}-x_{\min})/8$ 计算得出，其中，$x_{\max}$、$x_{\min}$ 表示各数据样本中的最大值、最小值。

4. 步骤四：计算出新的预测值

设最终的预测值为 $\hat{X}^{(0)}(i, 1)$，则有 $\hat{X}^{(0)}(i, 1)=\hat{X}^{(0)}(i)+\hat{e}^{(0)}(i)$

6.4.4 示例分析

本章以汶川大地震震后 10 天的实际用血数据(含红细胞、全血和血浆三种制

品，其具体值见表6-11)作为原始数据进行建模分析，对第11～15天的血液需求量进行预测，并以实际用血量对预测结果进行检验。

表 6-11　汶川大地震震后 10 天的实际用血数据(单位：U)

日期	2008-05-12	2008-05-13	2008-05-14	2008-05-15	2008-05-16
用血量	3 481	6 332	1 892	2 086	3 037
日期	2008-05-17	2008-05-18	2008-05-19	2008-05-20	2008-05-21
用血量	2 509	5 264	3 203	1 841	3 852

利用本节提出的应急血液组合预测模型进行预测，其具体步骤如下。

Step 1　分析原始数据特征，找出其异常值，并经过修正和处理。其结果如表 6-12 第二列所示。

表 6-12　改进 GM(1，1)预测结果

序号	改进值 $X^{(0)}(i)$	预测值 $\hat{X}^{(0)}(i)$	残差 $e^{(0)}(i)$
1	4 193.75	4 193.75	0
2	5 222.00	3 253.87	1 968.13
3	1 940.50	3 186.58	−1 246.08
4	2 323.75	3 120.67	−796.92
5	2 905.00	3 056.14	−151.14
6	2 595.75	2 992.93	−397.18
7	2 942.75	2 931.03	11.72
8	2 862.50	2 870.42	−7.92
9	2 343.75	2 811.05	−467.30
10	3 852.00	2 752.92	1 099.08

Step 2　以改进后的数据为基础，通过计算不同 m 值对应下 GM(1，1)模型的误差，最终发现当 $m=1$ 时，其拟合误差最小，于是得到预测公式为

$$\hat{X}^{(1)}(k+1)=161\ 528.79-157\ 335.04e^{-0.020\ 898k}$$

代入不同的 k 值，得到相应的预测结果，如表 6-12 所示。

Step 3　根据历史数据特点，取其预测阶数 $D=5$。此外，由于用于 BP 网络训练只有用血量这一单一的输入量，为了满足 BP 神经网络多输入的要求，再对其进行重构，即利用第 1～5 天的用血数据来预测第 6 天的用血数据，以此类推，共得到 5 组输入数据用于 BP 神经网络的训练。其输入数据和输出数据(期望输出)见表 6-13，经归一化处理的结果见表 6-14。

表 6-13　BP 神经网络训练的输入数据和输出数据

序列	输入数据					输出数据
1	0	1 968.13	−1 246.08	−796.92	−151.14	−397.18
2	1 968.13	−1 246.08	−796.92	−151.14	−397.18	11.72
3	−1 246.08	−796.92	−151.14	−397.18	11.72	−7.92
4	−796.92	−151.14	−397.18	11.72	−7.92	−467.30
5	−151.14	−397.18	11.72	−7.92	−467.30	1 099.08

表 6-14　归一化后 BP 神经网络训练的输入数据和输出数据

序列	输入数据					输出数据
1	0.590 24	0.1	0.9	0.788 45	0.627 96	0.863 31
2	0.1	0.9	0.788 45	0.627 96	0.689 38	0.656 09
3	0.9	0.614 14	0.202 87	0.360 26	0.1	0.666 42
4	0.9	0.260 07	0.504 96	0.1	0.120 19	0.9
5	0.368 65	0.779 67	0.1	0.133 88	0.9	0.1

　　经过误差计算分析可知,当隐含层神经元个数为 5 时,BP 神经网络对数据序列的逼近效果最好,故将隐含层神经元节点数确定为 5,于是得到 BP 神经网络结构为 5—5—1,并利用 Matlab 编写 BP 神经网络预测程序。由于其神经网络采用了近似最速下降法,使权值沿着均方误差的负梯度方向改变,通过不断修正连接权矩阵来实现对网络的训练[154,155]。算法主要参数设置如下:输入层和隐含层采用 tansig 传递函数,输出层采用 purelin 传递函数,训练函数为 traingdx,最大训练次数为 5 000,收敛误差设为 0.000 1,动量因子取 0.05,其余参数采用默认值。

　　最后用训练好的 BP 神经网络预测残差序列的数值。根据网络结构,利用第 6~10 天的数据残差序列预测出第 11 天的残差值:$\hat{e}^{(0)}(11)=-420.045$。

　　Step 4　确定出新的预测值。再将第 11 天的残差值与灰色预测值相加,得出第 11 天的预测值,即

$$\hat{X}^{(0)}(11,1)=\hat{X}^{(0)}(11)+\hat{e}^{(0)}(11)=2\,695.983-420.045=2\,275.938$$

　　最后将得到的值更新到模型中,同时去掉第 1 天的数据,重复上述过程,便可得到第 11~15 天的预测值,其最终结果见表 6-15。

表 6-15　未来 5 天预测结果

日期	$\hat{X}^{(0)}(i)$	$\hat{e}^{(0)}(i)$	预测值	实际值	误差/%
第 11 天	2 695.983	−420.045	2 280.6	2 209	3.24
第 12 天	3 095.2	289.07	3 384.2	3 126	8.26
第 13 天	3 296.4	−769.452 6	2 436.9	2 137	14.03
第 14 天	2 859.7	−1 619.2	1 240.4	1 147	8.14
第 15 天	2 250.3	538.53	2 788.9	2 994	−6.85

由表 6-15 可知，除了第 13 天的误差较大(14.03％)之外，其余的误差都在 10％以内，这说明该预测模型可以得到较好的预测效果，同时经计算可得其平均预测误差为 8.11％。

将利用该模型得到的预测结果与 GM(1，1)模型、BP 神经网络和 GM-BP 模型的结果进行比较分析，其结果见表 6-16。

表 6-16　几个预测模型的预测结果

日期	实际值	GM(1，1)模型		BP 神经网络模型		GM-BP 模型		改进 GM-BP 模型	
		预测值	误差/％	预测值	误差/％	预测值	误差/％	预测值	误差/％
第 11 天	2 209	2 832.03	28.20	2 666.07	20.69	2 258.97	2.26	2 280.6	3.24
第 12 天	3 126	2 743.19	−12.25	4 082.92	30.61	3 509.08	12.25	3 384.2	8.26
第 13 天	2 137	2 657.14	24.34	3 945.71	84.64	3 413.61	59.74	2 436.9	14.03
第 14 天	1 147	2 573.78	124.39	1 757.64	53.24	1 224.22	6.73	1 240.4	8.14
第 15 天	2 994	2 493.04	−16.73	3 669.44	22.56	3 351.24	11.93	2 788.9	−6.85
平均误差	—	—	41.18	—	42.35	—	18.58	—	8.11

由表 6-16 可知，与其他预测模型相比，本节提出的改进 GM-BP 模型的预测精度明显提高，其中第 13 天的预测误差大大低于 BP 神经网络模型和 GM-BP 模型。

为了评价本节提出的应急血液组合预测模型的预测结果，我们再引入偏差(absolute error，AE)、均方差(mean square error，MSE)和平均绝对偏差(mean absolute error，MAE)三个评价指标，其中偏差主要是指每天的预测值与实际值之差，均方差为预测值和实际值方差的平均数，平均绝对偏差为绝对偏差总和除以样本数，其比较结果见表 6-17。

表 6-17　几大预测模型比较分析

模型		GM(1，1)模型	BP 神经网络模型	GM-BP 模型	改进 GM-BP 模型
偏差	第 11 天	623.03	457.07	49.97	71.60
	第 12 天	−382.81	956.92	383.08	258.20
	第 13 天	520.14	1 808.71	1 276.61	299.90
	第 14 天	1 426.78	610.64	77.22	93.40
	第 15 天	−500.96	675.44	357.24	−205.10
均方差		618 383.20	1 045 023.00	382 514.10	42 504.68
平均绝对偏差		690.743 60	901.75	428.82	103.60

由表 6-17 可知，均方差和平均绝对偏差由大到小的排列为 BP 神经网络模型、GM(1，1)模型，GM-BP 模型和改进 GM-BP 模型，表明本节提出的改进 GM-BP 模型的效果最好。

最后，我们再比较改进 GM-BP 模型和 6.3 节提出的应急血液信息更新预测模型的适用性。同样利用应急血液信息更新预测模型来预测本节涉及的用血实际数据，即用前 10 天历史数据预测未来 5 天的用血需求量，其中将需求量划分为 3 个状态，其参数取值如下：$\varepsilon_1 = -0.01D/\overline{X}$，$\varepsilon_2 = 0.01T/\overline{X}$，$c_1 = 1/3$，$c_2 = 1/3$，$a_1 = D/\overline{X} - \varepsilon_1$，$\beta_3 = T/\overline{X} + \varepsilon_2$，$\beta_2 = c_2\alpha_2$，$\alpha_2 = \beta_1$，具体计算过程参见 6.3 节，其结果如表 6-18 所示。

表 6-18　本章提出的需求模型的比较

日期	实际值	应急血液信息更新预测模型		改进 GM-BP	
		预测值	误差/%	预测值	误差/%
第 11 天	2 209	1 639.9	−25.76	2 280.6	3.24
第 12 天	3 126	4 462.7	42.76	3 384.2	8.26
第 13 天	2 137	1 469.9	−31.22	2 436.9	14.03
第 14 天	1 147	1 389.3	21.12	1 240.4	8.14
第 15 天	2 994	1 311.5	−56.20	2 788.9	−6.85
平均误差	—	—	35.41		8.42

由表 6-18 可知，利用应急血液信息更新预测模型的预测结果误差较大，其中最大预测误差高达 −56.20%，其平均误差也近 36%，而在 6.3 节中其预测平均误差基本在 10% 以内。造成这种差别的原因在于应急血液信息更新预测模型中使用了马尔科夫预测理论，其要求数据具有平稳过程等均值的特征，而本节涉及的用血数据的趋势性不明显，利用灰色包络预测趋势线时偏差较大，同时数据间的波动性较大，呈现出非平稳过程，并随着时间的推移，预测值逐渐下降，灰色包络-马尔科夫预测模型只在进行短期预测时的可信度较高。而利用改进 GM-BP 模型得到的结果表明其预测值也具有波动性，可实现较好的非线性逼近，但当数据样本较少时不能建立相应的学习训练样本。为此，我们可得到如下结论。

（1）应急血液信息更新预测模型适用于救援初期掌握用血信息较少的预测阶段，同时要求已知数据信息呈现出一定的趋势性变化特征。

（2）当获得的用血数据较多且变化波动规律呈现非趋势性特征、波动明显时，可考虑使用改进 GM-BP 模型。

（3）应急血液信息更新预测模型适用于短期的需求预测，而组合预测模型不仅适用于短期预测也适用于中长期预测。

第 7 章

非常规突发事件应急血液采集决策

大规模地震、特大恐怖袭击等非常规突发事件会造成巨大的人员伤亡，引发大量应急血液需求。血液是生命之源，其及时、充足的供应对于挽救伤员生命具有至关重要的意义。

非常规突发事件发生后，决策部门往往过高估计应急血液需求量，通过采取大量调剂及囤积血液的做法以保障血液需求。这种方法虽然保障了供给，却容易造成血液的大量过期报废。例如，"9·11"事件后，美国血液保障部门为应对突发事件囤积大量血液，最终造成超过 30 万单位的血制品过期[41]；"5·12"汶川大地震后采血部门也通过大量紧急调剂储备了过多血液而造成了不少的报废。血液是一种珍贵的稀缺物资，它得来不易且具有易腐特性，过多的血液报废会造成消极的社会影响；此外，由于献血有一定的间隔期，大范围的集中采集可能造成采血地发生继发性的"血荒"，导致后期血液供需失衡。因此，在保障供应的前提下降低血液报废数量也十分重要。

血液属于具有固定生命周期的易腐物品。所谓固定生命周期是假设处于生命周期内的任意单位存货都可以满足需求，具有相同的效用；而存货一旦到期就必须报废而完全失去效用。国内外已有大量学者对该类物资的库存控制和管理问题进行了深入研究。Nahmias[23] 和 Prastacos[24] 对 20 世纪 80 年代以前的研究成果进行了全面的回顾；Goyal 和 Giri 则对 20 世纪 80~90 年代的研究成果进行了详细的综述[156]。近年来，Kopach 等研究了基于两种需求速率的红细胞库存管理系统，并以加拿大某血站进行实例分析[29]；Haijema 等应用随机动态规划仿真方法对血小板的生产进行研究[28,157]。Broekmeulen 和 van Donselaar 提出了一种针对易腐商品的仿真启发式算法，提出了一种基于 $(R，s，nQ)$ 的订货策略，用离散事件仿真方法证明了该订货策略和 FIFO 模式的成本优势[109]。Lian 等采用马尔科夫更新过程研究了 $(S，s)$ 策略下的最优订货周期[158]。Baron 等研究了基于(S,s)策略下的易腐品库存控制问题,需求服从批量混合泊松分布,并提出了一种启发式算法求出近似解[159]。Olsson 和 Tydesjo 研究了考虑延迟交货的单仓库单品种易腐物品库存系统,假设系统需求为柏松分布并采用$(S-1,S)$补货策略,最后证明了该策略在节约成本方面优于(Q,r)策略[160]。高宝俊等以国内某大型医院的血液库存系统为对象,基于该系统运行的历史数据建立了一个离散时间系统仿真模型,得到了该系统的最优订货点[36]。吕昕研究了不确定提前期与不确定需求条件下血液库存系统的优化模型[37]。

以上文献都是基于常规背景,多数为以成本为目标的血液库存仿真或解析模型。然而,非常规突发事件发生后的血液库存管理与控制问题具有许多不同于常规条件的特点,主要体现在:第一,应急血液需求呈现波动性的变化,不确定性特征明显。在整个救援期,短时间内血液需求量大,时间紧急,后期逐渐趋向于正常水平。第二,由于血液的寿命限制,紧急救援阶段内的血液库存状态会影响之后常规阶段内的血液库存控制。第三,应急血液需求量较大可能导致血液保障能力受到采血能力限制。第四,救灾过程中,成本不再是优先考虑因素,而应先重视血液供给,再降低血液报废。

针对上述非常规突发事件下血液库存控制问题的特性,本章建立一个应急血液采集动态决策模型,提出一套库存参数设置的敏感性分析工具,以期为相关部门进行应急血液库存管理提供决策参考。

7.1　非常规突发事件应急血液采集决策问题

临床医疗使用最为广泛的血液制品包括全血、红细胞和血浆。其中血浆保质期在一年以上,可视为非易腐物品;全血和红细胞属于有固定保质期的易腐物品,但两种血液制品保质期相同。因此,本章将应急血液采集问题抽象为单一易腐物品的库存控制问题。

假设血液制品固定保质期为 m 天,在保质期内使用价值不变;血液采集订货提前期为 L 天;入库血液制品剩余生命周期也为 m 天。非常规突发事件发生后,紧接着救灾进入应急血液需求大量增加的时期,定义该时期为紧急救援阶段。紧急救援阶段过后,血液需求恢复到常规情况。

紧急救援阶段内,应急血液需求呈现的波动性特征明显,且需求均值和方差难以进行准确衡量。此时,可以采用 Logistic 生物总数增长模型或 Sigmoid 函数来近似估计应急血液需求。紧急救援阶段后,血液需求进入常规阶段,常规用血阶段内的血液需求分布可用历史数据进行拟合估计。血液具有的易腐特性,使得紧急救援阶段内的血液储备和库存状态会对常规用血阶段内的血液需求、采集及报废产生影响。

此外，在临床用血实践中，部分血液需求对血液新鲜程度有要求。某些用血需求不主张输入"陈血"，而要求输入剩余寿命大于 τ 天的新鲜血液。本章把两类血液需求分别称为"任意寿命血液需求"（any age）和"新鲜血液需求"（fresh）。此外，血液需求类型也会对应急库存管理决策产生重大影响，因此模型也考虑了需求类型带来的影响[28]。

在救灾过程中，应急血液库存控制的目标是促进血液保障充足、减少血液报废量。要解决的问题：在何时进行血液采集决策？采集多少？安全库存如何设置？目标存量水平如何设置？

7.2　非常规突发事件应急血液采集决策模型

1. 符号定义

$P = \{p \mid p = 1, 2\}$：血液采集决策阶段的集合。

SS：应急血液安全库存量。

$T = \{t \mid t = 1, 2, \cdots, t_E, \cdots, t_{\text{end}}\}$：血液采集周期的集合。

t_E：紧急救援阶段的周期长度，一天为一个周期，且 $t_{\text{end}} = m + t_E$。

$D_E^{pa}(t)$：第 p 阶段，第 t 周期任意寿命应急血液需求的实际数量。

$D_E^{pf}(t)$：第 p 阶段，第 t 周期新鲜应急血液需求的实际数量。

$D_N^{pa}(t)$：第 p 阶段，第 t 周期常规条件下任意寿命血液需求的实际数量。

$D_N^{pf}(t)$：第 p 阶段，第 t 周期常规条件下新鲜血液需求的实际数量。

$D(t)$：第 t 周期血液的实际需求量。

$S^p(t)$：第 p 阶段，第 t 周期血液采集量。

$x_i^p(t)$：第 p 阶段，第 t 周期剩余寿命为 i 天的血液在库量，$i = 1, 2, \cdots, m$。

$X^p(t) = \sum\limits_{j=1}^{j=m} x_j^p(t)$：第 p 阶段，第 t 周期的血液库存状态。

$Q^p(t)$：第 p 阶段，第 t 周期血液制品的过期报废量。

2. 建模

决策过程要求计算每天不同剩余生命周期血液的出库量、过期报废量、采集量，并根据以上计算结果对每天的库存状态进行实时更新。本章采用递归方程建立参量之间的联系，计算库存检查周期内和提前期内的各变量。

第 t 周期向第 $t+1$ 周期的库存状态转移方程取决于决策周期 t、血液采集量 S、库存状态变量 x、两类血液需求（a，f）和出库策略 R（FIFO，LIFO）。我们将其描述成：

$$x(t+1) = x^R[x(t), a, f, S]$$

采用 FIFO 策略可以降低缺血量和血液报废量[41]。在非常规突发事件下宜采用 FIFO 策略。由于考虑了两种需求，本章采用的库存状态转移方程分为两类，这两类需求的状态转移相互衔接。

在临床中，新鲜血液需求通常是预约过的手术用血，往往在当天出库时优先满足，所以本章假设优先保证新鲜血液需求后，再根据剩余库存状态供应任意血液需求。

第 p 阶段，基于 FIFO 的新鲜血液需求状态转移方程可以表示为

$$\begin{cases} x_i^p(t+1) = \left[x_{i+1}^p(t) - \left(D(t) - \sum_{j=k}^{j=i} x_j^p(t) \right)^+ \right]^+, & k \leqslant i \leqslant m-1 \\ x_m^p(t+1) = S^p(t+1-L) \end{cases} \tag{7-1}$$

其中，$\begin{cases} (A)^+ = \max(A, 0) \\ D(t) = D_E^{pf}(t), & 0 \leqslant t \leqslant t_E \\ D(t) = D_N^{pf}(t), & t_E+1 \leqslant t \leqslant t_{\text{end}} \end{cases}$ ；k 为新鲜血液的最低要求节点；A 指代 "（　）" 里的部分，为任意自然数。

第 p 阶段，得到新鲜血液需求的状态转移方程后，继续推导基于 FIFO 的任意寿命血液需求状态转移方程：

$$\begin{cases} x_i^p(t+1) = \left[x_{i+1}^p(t) - \left(D(t) - \sum_{j=1}^{j=i} x_j^p(t) \right)^+ \right]^+, & 1 \leqslant i \leqslant m-1 \\ x_m^p(t+1) = S^p(t+1-L) \end{cases} \tag{7-2}$$

其中，$\begin{cases} (A)^+ = \max(A, 0) \\ D(t) = D_E^{pa}(t), & 0 \leqslant t \leqslant t_E \\ D(t) = D_N^{pa}(t), & t_E+1 \leqslant t \leqslant t_{\text{end}} \end{cases}$ 。

第 t 周期的过期报废量可以表示为

$$Q^p(t) = \left[x_1^p(t) - D^{pa}(t) \right]^+ \tag{7-3}$$

其中，$\begin{cases} D^{pa}(t) = D_E^{pa}(t), & 0 \leqslant t \leqslant t_E \\ D^{pa}(t) = D_N^{pa}(t), & t_E+1 \leqslant t \leqslant t_{\text{end}} \end{cases}$ 。

新鲜血液需求缺血量可以表示为

$$Y^{pf}(t) = \left[D^{pf}(t) - \sum_{j=k}^{j=m} \overline{X}_j^p(t) - S^p(t+1-L) \right]^+ \tag{7-4}$$

任意寿命血液需求缺血量的表达式分两种情况进行讨论。

（1）当新鲜血液需求未完全满足时，$Y^{pf}(t) > 0$，即 $\left[D^{pf}(t) - \sum_{j=k}^{j=m} \overline{X}_j^p(t) - S^p(t+1-L) \right]^+ > 0$ 时，可得

$$Y^{pa}(t) = \left[D^{pa}(t) - \sum_{j=1}^{j=i-1} x_j^p(t) \right]^+ \tag{7-5}$$

(2)当新鲜血液需求完全满足时，$Y^{pf}(t) = 0$，即 $\left[D^{pf}(t) - \sum_{j=k}^{j=m} \overline{X}_j^p(t) - S^p(t+1-L) \right]^+ = 0$ 时，可得

$$Y^{pa}(T) = \left[D^{pa}(t) - \sum_{j=1}^{j=i-1} x_j^p(t) - \left(\sum_{j=i}^{j=m} \overline{X}_j^p(t) + S^p(t-L) - D^{pf}(t) \right) \right]^+ \tag{7-6}$$

由于紧急救援阶段的血液需求波动幅度大，且其需求分布不可获取，因此 (s, S)、(r, q) 等常规库存策略难以适用于应急血液库存系统。本章采用类似于文献[28]的库存策略进行采血决策。采用的库存策略描述如下。

首先，定义一个预期最终库存水平（expected final stock level，EFS），令 EFS=当前库存总量－预期需求量－预期过期量（或预期"变陈"量）。

其次，在紧急救援阶段内定义一个安全库存量，以缓冲预测误差可能引起的缺血事件。而常规用血阶段内的血液需求服从一定的概率分布，其安全库存可用式(7-7)计算。

$$SS(t) = k\sqrt{L}\sigma_t \tag{7-7}$$

其中，$SS(t)$ 为 t 周期的安全库存量；k 为血液保障水平；σ_t 为第 t 周期需求的标准差。

最后，进行采血决策，若 EFS≥SS，则不进行采血决策，血液采集量＝0；若 EFS<SS，则进行采血决策，血液采集量＝min[TSL－EFS，最大血液采集约束]，其中，TSL 表示目标存量水平。

该策略与文献[28]所提策略的区别在于定义了紧急救援阶段内的安全库存量（因为文献[28]的需求分布已知）。该策略还类似于许多血液库存管理文献所提出的 EWA 策略[109]，即在决策过程中采用估计预期报废量的方法。与前述策略相比，本章提出的库存策略可以处理应急血液动态采集过程中需求的阶段性变化，同时最大限度地降低缺血量。

3. 决策流程

依照上述建模过程和库存策略，可得紧急救援阶段血液采集决策流程，见图 7-1，常规阶段血液采集决策流程见图 7-2。

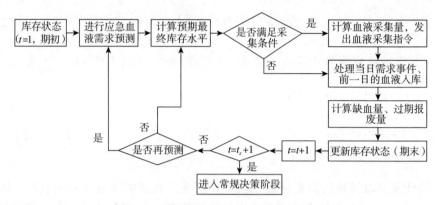

图 7-1　紧急救援阶段血液采集决策流程

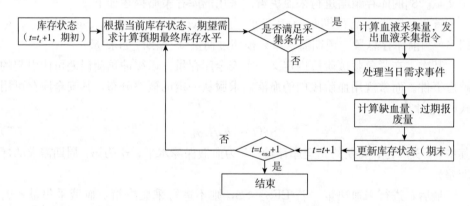

图 7-2　常规阶段血液采集决策流程

7.3　非常规突发事件应急血液采集决策算例分析

1. 采血能力约束估计

采供血机构采血一般是依靠采血车到指定地点随机采集，而常规条件下，每个采血时段 $\bar{t}$ 内到达采血车的献血者数量可以认为服从泊松分布[161]，其值为 n 的概率为

$$P(n \mid \lambda \bar{t}) = \frac{(\lambda)^n \mathrm{e}^{-\lambda \bar{t}}}{n!}, \quad n = 0, 1, \cdots, \infty \tag{7-8}$$

考虑到非常规突发事件发生后献血人员到达率 λ 具有较大的波动性，可以假设 λ 服从参数为 (α, β) 的 Gamma 分布，即

$$g(\lambda) = \frac{1}{\Gamma(\alpha)\beta^{\alpha}} \lambda^{(\alpha-1)} \mathrm{e}^{-\lambda/\beta}, \quad 0 \leqslant \lambda < \infty \tag{7-9}$$

选择 λ 服从 Gamma 分布，是因为 λ 是一个非负取值随机数，而且随着 α、β 的不同取值变化，Gamma 分布可以相应地转化为指数分布或者 χ^2 分布，所以 Gamma 分布能涵盖比较多的 λ 的变化情况[162]。同时可以在一定程度上反映出非常规突发事件发生后献血者到达的波动性。可以认为每个到访献血者符合献血条件的概率为 $P(x)$，则非常规突发事件发生后，$\bar{t}$ 时段内每次采血到访的献血者有效人数 $\bar{n}$ 的概率分布为

$$P(\bar{n} \mid n) = C_n^{\bar{n}} \left[1 - P(x)\right]^{(n-\bar{n})} P^{\bar{n}}(x), \quad \bar{n} = 0, 1, \cdots, n \quad (7\text{-}10)$$

根据式(7-8)~式(7-10)，每次采血 $\bar{t}$ 时段内有效献血者人数的最终概率分布表示如下：

$$P(\bar{n}) = \int_{\lambda=0}^{\infty} \sum_{n=0}^{\infty} P(\bar{n} \mid n) P(n \mid \lambda) g(\lambda) \mathrm{d}\lambda$$

$$= C_{\bar{n}}^{\bar{n}+\alpha-1} \left[\frac{\beta \bar{t}[P(x)]}{1 + \beta \bar{t}[P(x)]}\right]^{\bar{n}} \left[\frac{1}{1 + \beta \bar{t}[P(x)]}\right]^{\alpha}$$

$$n = 0, 1, \cdots, \infty; \quad \bar{n} = 0, 1, \cdots, \infty \quad (7\text{-}11)$$

所以每次采血时段内有效献血者人数 $\bar{n}$ 服从一种负二项分布，期望为 $E(\bar{n}) = \alpha \beta t P(x)$。

假设每位献血者的平均献血数量为 q，所以 $\bar{t}$ 时段内每次本地采血总量上限为

$$\bar{S}(t) = E(\bar{n})q = \alpha \beta \bar{t} P(x) q \quad (7\text{-}12)$$

通过对"5·12"汶川大地震期间担负应急血液保障主要任务的成都市血液中心调研分析发现，救援过程中，受灾地区对红细胞、全血和血浆需求量最大，且明显高于历史同期。同时，由于血浆保存期为一年，不属于易腐物品，而红细胞和全血保存期 m 均为 21 天或 35 天（根据保存液的不同），所以本章选用红细胞制品和全血的需求总和作为算例研究的对象，并设 m 为 21 天。地震发生后由于伤员较多，救治时间持续较长，可取整个紧急救援期 T_E 为 15 天[163]。另外通过调研发现，血液从采集到入库需要 1 天时间，所以算例中认为 $L = 1$（天）。有 $t = m + T_E = 36$（天），另外算例中库存初始状态总量属于已知常量 $X^0(0) = 1\,600$（U），而各梯次血液量 $x_i^0(0)$ 根据调研数据随机生成。运算中用到的其他常量 $\alpha = 20$，$\beta = 30$，$\bar{t} = 10$，$q = 1.5$，$P(x) = 2/3$，所以采集上限 $\bar{S} = 6\,000$（U）。

2. 紧急救援阶段需求预测

紧急救援周期内，应急血液累计需求量预测可用 Logistic 生物总数增长模型或 Sigmoid 函数来拟合[164]，经过适当改造，得到

$$\sum_{i=0}^{i=T} \mathrm{FD}_E^p(i) = \frac{\kappa_E}{1 + \mathrm{e}^{-\varphi(T-\theta)}} - \kappa_0 \quad (7\text{-}13)$$

$$\mathrm{FD}_E^p(T) = \sum_{i=0}^{i=T} \mathrm{FD}_E^p(i) - \sum_{j=0}^{j=T-1} \mathrm{FD}_E^p(j) \tag{7-14}$$

其中，$\mathrm{FD}_E^p(i)$ 为紧急救援阶段 p 内第 i 周期的预测需求量；κ_E、κ_0 为总量系数、初始量系数；φ 为紧迫系数，其值越大，用血量增长的速度越快，取值区间可在 $[0.1, 1]$；θ 为平衡系数，当 $T = \theta$ 时，单位时间的用血量增长到最大值。

地震发生后，可立即获得地震的基本参数，然后综合房屋倒塌率、人员密度、发震时间及烈度等因素可快速计算预期伤亡比例[105]。假设通过伤亡快速计算方法计算出受伤入院人数为 53 000 人，输血人数的比例取 15%，人均需预备 4U 的全血用量，计算得出整个救援期内增加的救援血液需求量约为 318 00U。通过分析"5·12"汶川大地震期间成都、德阳、阿坝、绵阳和广元等灾区主要血站(血液中心)的用血数据，发现地震灾区受困人员的生存概率随时间递减，维持生命体征的用血量大增，而且震后第二天用血量上升到最高峰。因此取 $\theta = 2$，$\varphi = 0.3$，因为 $\sum_{i=0}^{i=0} \mathrm{FD}_E^p(i) = 0$，$\sum_{i=0}^{i=15} \mathrm{FD}_E^p(i) = 31\,800$，求得 $\kappa_E = 38\,349.93$，$\kappa_0 = 13\,589.06$，$\sum_{i=0}^{i=T} \mathrm{FD}_E^p(i) = \dfrac{38\,349.93}{1 + \mathrm{e}^{-0.3(T-2)}} - 13\,589.06$，$\mathrm{FD}_E^1(1) = 2\,731$。

第一阶段预测需求量 $\mathrm{FD}_E^1(3) = 2\,855$，明显大于 $\mathrm{FD}_E(3) = 570$，所以从 $T = 4$ 开始进行第二阶段预测。取第 3 天已知血液需求量，可以得出 $\sum_{i=0}^{i=T} \mathrm{FD}_E^p(i) = \dfrac{29\,206}{1 + \mathrm{e}^{-0.3(T-2)}} - 10\,349$，并据此预测血液需求量。依次进行第三阶段和第四阶段估计，最后得到各阶段的血液需求累计量预测结果，见图 7-3。

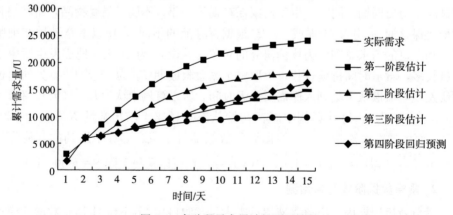

图 7-3 各阶段需求累计量预测结果

3. 常规阶段需求分布拟合

以成都血液中心 2007~2009 年采供血的历史统计数据为基础，对全血需求量的数据进行分析。由于救援期后血液需求量受季节、月份和星期等因素的影响，为了获得血液需求分布规律，首先进行单因素方差分析，其次选取对需求量变化影响最显著的"星期"因素为时间维度进行数据拟合。在分布拟合过程中，剔除少量明显变异的血液需求点，最后对血液采供量进行分布拟合，得到常规条件下血液出入库数据分布特征参数，见表 7-1 和表 7-2。

表 7-1　成都血液中心常规条件下血液出库数据分布拟合

工作日	星期	统计分布	特征参数/U	双尾渐进概率 p 值
是	星期一	正态分布	$N(918.94, 257.88^2)$	0.888
	星期二	正态分布	$N(636.90, 180.74^2)$	0.864
	星期三	正态分布	$N(635.19, 190.62^2)$	0.517
	星期四	正态分布	$N(588.74, 143.00^2)$	0.396
	星期五	正态分布	$N(709.27, 217.54^2)$	0.833
否	星期六	正态分布	$N(155.53, 52.57^2)$	0.051
	星期日	正态分布	$N(160.35, 65.44^2)$	0.081
	其他法定假日	指数分布	263.59	0.149

表 7-2　成都血液中心常规条件下血液入库数据分布拟合

工作日	星期	统计分布	特征参数/U	双尾渐进概率 p 值
是	星期一	正态分布	$N(1738.75, 680.06^2)$	0.176
	星期二	正态分布	$N(1068.23, 450.25^2)$	0.052
	星期三	正态分布	$N(1213.43, 487.36^2)$	0.423
	星期四	正态分布	$N(1354.77, 495.17^2)$	0.330
	星期五	正态分布	$N(1325.28, 611.17^2)$	0.061
否	星期六	正态分布	$N(484.76, 235.38^2)$	0.060
	星期日	正态分布	$N(465.83, 210.59^2)$	0.081
	其他法定假日	指数分布	659.79	0.331

紧急救援周期后 21 天内血液需求量预测和供应入库量的模拟，可以根据以上拟合分布情况，在运算过程中随机产生。

4. 计算结果及灵敏度分析

紧急救援阶段内的实际需求为[1 523　3 335　570　646　875　705　821　825　673　785　760　807　206　481　974]。初始库存状态为[60　60　60　60　70

76　74　70　70　70　70　70　70　70　65　65　60　130　140　97　96]。实际总需求中新鲜血液需求比为30%，两类需求的安全库存(SS)和目标存量水平(TSL)也按该比例在总的SS和TSL中分摊。令SS＝500，TSL＝3 000，τ＝18，常规需求阶段血液保障水平为99.99%(k＝3.8)，得到震后应急血液采集决策点和决策量，见表7-3。

表7-3　震后应急血液采集决策点和决策量(单位：U)

类型	周期										
	1	3	7	10	13	17	21	25	29	33	36
任意血液需求采集量	2 932	3 892	0	1 977	2 353	1 979	0	2 053	0	0	2 378
新鲜血液需求采集量	1 386	0	1 034			1 177	1 175	1 113	1 092	947	732

注：缺省的周期表示不进行采集决策

通过监测决策过程中的缺血量和报废量，可以评价采血决策方案的优劣程度。在该参数设置中，采用本章提出的决策方法得到缺血量、缺血天数及血液报废量都为0，说明决策效果令人满意。

不同的参数设置会对决策结果产生影响，以下对紧急救援阶段的采血决策进行一系列的敏感性分析，来探讨参数设置对决策结果的影响。

1)安全库存设置的敏感性分析

研究发现，安全库存对决策效果的影响明显：安全库存设置越小，缺血情况越严重(表7-4)。此外，由于新鲜血液需求优先满足，所以新鲜血液需求的缺血程度低于任意寿命血液需求。

表7-4　SS设置的敏感性分析

参数		缺血天数与缺血量					报废量/U
TSL	SS	新鲜血液需求缺血天数/天	新鲜血液需求缺血总量/U	任意寿命需求缺血天数/天	任意寿命需求缺血总量/U	缺血总天数/天	
3 000	500	0	0	0	0	0	0
	300	0	0	1	139	1	0
	200	0	0	1	139	1	0
	100	1	140	2	621	2	0

2)目标存量水平的敏感性分析

取SS＝100，对TSL进行敏感性分析。由表7-5可知，目标存量水平的设置对缺血状况的影响显著。适当提高目标存量水平有助于降低缺血量和缺血天数。在

TSL＝3 500 的情况下，依然存在缺血情况，说明 SS＝100 的安全库存设置较小。因此，安全库存与目标存量水平应综合平衡进行设置，才能确保血液保障效果。表 7-5也说明了新鲜血液需求的缺血程度低于任意寿命血液需求。

表 7-5　TSL 的敏感性分析

参数		缺血天数与缺血量					报废量/U
SS	TSL	新鲜血液需求缺血天数/天	新鲜血液需求缺血总量/U	任意寿命需求缺血天数/天	任意寿命需求缺血总量/U	缺血总天数/天	
100	3 500	0	0	1	172	1	0
	3 000	1	140	2	621	2	0
	2 500	0	0	4	531	4	0
	2 000	2	141	2	932	2	0

3)预测误差的敏感性分析

取 SS＝100，TSL＝2 000 和 SS＝100，TSL＝2 500 来进行预测误差的敏感性分析。这部分敏感性分析分为两个部分：一是分析不同阶段预测结果对决策效果的影响；二是分析预测误差幅度(定义误差幅度为预测量/实际需求量)对决策效果的影响。分析结果见表 7-6。结果表明，尽管多阶段预测的精度好于一阶段预测，但是进行库存控制的效果却差异不大。表 7-6 同时说明高估需求可以减少缺血，相反，低估需求可能会造成严重缺血，引发严重后果。因此，适度多储备一些血液可以降低预测误差引起的需求不足。

表 7-6　预测误差的敏感性分析

参数		缺血天数与缺血量					报废量/U
		新鲜血液需求缺血天数/天	新鲜血液需求缺血总量/U	任意寿命需求缺血天数/天	任意寿命需求缺血总量/U	缺血总天数/天	
SS＝100 TSL＝2 000	4 阶段	2	141	2	932	2	0
	1 阶段	1	109	3	620	3	0
SS＝100 TSL＝2 500	2 倍	0	0	0	55	1	0
	1.5 倍	0	0	3	393	3	0
	1 倍	0	0	4	1 169	4	0
	0.6 倍	2	1 047	2	2 811	5	0
	0.3 倍	3	1 338	5	3 811	5	0

4)需求波动的仿真分析

上述决策过程是针对某一具体需求事件进行血液采集决策，及分析相关参数变化对该事件保障效果的影响。实际上，紧急救援阶段内的用血需求具有高度不确定性，在进行应急血液库存管理时，应充分考虑实际需求的不确定随机波动。利用本章提出的预测方法虽然可以得到紧急救援阶段内的近似需求，但预测误差会对决策结果产生重大影响。因此，充分考虑需求的不确定波动，选择具有稳健性的库存参数，对于非常规突发事件应急采血决策具有十分重要的意义。为了得到具有稳健性的库存控制参数，可选择各种可能出现的需求事件进行敏感性测试。具体操作过程如下：假设每一周期的实际需求在预测需求上下以一定的幅度进行波动；在该幅度波动范围内，随机产生大量需求事件；针对大量需求事件，设置各类库存控制参数进行敏感性分析。从而辅助决策者制定满意的库存控制参数，进行采血决策。

在某一波动幅度内，模拟产生 100 个需求事件来进行敏感性分析。表 7-7 说明了需求的不确定会对血液采集决策结果产生重大影响，需求波动幅度越大，缺血情况越严重。

表 7-7　仿真环境下需求波动幅度的敏感性分析

参数	$\gamma/\%$	缺血天数与缺血量					报废量/U
		新鲜血液需求缺血总天数/天	新鲜血液需求缺血总量/U	任意寿命需求缺血总天数/天	任意寿命需求缺血总量/U	缺血总天数/天	
SS=500 TSL=3 000 N=100	20	1	52	88	15 052	88	0
	10	0	0	77	9 531	77	0
	5	0	0	69	8 535	69	0

注：N 为模拟的需求事件数，γ 为需求波动幅度。表 7-8 和表 7-9 同此注

表 7-8 与表 7-9 同样说明了 TSL 与 SS 对决策结果的影响。在大量模拟的需求事件下进行敏感性分析，可以帮助决策者根据救灾需要，制定具有稳健性结果的库存参数。

表 7-8　仿真环境下 TSL 的敏感性分析

参数	TSL	缺血天数与缺血量					报废量/U
		新鲜血液需求缺血总天数/天	新鲜血液需求缺血总量/U	任意寿命需求缺血总天数/天	任意寿命需求缺血总量/U	缺血总天数/天	
SS=500 $\gamma=20\%$ N=100	4 000	0	0	28	4 271	28	0
	3 500	1	21	89	18 285	89	0
	3 000	1	52	88	15 052	88	0
	2 500	28	3 482	258	47 226	258	0
	2 000	61	9 374	384	111 661	384	0

表 7-9　仿真环境下 SS 的敏感性分析

参数	SS	缺血天数与缺血量					报废量/U
		新鲜血液需求缺血总天数/天	新鲜血液需求缺血总量/U	任意寿命需求缺血总天数/天	任意寿命需求缺血总量/U	缺血总天数/天	
TSL=4 500	800	0	0	20	2 209	20	0
γ=20%	500	1	183	43	8 940	43	0
N=100	300	4	634	61	14 376	61	0
TSL=4 000	800	0	0	8	898	8	0
γ=20%	500	0	0	28	4 271	28	0
N=100	300	0	0	35	999	35	0

在上述所有的敏感性分析中，都可以实现血液报废量为 0，说明本章提出的决策模型与库存策略可以很好地解决应急血液保障中的血液报废问题。

第 8 章

非常规突发事件应急血液调剂血站选择

　　突发事件发生后会产生大量的应急物资需求，而血液是应急物资中很特殊的一类。大规模地震、特大恐怖袭击等往往造成大量的人员受伤，血液在医疗救治中发挥着至关重要的作用。若事发后灾区出现伤员众多、血液需求量大的情形时，事发地血站库存与采集量难以满足临床需求，则需要从非灾区血站进行紧急血液调剂。

　　目前在应急物资调度问题研究方面，Swersey[165]对火警出救、刘春林等[166]对单资源多点出救、戴更新和达庆利[167]对多资源多点出救、陈达强和刘南[168]对带时变供应约束的多点出救等问题的研究中，都考虑了"出救点个数最少"的目标，这些研究针对的是区域内可能同时发生多次灾害的应急救援情景，因此以出救点个数最少为目标是合适的。此外，Haghani 和 Oh[169]、Özdamar 等[170]、Yi和 Kumar[171]、李进等[172]、王绍仁和马祖军[173]、代颖等[174,175]都对灾后应急物资配送问题进行了深入研究。相比食品、衣被等民生类救灾物资，调剂血液的数量相对较小，利用机场、车站或血站自有的空间就可以进行中转分配，因此不涉及普通应急物资调运过程中的中转设施选址问题[173~176]。在现有研究中，主要以运输费用、调度时间、满足率、出救点数目等为目标，未在模型中考虑运输方式对应急物资质量的影响；均假设应急物资需求确定或服从某种已知的随机分布。而血液的新鲜程度是调剂时着重考虑的目标，且运输不当会降低血液的质量；另外，应急血液的需求具有阶段性波动的特征，在调剂决策时无法确定临床用血的具体需求数量。

　　应急血液保障具有区别于一般应急物资调运的显著特性。

　　(1) 由于灾后初期掌握灾情信息的有限和不确定性，无法准确预测出灾区的用血需求量，因而采供血机构往往会过高估计需求量，灾后随即大量补充血液库存，这虽可保障临床供应，但可能导致应急保障结束后出现大量血液积压，以至产生过期报废(如"9·11"事件后有高达 30 多万单位的血液过期报废[41])，为此应急血液保障应采用分阶段决策的方法。

（2）血液具有多品种特性。血液有不同的血型和各类成分制品，由于采用冷保温包装，转运分流时难以实现现场拆箱分拣，为此应按到达目的地进行装箱，即在各出救血站装箱时就需要确定供给各个受灾血站的不同制品、血型的数量。

（3）血液是典型的易腐物品。血液是一种宝贵的稀缺资源，得来不易，检测与保存条件严格，并有保质期限制；随着血液储存时间的延长其质量会下降，但大量失血性伤员的救治需使用新鲜度较高的血液[56]。

（4）运输过程中的振动、气压、温度波动会对血液的质量造成影响。随着运输时间增加，其老化过程加速，不同运输方式造成的影响程度也不同[60~64]。血液质量的优劣是输血治疗成功与否的关键，因此进行调剂决策时应关注各出救血站所提供血液的新鲜程度以及运输过程对血液质量的影响。

鉴于血液的生理及应急保障特性，本章通过分析血液保障流程及运输方式对血液质量的影响，以规定时间内运达的血液新鲜度最大为目标，建立一种多阶段应急出救血站选择—分配优化模型，以解决多灾点、多品种应急血液调剂问题；设计一种 PVEGA 模型，通过算例与 CPLEX 优化软件求解结果进行比较，并对比所提多阶段决策方法与现行血液调剂决策方法的效果。

8.1　应急血液调剂血站选择—分配问题

8.1.1　问题描述

应急血液需求通常具有阶段性的特征，包括以下三方面。

（1）紧急救援期：事件发生后，伤员被陆续救出并紧急送往医院，临床救治中悬浮红细胞的需求量较大，用于应对伤员因大量失血而引起的贫血或缺氧性休克等症状[1]。此期间伤员到达率随时间增加，单位时间内用血量上升较快，用血需求紧迫且用量大，极易发生不能满足临床需求的情况。

（2）择期手术期：此期间用血量较大且持续时间较长，需求主要来源于伤员的生理功能恢复性手术，择期类手术多，血浆使用比重较大[69]。

（3）消退期：随着手术量的减少，单位时间内的应急用血量逐渐恢复至日常水平，应急血液保障过程结束。

应急血液保障的目标是在满足受灾地临床用血需求的前提下，提高血液的新鲜程度，避免救援期结束后出现血液的大量积压以至过期。为此，震后初始阶段要根据灾情信息，对血液需求量进行预测，确定调剂量后以选择出救血站；之后阶段应结合最新获取的灾情信息调整需求预测，再结合当前库存量，确定是否需要调剂，若需要调剂则根据调剂量进行出救血站的选取。重复以上过程，直到救援期结束。上述动态保障流程如图 8-1 所示。

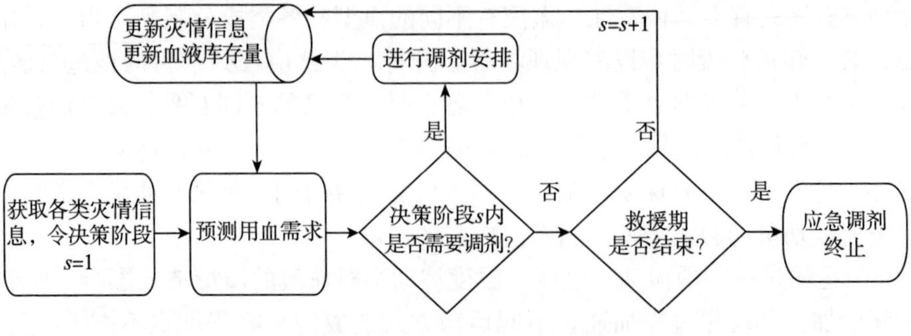

图 8-1　应急血液动态保障流程

拟解决的问题如下：设突发事件应急血液调剂过程中，出救血站与灾区血站之间有多种运输方式可以选择，在各个阶段需要做出适当的应急调剂决策，以合理选择出救血站，确定多式联运路线安排，保证调剂血液在规定时间内运达的同时提高运抵血液的质量。

为清晰描述，做如下假设：①出救血站为省一级的血液中心，所有出救血站血液的供应量之和满足各个受灾血站应急救援期内的血液需求；②仅考虑空运和汽运这两种应急血液保障中常用的运输方式，灾区血站之间只有公路运输连接，调剂过程中运力可满足运输要求。

将出救血站与受灾血站之间连接的网络定义为 $G=\{V, E\}$，V 为所有节点的集合，包含出救血站子集 V_O、受灾血站子集 V_D，其中受灾血站集合包括：具有飞机、汽车两种运输方式的子集 V_{D1}，只有汽车一种运输方式的子集 V_{D2}。E 为边的集合，任一条边 $[i, j] | i, j \in V$ 代表着实际运输网络中的一条最短路线。

鉴于血液质量随着运输时间的增长而下降的特性，且各运输方式造成的新鲜度损失程度不同，借鉴易腐物品呈指数性变质的假设[23]，设出救血站 i 与灾区血站 j 之间采用运输方式 m（$m \in M$，$M=\{m | m=m_1, m_2\}$ 为运输方式的集合，m_1 为飞机运输，m_2 为汽车运输），则 s 阶段血液运抵后的新鲜度 $f_{ijs} = \exp(-\theta_m \tau_{ij}^m) f_{is}$，$i \in V_O$，$j \in V_D$，$f_{is}$（$0 \leqslant f_{is} < 1$）为 s 阶段 i 地所供血液运出时的新鲜度，用该地各类待调剂血制品剩余使用期与保质期之比的均值表示，θ_m（$\theta_m > 0$）表示运输方式为 m 时的血液变质率，τ_{ij}^m 为从 i 地至 j 地采用运输方式 m 所需的运行时间。

从目前有关运输方式对血液质量影响的研究中得出：①运输时间相同时，空运方式对血液质量造成的影响比汽运方式要大，即 $\theta_{m2} > \theta_{m1}$[61]；②汽车运输在 8 小时之内血液的质量无显著性差异（运输前后各项指标的 t 检验的 P 值均大于 0.05）[62]。

因此出救血站 i 与灾区血站 j 之间的距离 $dis_{ij} \leqslant 8v_{m2}$ 时（v_{m2} 为汽车时速），应选择汽运方式进行运输。$dis_{ij} > 8v_{m2}$，若 $j \in V_{D1}$ 时，出救血站 i 应选择空运方式将血液直接运达灾区血站 j；若 $j \in V_{D2}$，出救血站 i 应通过空运方式先将血液

运达距离 j 最近且有空运条件的灾区血站 h ($h=\arg\min(\mathrm{dis}_{gj})$，$g\in V_{D1}$)，然后通过汽运方式中转至灾区血站 j。

8.1.2　模型构建

1. 符号说明

1)参数

$T=\{t\mid t=1,2,\cdots,t_{\mathrm{end}}\}$：救援期划分成多个周期的集合(应急血液保障中可以每天为一个周期)。

$S=\{s\mid s=1,2,\cdots,n\}$：根据实际情况设定的应急血液调剂决策阶段的集合(通常可以根据应急血液需求的阶段性特征划分成紧急救援期、择期手术期、消退期三个阶段，各决策阶段可包含多个周期)。设 ts_s、te_s 分别为第 s 阶段的开始周期、结束周期，$\forall\,\mathrm{ts}_s$、$\mathrm{te}_s\in T$，则有 $\mathrm{ts}_1=1$，$\mathrm{te}_n=t_{\mathrm{end}}$，且 $s>1$ 时有 $\mathrm{te}_s=\mathrm{ts}_{s+1}-1$。

P：需要调剂的血制品种类的集合，$P=\{p\mid p=\mathrm{wb},\ \mathrm{bp},\ \mathrm{rc}\}$，wb 表示全血，bp 为血浆，rc 为悬浮红细胞。

K：各血型的集合，$K=\{k\mid k=\mathrm{A},\ \mathrm{B},\ \mathrm{O},\ \mathrm{AB}\}$。

$\tilde{d}_j^{kp}(t)$：j 地 t 周期 k 血型 p 血制品的预测需求量，$\forall\,j\in V_D$，$k\in K$，$p\in P$，$t\in T$。

d_{js}^{kp}：j 地 s 阶段 k 血型 p 血制品的实际用量，$\forall\,j\in V_D$，$k\in K$，$p\in P$，$s\in S$。

$\tau\mathrm{d}_m$：运输方式 m 的启动准备时间，$\forall\,m\in M$。

$\tau\mathrm{tr}$：运输中转所需要的固定时间。

TU_s：s 阶段血制品运抵灾区的时间上限，$\forall\,s\in S$。

2)中间变量

τ_{ij}：i 地出救血液运达 j 地的总运输时间，包括启动准备时间、运行时间与中转时间，$\forall\,i\in V_O$，$j\in V_D$。

I_{js}^{kp}：j 地 s 阶段结束时 k 血型 p 血制品的库存量，$\forall\,j\in V_D$，$k\in K$，$p\in P$，$s\in S$。

q_{js}^{kp}：j 地 s 阶段 k 血型 p 血制品需要调剂的数量，$\forall\,j\in V_D$，$k\in K$，$p\in P$，$s\in S$。

b_{is}^{kp}：i 地 s 阶段 k 血型 p 血制品的供应量，$\forall\,i\in V_O$，$k\in K$，$p\in P$，$s\in S$。

3)决策变量

x_{ijs}^{kp}：s 阶段 i 地调剂至 j 地的 k 血型 p 血制品的数量，$\forall\,i\in V_O$，$j\in V_D$，

$k \in K$，$p \in P$，$s \in S$。

y_{is}：0-1 变量，s 阶段 i 地参与调剂时为 1，否则为 0，$\forall i \in V_O$，$s \in S$。

2. 模型建立

对于任一阶段 $s(s \in S)$ 的决策，可将上述应急血液调剂问题描述成如下的出救点选择—分配模型：

$$Z_s = \max \sum_{i \in V_O} \sum_{j \in V_D} f_{ijs} \times \sum_{k \in K} \sum_{p \in P} x_{ijs}^{kp} \tag{8-1}$$

s. t.

$$\sum_{j \in V_D} x_{ijs}^{kp} \leqslant b_{is}^{kp} \times y_{is}, \quad \forall i \in V_O, \ k \in K, \ p \in P \tag{8-2}$$

$$\sum_{i \in V_O} x_{ijs}^{kp} = q_{js}^{kp}, \quad \forall j \in V_D, \ k \in K, \ p \in P \tag{8-3}$$

$$\tau_{ij} = \begin{cases} \tau \mathrm{d}_{m1} + \tau_{ij}^{m2}, & \mathrm{dis}_{ij} \leqslant 8v_{m2}; \ j \in V_D \\ \tau \mathrm{d}_{m1} + \tau_{ij}^{m1}, & \mathrm{dis}_{ij} > 8v_{m2}; \ j \in V_{D1} \\ \max(\tau \mathrm{d}_{m1} + \tau_{ih}^{m1} + \tau \mathrm{tr}, \ \tau \mathrm{d}_{m2}) + \tau_{hj}^{m2}, & \mathrm{dis}_{ij} > 8v_{m2}, \ j \in V_{D2}, \ h \\ = \arg \min(\mathrm{dis}_{gi}), \ g \in V_{D1} \end{cases} \tag{8-4}$$

$$\forall i \in V_O, \ m_1, \ m_2 \in M$$

$$\tau_{ij} \times y_{is} \leqslant \mathrm{TU}_s, \ \forall i \in V_O, \ j \in V_D \tag{8-5}$$

$$f_{ijs} = \begin{cases} \exp(-\theta_{m2} \tau_{ij}^{m2}) f_{is}, & \mathrm{dis}_{ij} \leqslant 8v_{m2}; \ j \in V_D \\ \exp(-\theta_{m1} \tau_{ij}^{m1}) f_{is}, & \mathrm{dis}_{ij} > 8v_{m2}; \ j \in V_{D1} \\ \exp(-\theta_{m1} \tau_{ih}^{m1} - \theta_{m2} \tau_{ih}^{m2}) f_{is}, & \mathrm{dis}_{ij} > 8v_{m2}; \ j \in V_{D2}, \ h = \arg \min(\mathrm{dis}_{gj}), \ g \in V_{D1} \end{cases}$$

$$\forall i \in V_O, \ m_1, \ m_2 \in M \tag{8-6}$$

$$b_{is}^{kp} = \begin{cases} b_{is}^{kp}, & s = 1 \\ b_{i, s-1}^{kp} - \sum_{j \in V_D} x_{ij, \ s-1}^{kp}, & s \geqslant 2 \end{cases}, \quad \forall i \in V_O, \ k \in K, \ p \in P \tag{8-7}$$

$$q_{js}^{kp} = \begin{cases} \sum_{\mathrm{ts}_s}^{\mathrm{te}_s} \tilde{d}_j^{kp}(t), & s = 1 \\ \max\left(o, \ \sum_{\mathrm{ts}_s}^{\mathrm{te}_s} \tilde{d}_j^{kp}(t) - I_{j, \ s-1}^{kp}\right), & s \geqslant 2 \end{cases}, \quad \forall \mathrm{ts}_s, \ \mathrm{te}_s \in T, \ j \in V_D, \ k \in K, \ p \in P$$

$$\tag{8-8}$$

$$I_{js}^{kp} = \begin{cases} q_{js}^{kp} - d_{js}^{kp}, & s = 1 \\ I_{j, s-1}^{kp} + q_{js}^{kp} - d_{js}^{kp}, & s \geqslant 2 \end{cases}, \quad \forall j \in V_D, \ k \in K, \ p \in P \tag{8-9}$$

$$y_{is} = \{0, \ 1\}; \ x_{ijs}^{kp} \geqslant 0, \ 且为整数; \ \forall i \in V_O, \ j \in V_D, \ k \in K, \ p \in P$$

$$\tag{8-10}$$

其中，目标函数(8-1)表示最大化 s 阶段灾区血站接收血液的新鲜度。式(8-2)为 s 阶段各出救血站的供应能力约束；式(8-3)为 s 阶段各受灾血站所需调剂量约束；式(8-4)为出救血站至受灾血站总运输时间的计算表达式；式(8-5)为 s 阶段调剂到达时间约束；式(8-6)为 s 阶段 j 地接收血液的新鲜度计算表达式；式(8-7)为 s 阶段各出救血站供应量的表达式，其中 b_{i1}^{kp} 已知；式(8-8)为 s 阶段各灾区血站所需调剂量的表达式；式(8-9)为 s 阶段末的库存更新表达式；式(8-10)为各决策变量的值域约束。

3. 血液需求量预测

灾害发生后，通过基本灾情信息估计伤亡人数[130]，结合输血比例、人均输血量可以预测出应急救援期间的血液需求总量。在总量确定后，血制品各周期的需求量可用类 Logistic 函数[164]预测，但为了使 $t=0$ 时 $\sum_t \widetilde{D}(t)$ 为 0，且 $t=t_{\text{end}}$ 时 $\sum_t \widetilde{D}(t)$ 等于预测总量，需要对该函数进行修正(设置初始量修正参数 κ_0 和总量修正参数 κ_E)，从而得到式(8-11)，用以描述应急期内血液用量的增长趋势。

$$\sum_t \widetilde{D}(t) = \frac{\kappa_E}{1+e^{-\varphi(t-\eta)}} - \kappa_0, \quad \forall\, t \in T \tag{8-11}$$

其中，$\widetilde{D}(t)$ 为 t 周期灾区各类血液制品的预测需求总量，$\forall t \in T$；φ 为预测紧迫参数，其值越大，单位时间用血量的增长速度越快，该参数取值区间为[0.01，1]；η 为预测平衡参数，当 $t=\eta$ 时单位周期的用血量将增长到最大值。

在初始时刻，式(8-11)中的参数 φ、η 可通过经验数据得出，随之可以确定参数 κ_E、κ_0；之后各决策阶段根据当前已获得的实际需求数据对参数 φ、η、κ_0、κ_E 进行拟合予以修正，从而使需求预测总量得到更新。

通过确定各灾区的需求占比、各血型与血制品的占比，就可得出各灾区不同血制品的需求量。

$$\widetilde{d}_j^{kp}(t) = \gamma_{jk}\lambda_{jp}\widetilde{\omega}_j \widetilde{D}(t), \quad \forall\, j \in V_D,\ k \in K,\ p \in P,\ t \in T \tag{8-12}$$

其中，γ_{jk} 为 j 地 k 血型血液所占的比例，$\forall j \in V_D$，$k \in K$；λ_{jp} 为 j 地 p 类血制品所占比例，$\forall j \in V_D$，$p \in P$；$\widetilde{\omega}_j$ 为 j 地血液需求总量占灾区血液总需求量的比例，$\forall j \in V_D$。

参数 γ_{jk} 按 j 地 k 血型人口实际所占的比例确定；参数 λ_{jp}、$\widetilde{\omega}_j$ 在第一阶段决策时可根据历史数据确定，在之后阶段决策时应根据上一阶段的实际比例进行修正。

8.1.3　模型求解

1. 编码规则

上述模型是一个混合整数规划模型，属于 NP 难(non-deterministic polyno-mial-time hard，NP-hard)问题。为此，本节设计了一种遗传算法进行求解。对于遗传算法求解运输问题,编码的形式有矩阵法、Prüfer 数生成树法、向量法等。采用矩阵法编码,在遗传进化操作过程中采用矩阵的方法进行,因此仅适用于单品种运输问题[177]。Gen 和 Li 提出基于 Prüfer 数编码的生成树法,编码与解码的步骤非常烦琐,计算量较大[178],因为 Prüfer 数并不能代表一个可行方案,编码时需要检查染色体的可行性,并且需要对不可行的编码进行修补;解码时也会出现生成树的一些连接运量为 0 而导致需求不能被满足的情形发生,也需要运行检查与修补机制[179,180]。

为避免在遗传搜索过程中反复运行修补机制,Gen 等[179]在求解两阶段运输问题中又完善了其先前提出的基于优先权的向量编码方法[181],此方法通过在进化操作过程中改变对应供应点、需求点分配时的优化级别以获得最优解。针对本节求解多品种问题的特点,本节算法编码采用了向量编码的形式,并加入了基于关键受灾点优先的改进措施,其与基于优先权编码的区别在于以下三方面。

(1)直接以编码中各基因的位置信息(Locus 值)替代优先权编码中的权值,采用编码中的各基因值(Allele 值)对应出相应的供应点与需求点,因而编码与解码的过程更为简捷。而基于优先权编码方法在解码确定供、需点时,需要借助运输耗费矩阵选择供应(需求)点,不但操作过程更为烦琐,而且只适于目标函数与运输耗费线性相关的问题。

(2)基于关键受灾点优先对编码向量进行分段,避免了基于优先权编码初始化过程中权值出现的随机性导致不可行解,以及在遗传操作过程中的随机性可能产生出新的不可行编码。因此不需要进行初始化时及遗传操作过程中的编码正确性检查。

(3)虽然编码长度增加,运算时占用更多的存储空间,但相对于目前大容量的计算机内存可忽略不计。此外,交叉、变异时的处理时间相应增长,会抵消编码、解码、遗传操作过程中的便捷性,但不失为解决本章特定问题的一种有效方法。

2. 向量编码

设有 N 个出救点、L 个受灾点($N=|V_O|$,$L=|V_D|$),则染色体长度为运输矩阵 $L \times N$ 的元素总数,各基因位取值为 $1,2,\cdots,L \times N$,初始种群通过随机的方式产生。图 8-2 以 3 个供应点、4 个需求点的运输分配问题为例,可见其随机产生的向量编码长度都为 12 位,各基因位的值在 1~12 内任意取值。

其解码规则如下。

Step 1　初始化各灾区的累计调剂接收量 $\psi_{js}^{kp}=0$,$j \in V_D$。从染色体左边的第一个基因位 ω 开始判别。

Step 2　求出基因位 ω 对应的出救点 $i=\mathrm{ceil}(\omega/L)$,受灾点 $j=\mathrm{mod}(\omega-1,L)+1$。若对应的 $\tau_{ij} \leqslant \mathrm{TU}_s$,则对于任一 k 血型 p 血制品,$x_{ijs}^{kp}=\min\left\{b_{is}^{kp},q_{js}^{kp}-\psi_{js}^{kp}\right\}$,同时更新 $\psi_{js}^{kp}=\psi_{js}^{kp}+x_{ijs}^{kp}$,$b_{is}^{kp}=b_{is}^{kp}-x_{ijs}^{kp}$,遍历 $|K|$ 个血型 $|P|$ 个血制

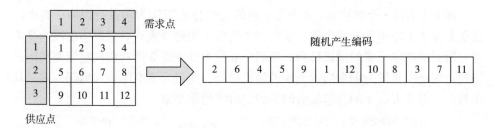

图 8-2　向量编码示意图

品求出对应 x_{ijs}^{kp}、ψ_{js}^{kp}；若 $\tau_{ij} >$ TU$_s$，则直接对下一个基因位进行求解。

Step 3　选择下一个基因位重复 Step 2，直到对于任一 k 血型 p 血制品有 $\psi_{js}^{kp} = q_{js}^{kp}$ 或染色体中所有的基因位都得到遍历，从而建立起出救点—受灾点的运输量矩阵，得出一个调剂方案。

3. 基于关键受灾点优先的向量编码

以上向量编码中不仅会包含不满足时间约束的无效基因位，且因为编码的随机性，会出现某些受灾点的需求不能被完全满足的情况，因此本小节提出了一种基于关键受灾点优先的向量编码方法予以修正。

定义 8-1　原生关键受灾点。对于受灾点 j，满足时间约束的可出救点集合为 V_{Oj}，若 $\exists h \in V_{Oj}$，使得 $\sum\limits_{i \in V_{Oj} \setminus \{h\}} b_{is}^{kp} < q_{js}^{kp}$，即 V_{Oj} 集合中的出救点不对其他受灾点进行供应时，j 处的需求必须由 V_{Oj} 集合中所有的出救点参与调剂才能满足，则称 j 点为原生关键受灾点。

定义 8-2　次生关键受灾点。对于受灾点 j，满足时间约束的可出救点集合为 V_{Oj}，设 V_{Oj} 集合中的出救点已经对原生关键受灾点进行了调剂，剩余可调剂量为 $\hat{b}_i^{kp}$，$i \in V_{Oj}$，若 $\exists h \in V_{Oj}$，使得 $\sum\limits_{i \in V_{Oj} \setminus \{h\}} \hat{b}_{is}^{kp} < q_{js}^{kp}$，即 j 处的需求必须由 V_{Oj} 集合中所有的出救点参与调剂才能满足，则称 j 点为次生关键受灾点。

可见，在编码中首先应满足关键受灾点的需求，才能避免约束(8-3)不成立的情况发生。故根据关键受灾点的定义确定了原生关键受灾点与次生关键受灾点之后，在编码时应首先将原生关键受灾点及其出救点所对应的向量元素排列在染色体编码中的最左侧(对应向量元素个数大于 1 时随机生成其初始排列顺序)，即最先处理的位置；其次依次排列次生关键受灾点及其出救血站所对应的向量，同理对应向量中元素个数大于 1 时随机产生其初始排列顺序；最后才排列剩余受灾点及其出救血站所对应的向量。且在交叉、变异操作中，以上三部分编码均应独立地进行。此外，在 PVEGA 中，不满足式(8-5)时间约束的向量元素编号不参与编码。

图 8-3 仍以 3 个供应点、4 个需求点的运输分配问题为例进行说明。其中假设受灾点 2 为原生关键受灾点，受灾点 3 为次生关键受灾点。编码中 I 段为受灾点 2 所对应向量元素的随机排列，编码中 II 段为受灾点 3 所对应向量元素的随机排列，编码中 III 段为剩余向量元素的随机排列。向量元素 9 不参与编码，表示从出救点 3 至受灾点 4 的总运输时间不满足时间约束要求。

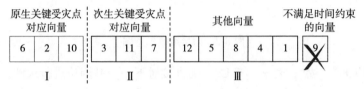

图 8-3　基于关键受灾点优先的向量编码示意图

4. 遗传操作

图 8-4 为遗传算法基本流程。其中染色体编码操作在初始化种群时完成，在计算适应度函数时需要进行解码操作。遗传操作主要是指选择操作、交叉与变异操作、种群更新过程。其中在选择操作中本章采用了轮盘赌选择策略，种群更新操作过程中采用了精英保留策略[182]。

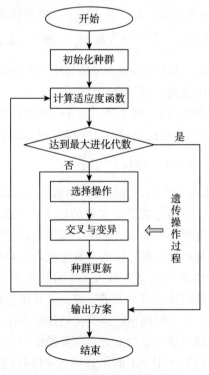

图 8-4　遗传算法基本流程

由于本章编码为自然数顺序编码，编码中不允许重复，因此交叉操作过程中选用了部分匹配交叉操作（partially matched crossover，PMX），变异操作过程中使用逆转变异操作（reverse mutation，RM）。下面简述这两种操作的基本原理[183]。

PMX 操作除了包含双切点交叉外，还使用修复操作以解决简单双切点交叉引起的编码非法性问题（重码问题），主要包括以下步骤：随机地选择两个交叉点，交换两个交叉点之间的中间段；确定映射关系；按映射关系补充未交换部分。

以图 8-5 为例说明 PMX 运算过程。对于两个父个体 P1、P2，随机地选择两个切点 c1、c2，对两个切点之间的中间段进行交换[图 8-5(b)]，并得到中间段各编码的映射关系[图 8-5(c)]。对于子个体 O1、O2，分别保留从其父个体中继承的未被选定的编码，如 O1 中可先确定 2、3、9，由于 1、8 存在映射关系，因此用对应的编码 4、5 代替，从而得到一个合法的子个体。同理可生成 O2。

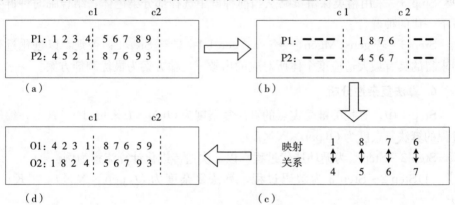

图 8-5　PMX 运算示意图

RM 过程：从选定的父个体中随机挑选两个逆转点，再将两个逆转点间的编码进行逆转交换以产生子个体。

如图 8-6 所示，对于父个体 P1，随机产生两个逆转点 c1、c2，将 c1、c2 之间的编码"4　5　6　7"进行逆转交换，得到"7　6　5　4"，与原父个体中未进行变换的部分组成子个体 O1，如图 8-6(b)所示。

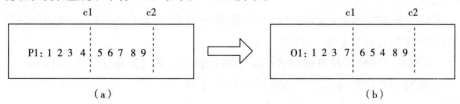

图 8-6　RM 运算示意图

5. 计算流程

模型求解的整个计算过程归纳如下。

Step 1　令遗传进化代数 gen＝0，设置最大进化代数 Mgen。求得关键受灾点，根据基于关键受灾点优先的向量编码规则，按元素编号生成 pop 个初始种群。

Step 2　按解码规则遍历当前种群每条染色体 l 的基因位，计算相应的 x_{ijs}^{kp}，得各个出救点—受灾点之间的运输量。

Step 3　计算每条染色体 l 的适应度函数值 Fitness$(l)＝Z(l)$，$Z(l)$ 为第 l 条染色体的目标值，按式(8-1)计算，$l＝1, 2, \cdots,$ pop。

Step 4　使用轮盘赌策略选择染色体，进行遗传进化操作，生成临时种群。

对关键受灾点与非关键受灾点对应的基因位段各部分独立地进行交叉、变异操作，即按交叉率 P_c 进行单点交叉部分匹配交叉，按变异率 P_m 进行逆转变异。

Step 5　采用精英保留策略从当前种群中选择部分染色体，结合临时种群生成下一代的种群。

Step 6　若 gen＜Mgen，令 gen＝gen＋1，转至 Step 2；否则，以进化过程中求得的具有最大适应度个体所对应的出救—运输方案为最优调剂方案。

6. 算法复杂性分析

Step 1 中，寻找关键受灾点的算法复杂度为 $O(N \times L \times |K| \times |P|)$，编码过程的算法复杂度为 $O(\text{pop} \times N \times L)$。

Step 2～Step 5 为循环迭代过程，以一次遗传进化计算流程为例。

(1)Step 2～Step 3 为解码过程，算法复杂度为 $O(\text{pop} \times N \times L \times |K| \times |P|)$。

(2)Step 4 中，选择操作的时间复杂度为 $O(N \times L)$。

交叉、变异操作对各部分编码独立地进行。但在没有关键受灾点时，部分匹配交叉操作可能需要重复赋值的基因位个数最大为 $3 \times (N \times L - 1)$（包括一个临时变量），因需要进行两个匹配段之间的映射操作，每次确定匹配段基因位的值时需要进行染色体的查找运算，使得部分交叉匹配的计算复杂度在最坏可能情况下上升至 $O((N \times L)^2)$。

RM 可能需要重复赋值的基因位个数最大为 $2 \times N \times L$（包括一个临时变量），所以该操作的计算复杂度为 $O(N \times L)$。

(3)Step 5 中使用精英保留策略需要进行排序，其计算复杂度为 $O(\text{pop}^2)$。

因此整个算法循环迭代过程的时间复杂度为

$$T(\text{Mgen}, \text{pop}, N, L, |K|, |P|)＝O(N \times L \times |K| \times |P|)$$
$$+O(\text{pop} \times N \times L)$$

$$+\mathrm{Mgen}\times(O(\mathrm{pop}\times N\times L\times|K|\times|P|)$$
$$+O(N\times L)+O((N\times L)^2)$$
$$+O(N\times L)+O(\mathrm{pop}^2))$$

通常都有 $N\times L\times|K|\times|P|>\mathrm{pop}$，可见，本章算法的时间复杂度约为 $O(\mathrm{Mgen}\times N\times L\times\max(\mathrm{pop}\times|K|\times|P|，N\times L))$，其为 Mgen、pop、$N$、$L$、$|K|$、$|P|$ 的多项式函数，因此是一个多项式算法。

8.1.4　示例分析

1. 算例构建

以"5·12"汶川大地震应急血液保障为背景构建算例：设有广州、北京、重庆等 13 个省级血站可以提供血液调剂（编号为 1～13），成都、德阳、绵阳、广元为受灾地（编号为 14～17）。

第一阶段决策时出救血站各制品的供应量如表 8-1 所示，之后各决策阶段的供应量为上一阶段供应后的剩余值，各地各阶段所供血液的新鲜度如表 8-1 所示。

表 8-1　出救血站供应数据（单位：U）

出救点		广州	北京	石家庄	南京	贵阳	太原	长沙
全血	A	132	140	112	151	121	109	166
	B	136	125	156	164	115	151	101
	O	224	160	132	182	140	133	167
	AB	31	58	46	49	41	43	36
血浆	A	525	560	447	605	485	435	663
	B	544	503	625	657	460	602	403
	O	895	638	526	729	561	532	669
	AB	124	232	182	195	160	171	146
红细胞	A	656	701	559	756	606	545	829
	B	656	701	559	756	606	545	829
	O	1 118	797	657	911	702	665	836
	AB	155	289	227	244	200	214	183
新鲜度		0.943	0.914	0.857	0.829	0.857	0.800	0.886
出救点		武汉	杭州	济南	沈阳	上海	重庆	
全血	A	172	122	134	124	168	123	
	B	132	105	160	147	185	135	
	O	176	138	137	139	157	115	
	AB	46	33	52	46	51	36	

续表

出救点		武汉	杭州	济南	沈阳	上海	重庆	
血浆	A	687	486	533	496	673	491	
	B	529	420	640	588	740	540	
	O	706	550	545	553	628	458	
	AB	185	134	211	183	202	147	
红细胞	A	859	608	667	621	841	614	
	B	662	524	800	735	925	675	
	O	882	688	681	692	785	573	
	AB	231	168	263	227	252	184	
新鲜度		0.857	0.829	0.914	0.857	0.771	0.829	

按照约束(8-4)计算得出的出救血站至各灾区血站的运输时间如表 8-2 所示。

表 8-2　出救血站至各灾区血站的运输时间(单位：小时)

出救血站所在地	成都	德阳	绵阳	广元
广州	6.30	9.58	10.58	13.53
北京	6.03	9.31	10.31	13.26
石家庄	5.55	8.84	9.84	12.79
南京	5.92	9.20	10.20	13.15
贵阳	4.14	7.42	8.42	11.37
太原	5.21	8.49	9.49	12.44
长沙	5.15	8.43	9.43	12.38
武汉	4.91	8.19	9.19	12.14
杭州	6.10	9.38	10.38	13.33
济南	5.67	8.96	9.96	12.91
沈阳	7.23	10.51	11.51	14.46
上海	6.29	9.57	10.57	13.52
重庆	6.57	7.25	8.00	8.28

表 8-3 为"5·12"汶川大地震后各灾区血站每日各血液制品的实际需求量，灾区各地各血型制品的数量均按该省人口中的血型比例计算确定($\gamma_A : \gamma_B : \gamma_O : \gamma_{AB} = 0.32 : 0.24 : 0.36 : 0.08^{[99]}$)。

表 8-3　各灾区血站每日各血液制品的实际需求量(单位：U)

灾区血站	品种	2008-05-12	2008-05-13	2008-05-14	2008-05-15	2008-05-16	2008-05-17	2008-05-18	2008-05-19
成都	全血	166	250	88	125	98	40	100	132
	血浆	678	1 151	272	550	1 488	593	2 259	1 977
	红细胞	1 357	2 639	482	521	778	665	721	694

续表

灾区血站	品种	2008-05-12	2008-05-13	2008-05-14	2008-05-15	2008-05-16	2008-05-17	2008-05-18	2008-05-19
德阳	全血	14	23	2	4	42	28	40	2
	血浆	177	11	40	0	18	286	37	34
	红细胞	445	233	179	91	103	218	242	71
绵阳	全血	3	94	9	3	50	32	4	5
	血浆	90	76	43	147	210	151	21	58
	红细胞	212	258	52	216	100	367	107	60
广元	全血	51	42	60	20	6	2	3	11
	血浆	115	16	151	52	68	65	77	106
	红细胞	153	76	486	45	62	56	33	45

灾区血站	品种	2008-05-20	2008-05-21	2008-05-22	2008-05-23	2008-05-24	2008-05-25	2008-05-26
成都	全血	51	87	105	70	25	51	121
	血浆	937	2 735	640	1 132	277	458	1 415
	红细胞	623	698	655	737	181	430	853
德阳	全血	9	3	14	6	10	6	4
	血浆	10	16	24	212	25	12	29
	红细胞	13	113	48	32	14	54	13
绵阳	全血	3	6	22	8	28	31	2
	血浆	69	45	180	201	34	18	2
	红细胞	75	80	133	76	75	10	39
广元	全血	8	5	20	4	16	12	2
	血浆	12	12	20	52	56	4	54
	红细胞	24	14	341	264	20	50	306

2. 算例求解

1)血液需求预测

地震发生后不久，可获得震源、震级、烈度等基本参数，然后综合灾区房屋倒塌率、人员密度、发震时间等因素可快速估计伤亡比例[130]。假设震后初期估计受伤入院人数为 100 000 人，需要输血治疗人数所占比例为 15%，人均需预备 4U 的输血量，则可估计出整个救援期内增加的救援血液需求量约为 60 000U。由于伤员较多，救治时间持续较长，设应急救援期 $t_{end}=15$ 天[163]，并按临床用血特性划分成紧急救援期、择期手术期、消退期三个阶段。

在震后 72 小时的救援黄金期内，抢救出的伤员数逐渐达到高峰[105]，临床用血量也随之迅速增加，一般第 3 天左右会达到用血量高峰，故在初期预测时取 $\eta=3$，φ 按经验值取 0.25，并考虑一定的余度将前 4 天设为紧急救援期，故取

$te_1 = 4$，$ts_2 = 5$。因救援初期红细胞用量较大，第一阶段红细胞需求比例取值较大，四地各制品的比例取值相同。择期手术期一般持续时间较长，之后经过数日消退期的过渡，救援期结束，在此设消退期为 4 天，故取 $te_2 = 11$，$ts_3 = 12$。

第二、三阶段预测公式中的 η、φ、κ_0、κ_E 参数根据之前阶段的实际用量进行拟合确定。第一阶段决策时各地血液需求比例根据平时各地的医疗能力确定，第二、三阶段决策时参考上一阶段各地的实际用量进行调整；各阶段各血制品中各血型的比例均取该省人口的血型比例。因成都的医疗救治能力与水平都大大高于其他三地，第二阶段在成都进行的康复性手术较多，因此第二阶段成都的血浆占比较高，其他三地仍以红细胞用量为主，按阶段特点对第二阶段内各地各制品的需求比例进行了调整；第三阶段决策时各制品的比例取值为前两阶段的实际比例。

各阶段需求量的预测计算参数如表 8-4、表 8-5 所示，其中各阶段各血制品的需求比例是指救援期开始至该阶段末这一时期内该制品用量的设定占比。

表 8-4　各阶段各血制品的需求比例 λ_{jp}

灾区血站	第一阶段			第二阶段			第三阶段		
	wb	bp	rc	wb	bp	rc	wb	bp	rc
成都	0.1	0.35	0.55	0.06	0.5	0.44	0.05	0.53	0.42
德阳	0.1	0.35	0.55	0.1	0.3	0.6	0.07	0.25	0.68
绵阳	0.1	0.35	0.55	0.1	0.3	0.6	0.08	0.37	0.56
广元	0.1	0.35	0.55	0.1	0.3	0.6	0.1	0.31	0.59

表 8-5　各阶段需求量预测参数

阶段	需求总量/U	η	φ	κ_0	κ_E	$\bar{\omega}_{14}$	$\bar{\omega}_{15}$	$\bar{\omega}_{16}$	$\bar{\omega}_{17}$
第一阶段	60 000	3	0.25	30 469.6	94 973.9	0.70	0.10	0.10	0.10
第二阶段	45 637	2	0.101	60 652.9	134 882.8	0.75	0.08	0.09	0.08
第三阶段	38 824	2	0.132	40 811.1	93 952.3	0.75	0.08	0.09	0.08

图 8-7 为各阶段开始周期时的血液总量预测值与实际值的对比，可见历史数据越多，预测结果越准确。

2)调剂方案

本章设计的遗传算法参数设置如下：Mgen＝400，P_c＝0.7，pop＝40，P_m＝0.7[运输问题向量编码遗传算法的解空间维数等同于编码位数，为了丰富种群的多样性，变异率的取值区间要比基本遗传算法(simple genetic algorithm，SGA)的变异率取值区间[0.01, 0.1]大得多，一般在 0.5 左右[179]]。另外取 $\theta_{m1}=0.1$，$\theta_{m2}=0.001$，$\tau d_1=3$，$\tau d_2=1$，$\tau tr=1$，$TU_1=9$，$TU_2=16$，$TU_3=20$，计算得出各阶段

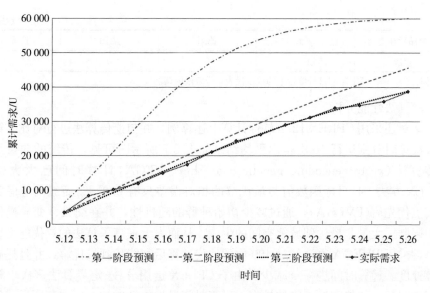

图 8-7　各阶段血液需求预测

的调剂总量分别为 22 922U、12 577U、3 566U。在 Intel Core™ 2 Duo 2.0GHz CPU、2GB 内存、MS Windows XP 操作系统的个人电脑(personal computer，PC)上进行优化计算。使用 8.1.3 小节所提的 PVEGA 法运算 10 次，取其中最优计算结果作为调剂方案($Z_1 = 16\,768.09$，$Z_2 = 8\,439.42$，$Z_3 = 2\,235.42$)。因篇幅有限，表 8-6 仅列出各阶段 O 型红细胞制品的调剂量($x_{ijs}^{O,rc}$)。

表 8-6　各阶段 O 型红细胞制品的调剂量(单位：U)

血站所在地	成都	德阳	绵阳	广元
广州	817/—/—	—/158/—	—/143/—	0
北京	—/797/—	0	0	0
石家庄	—/232/176	0	—/91/—	—/158/—
南京	—/—/17	—/—/143	0	—/—/48
贵阳	253/—/—	0	449/—/—	0
太原	0	0	—/—/10	0
长沙	836/—/—	0	0	0
武汉	882/—/—	0	0	0
杭州	0	0	0	0
济南	232/—/—	449/—/—	0	0
沈阳	0	0	0	0
上海	0	0	0	0

续表

血站所在地	成都	德阳	绵阳	广元
重庆	124/—/—	0	0	449/—/—

注："—/—/—"中"—"符号位置上的数字代表相应阶段的调剂量

3)算法性能分析

本章还采用CPLEX 12.2软件计算上述算例，并与遗传算法进行对比，第一阶段决策时分别运行10次得出平均结果如表8-7所示。可见，传统的向量编码遗传算法(vector encoding genetic algorithm，VEGA)计算时间已大大优于CPLEX方法，且目标函数值与最优解的相对误差只有0.3%。而编码考虑关键受灾点优先后(PVEGA)，通过减少初始种群的随机性，并在交叉、变异操作过程中限制了大量非最优邻域解空间的生成，从而大大提高了算法的寻优能力。上述算例采用PVEGA算法经过400次的迭代运算后都能找到最优解，并且提高了运算速度，计算时间进一步减少。由于CPLEX运用分枝-定界算法多次求解线性规划问题，随着问题规模的扩大，运算时间呈指数性增加，而本节所提遗传算法中单次迭代的计算量只与编码向量长度和种群数、血型数、制品种类之积或编码向量长度的平方成正比，运算时间上的优势明显。CPLEX运算时严重依赖于求解规划的知识，转向一些非线性目标函数问题时将无法进行求解；而PVEGA算法不仅计算速度有优势，且能够处理任何目标函数类型的模型。

表 8-7   计算效果对比

计算方法	平均目标值	相对误差/%	CPU 平均计算时间/秒	提高程度/%
CPLEX	16 768.1	—	8.820	—
VEGA	16 718.9	0.3	4.808	45.5
PVEGA	16 768.1	0	3.678	58.3

注：VEGA是指基于向量编码的遗传算法；PVEGA是指基于关键受灾点优先的向量编码遗传算法

表8-8为现行的血液调剂决策方式与本节决策方式的对比。由于突发事件发生后初期掌握灾情信息有限且不确定性较大，出于提高保障水平的考虑，以往通常会保守地做出过高的血液需求估计。若按照本例中第一阶段的预测值一次性补充库存(全血、血浆、红细胞的比例取平时的用量比例1∶4∶5，其他参数相同)，则在应急保障期末会有16 956U制品的剩余(剩余寿命只有不到10天)，约为平时日均用量的16倍以上(据调查统计，平时以上四个灾区血站的平均日出库之和约为1 000U[184])，可见积压的血制品将会发生过期。而本节决策方式产生的积压量较小，可很快被出库用于临床，且血站出库时的平均新鲜度也有较大程度的提高。应急血液保障一般有较大的时间跨度，随着对灾情了解的深入、伤员用血特性的逐渐明晰，预测需求量也会随着信息的更新更加接近实际需求，因此

阶段性地调剂补充库存的方案可避免"盲目保障"或"过度保障"的发生。

表 8-8　决策效果对比

决策方式及优化程度	积压量/U	出库新鲜度均值
现行决策方式	16 956	0.498
本节决策方式	882	0.575
优化程度/%	94.8	15.5

■8.2　应急血液调剂血站选择——运输路线安排问题

大规模地震、特大恐怖袭击等非常规突发事件发生后，由于血液需求量大，事发地血站的库存与采集量往往难以满足临床需求，需要从非灾区血站紧急调剂。在此过程中，根据实际情况可能需要进行多次调剂，并涉及多种运输方式。为此需要解决出救血站选择与多式联运线路安排的集成优化问题。

目前已有不少学者研究了应急出救点选择问题和应急物资多式联运问题，但应急血液调剂决策时应考虑出救血站所提供血液的新鲜程度以及运输过程对血液质量的影响。而有关应急物资调运的研究文献均以应急物资的运输费用或未满足率为目标，未考虑调运时间、运输方式对所运物资质量的影响；均假设需求是确定的或服从某种已知的不确定分布。此外，出救点选择与救援物资运输路线安排之间并非相互独立的，而是具有彼此影响、相互依赖的关系，有必要对其进行集成优化管理。

鉴于血液的生理特性及应急保障特性，以往有关应急物资调运问题的研究成果无法用来解决应急血液调剂问题。为提高调剂血液抵达各受灾区血站的及时性、质量与效率，本节首先以应急血液最晚运达时间最短、各受灾血站接收血液新鲜度的最小值最大、运输总费用最小为目标，建立多品种、多式联运的应急出救血站选择——运输路线安排问题的两阶段决策优化模型。其次，设计一种结合运输组合邻域优化方法的遗传-禁忌混合算法进行求解。最后，以"5·12"汶川大地震应急血液保障情景为背景，进行联运方案的求解；并分析目标函数权重系数、需求预测误差、多式联运对调剂方案的影响，比较单阶段与两阶段决策方法各自的效果，从而为采供血机构组织应急血液调剂提供决策参考。

8.2.1　问题描述

设突发事件应急血液调剂过程中，出救血站、灾区血站之间存在多种运输方式可供选择(如图 8-8 所示，各血站之间不同线型的弧线表示不同的运输连接方式)。在应急血液需求不确定的情况下，需要做出适当的应急血液调剂决策，以合理选择出救血站，并优化多式联运路线安排，以提高调剂的及时性与效率，保证运抵血液的质量，减少救援期结束后灾区血站的血液库存积压量。

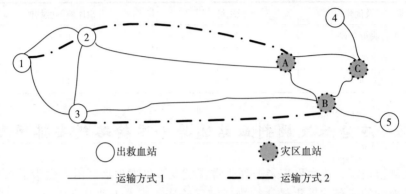

图 8-8　血液调剂多式联运示意图

设突发事件应急救援分为初期响应和紧急救援两个阶段，分两阶段进行应急血液调剂决策：在初期响应阶段（简称第一阶段），根据血液需求量的粗略预测及时进行血液调剂；在紧急救援阶段（简称第二阶段），用血需求主要来源于伤员的生理功能恢复性手术，此时需救治伤员人数、伤情程度等与血液需求相关的信息基本明确，可较准确地估计出用血需求。

建模之前，我们做如下假设。

（1）鉴于血液质量随着运输时间增长而下降的特性，借鉴易腐品呈指数性变质的假设[23]，设 s 阶段血液从 g 地运抵 e 地之后的新鲜度为 $f_{ges}=\exp(-\theta\tau_{ge})f_{gs}$。$f_{gs}(0{\leqslant}f_{gs}{\leqslant}1)$ 为 s 阶段 g 地待调剂血液的新鲜度，用该地各类待调剂血制品剩余使用期与保质期之比的均值表示；$\theta(\theta{>}0)$ 为变质率；τ_{ge} 为 g 地至 e 地的总运输时间。

（2）在第二阶段中，血液调剂来源可以是原出救血站，也可以是某类血液制品有多余库存的灾区血站。

（3）考虑空运和汽运这两种在应急血液保障中常用的运输方式，省会城市之间有空运条件，采用航空运输，灾区血站之间采用汽车运输。

（4）在灾区血站转运的血液先运达的先被转出，即 FIFO 原则。

（5）血液调剂过程中各地的运输能力都能满足运输要求。

8.2.2　模型构建

1. 符号说明

1）参数

$T=\{t\mid t=1,\ 2,\ \cdots,\ t_{\text{end}}\}$ 为应急救援期划分成周期的集合。

$S=\{s\mid s=1,2\}$ 为应急血液调剂决策阶段的集合。

t_s：第 s 阶段的开始周期，$t_s\in T$。

O：候选出救血站的集合，$o\in O$。

E：灾区血站的集合，e、$h\in E$。

N：所有血站的集合，$N=O\cup E$，i、j、$g\in N$。

M：运输方式的集合，且 $M=\{\text{pl, ca}\}$，其中 pl、ca 分别表示空运和汽运，m、$m'\in M$。

P：血制品种类的集合，且 $P=\{p\mid p=\text{wb, bp, rc}\}$，其中 wb、bp、rc 分别表示全血、血浆、红细胞。

K：血型的集合，$K=\{k\mid k=\text{A, B, O, AB}\}$。

γ_k：k 血型血液所占比例，$\forall k\in K$。

λ_p：p 类血制品所占比例，$\forall p\in P$。

TU_s：s 阶段血制品运抵灾区的时间限制，$\forall s\in S$。

τ_{ij}^m：i 地至 j 地运输方式 m 所需的运输时间，$\tau_{ij}^m=\text{dis}_{ij}/v_m$，$v_m$ 为运输方式 m 的行驶速度；dis_{ij} 为 i 地到 j 地的距离；$\forall m\in M$；i、$j\in N$。

cap_m：运输方式 m 的装载容量，$\forall m\in M$。

C：每单位制品运输中转所需的费用。

C_{ij}^m：在 i 地和 j 地之间采用运输方式 m 的运输费用，$C_{ij}^m=c_m\times\text{dis}_{ij}$，$c_m$ 为运输方式 m 的单位距离运输费用，$\forall i$、$j\in N$，$m\in M$。

$\tilde{d}_e^{kp}(t)$：e 地 t 周期 k 血型 p 血制品的预测需求量，$\tilde{d}_e^{kp}(t)=\lambda_p\gamma_k\tilde{D}_e(t)$，$\tilde{D}_e(t)$ 为 e 地 t 周期各类血制品的预测需求总量，$\forall k\in K$，$p\in P$，$e\in E$，$t\in T$。

d_{es}^{kp}：e 地 s 阶段 k 血型 p 血制品的实际用量，$\forall k\in K$，$p\in P$，$e\in E$，$s\in S$。

τ_{ge}：g 地供应的血制品运抵 e 地总共所需时间，包括启动准备时间、运输时间及中转时间。例如，若只在 j 地中转，则 $\tau_{ge}=\max(\tau\text{d}_m+\tau_{gj}^m+\tau,\ \tau\text{d}_{m'})+\tau_{je}^{m'}$，其中，$\tau$ 为运输中转所需的固定时间，τd_m、$\tau\text{d}_{m'}$ 为运输方式 m、m' 的启动准备时间，$\forall g$、$j\in N$，$e\in E$，m、$m'\in M$。

fr_{es}：e 地 s 阶段接收血液的新鲜度，$\forall e\in E$，$s\in S$。

I_{es}^{kp}：e 地 s 阶段结束时 k 血型 p 血制品的库存量，$\forall k\in K$，$p\in P$，$e\in E$，$s\in S$。

B_{es}^{kp}：e 地 s 阶段 k 血型 p 血制品需要调剂的数量，$\forall k\in K$，$p\in P$，$e\in E$，$s\in S$。

BU_{gs}^{kp}：g 地 s 阶段 k 血型 p 血制品的供应量，$\forall k\in K$，$p\in P$，$g\in$

N，$s \in S$。

2）决策变量

b_{geijs}^{kp}：s 阶段由血站 g 调剂往灾区血站 e 并经过 i 地和 j 之间的 k 血型 p 血制品的运输数量，$\forall i$、j、$g \in N$，$e \in E$，$k \in K$，$p \in P$，$s \in S$。

$q_{is}^{kpmm'}$：s 阶段在 i 地由运输方式 m 转换成 m' 的 k 血型 p 血制品的数量，$\forall m$、$m' \in M$，$i \in N$，$k \in K$，$p \in P$，$s \in S$。

vh_{ijs}^{m}：s 阶段 i 地和 j 地之间所需运输方式为 m 的运输工具数量，$\forall i$、$j \in N$，$m \in M$，$s \in S$。

x_{gs}：0-1 变量，s 阶段 g 地血站被选择为出救血站时为 1，否则为 0，$\forall g \in N$，$s \in S$。

x_{ijs}^{m}：0-1 变量，s 阶段 i 地和 j 地之间选择运输方式 m 时为 1，否则为 0，$\forall i$、$j \in N$，$m \in M$，$s \in S$。

2. 模型建立

对于任一阶段 $s(s \in S)$ 的决策，可将上述应急血液调剂问题描述成如下的出救点选择—运输路线安排模型 P1。

模型 P1：

$$\min Z_{1s} = \max_{g \in N, e \in E} \tau_{ge} \times x_{gs} \tag{8-13}$$

$$\max Z_{2s} = \min_{e \in E} \mathrm{fr}_{es} \tag{8-14}$$

$$\min Z_{3s} = \sum_{m \in M} \sum_{i \in N} \sum_{j \in N} C_{ij}^{m} \times \mathrm{vh}_{ijs}^{m} + C \sum_{m \in M} \sum_{m' \in M} \sum_{i \in N} \sum_{k \in K} \sum_{p \in P} q_{is}^{kpmm'} \tag{8-15}$$

s. t.

$$\sum_{j \in N} b_{gejs}^{kp} \leqslant \mathrm{BU}_{gs}^{kp} \times x_{gs}, \quad \forall g \in N, e \in E, k \in K, p \in P \tag{8-16}$$

$$\sum_{i \in N} b_{geies}^{kp} = B_{es}^{kp}, \quad \forall g \in N, e \in E, k \in K, p \in P \tag{8-17}$$

$$\sum_{j \in N} b_{geijs}^{kp} \times x_{ijs}^{m} = q_{is}^{kpm'm} + \sum_{j \in N} b_{ieijs}^{kp} \times x_{ijs}^{m} + \sum_{j \in N} b_{gejis}^{kp} \times x_{jis}^{m} - q_{is}^{kpmm'}$$
$$- \sum_{j \in N} b_{gijis}^{kp} \times x_{jis}^{m}, \quad \forall m、m' \in M, i \in N, k \in K, p \in P \tag{8-18}$$

$$\mathrm{vh}_{ijs}^{m} \times \mathrm{cap}_{m} \geqslant \sum_{k \in K} \sum_{p \in P} b_{geijs}^{kp} \times x_{ijs}^{m}, \quad \forall i、j、g \in N, e \in E, m \in M \tag{8-19}$$

$$\tau_{ge} \times x_{gs} \leqslant \mathrm{TU}_{s}, \forall g \in N, e \in E \tag{8-20}$$

$$\begin{cases} \mathrm{BU}_{os}^{kp} = \mathrm{BU}_{o, s-1}^{kp} - \sum_{j \in N} b_{oeij, s-1}^{kp}, \\ \mathrm{BU}_{es}^{kp} = \max(0, I_{e, s-1}^{kp} - d_{es}^{kp}), \end{cases} \quad s = 2, \forall i、j \in N, o \in O, e \in E, k \in K, p \in P \tag{8-21}$$

$$
\begin{cases}
B_{es}^{kp} = \sum_{t=1}^{t_s-1} \tilde{d}_e^{kp}(t), & s=1, \\
B_{es}^{kp} = \max(o,\ d_{es}^{kp} - I_{e,\,s-1}^{kp}), & s=2,
\end{cases}
\quad \forall e \in E,\ k \in K,\ p \in P
$$

$$(8\text{-}22)$$

$$
\begin{cases}
I_{es}^{kp} = B_{es}^{kp} - d_{es}^{kp}, & s=1, \\
I_{es}^{kp} = I_{e,\,s-1}^{kp} + B_{es}^{kp} - d_{es}^{kp} - \sum_{h \in E} b_{ehehs}^{kp}, & s=2,\ e \neq h,
\end{cases}
\quad \forall e、h \in E,\ k \in K,\ p \in P
$$

$$(8\text{-}23)$$

$$
\mathrm{fr}_{es} = \sum_{g \in N} \sum_{k \in K} \sum_{p \in P} f_{ges} \times b_{geies}^{kp} \Big/ \sum_{g \in N} \sum_{k \in K} \sum_{p \in P} b_{geies}^{kp}, \quad \forall e \in E,\ i \in N \quad (8\text{-}24)
$$

$$
x_{gs}、x_{ijs}^{m} \in \{0,\ 1\},\ \forall i、j、g \in N,\ m \in M \quad (8\text{-}25)
$$

$$
b_{geijs}^{kp}、q_{is}^{kpmm'}、\mathrm{vh}_{ijs}^{m} \geqslant 0 \text{ 且为整数},\ \forall i、j、g \in N,\ e \in E,\ k \in K,\ p \in P,\ m、m' \in M
$$

$$(8\text{-}26)$$

式(8-13)是使 s 阶段出救血站所供血液运抵灾区所需最长时间最小化；式(8-14)是最大化 s 阶段灾区血站接收血液的最低新鲜度；式(8-15)是最小化 s 阶段的运输费用；式(8-16)为 s 阶段出救血站的供应能力约束；式(8-17)为 s 阶段的血液调剂量约束；式(8-18)为 i 地的血液运入量与运出量平衡约束，i 地运输方式 m 的运出量由在 i 地运输方式 m' 转换为 m 的运量、i 地出救的且运输方式为 m 的运量、途经 i 地运输方式仍为 m 的运量三部分组成；式(8-19)为 s 阶段 i 地和 j 地之间采用运输方式 m 时所需运输工具数量的表达式；式(8-20)为 s 阶段对运输到达时间的限制；式(8-21)为第二阶段血站供应量的表达式，其中原出救血站的供应量为前一阶段供应后的剩余量，若灾区血站的库存超出此阶段的需求量，则在此阶段可作为出救血站，多出部分即为供应量；式(8-22)为各阶段灾区血站所需调剂量的表达式；式(8-23)为 s 阶段末的库存表达式；式(8-24)为 s 阶段 e 地血站接收血液新鲜度的表达式；式(8-25)、式(8-26)为决策变量的值域约束。

3. 需求量预测

灾害发生后，通过基本灾情信息预测伤亡人数[130]，结合输血伤员比例、人均输血量可以预测出应急救援期间的血液需求总量。在总量确定后，血制品的每日需求量可用 Logistic 函数预测[164]，如式(8-27)所示。在初始周期，参数 φ、η 通过经验数据得出，之后可以通过每日实际需求数据拟合修正模型参数。

$$
\sum_t \tilde{D}_e(t) = \frac{\kappa_E}{1 + \exp(-\varphi(t-\eta))} - \kappa_0, \quad \forall e \in E,\ t \in T \quad (8\text{-}27)
$$

其中，φ 为预测紧迫参数，φ 值越大，单位周期的用血量增长速度越快，其取值区间为 $[0.1,\ 1]$；η 为预测平衡参数，当 $t = \eta$ 时，单位周期的用血量将增长到最大值；κ_E、κ_0 分别为总量修正参数、初始量修正参数。

8.2.3 模型求解

1. 多目标转化

上述模型是一个多目标优化问题，解决多目标规划的方法有直接法、间接法（包含线性加权法、理想点法、功效系数法等）两大类[185]。本节模型各个目标函数分别反映了调剂的及时性、血制品新鲜度与调剂运输成本。考虑在不同阶段对各个目标侧重度的不同，引进目标值权重系数 ω_1、ω_2、ω_3（$\omega_1+\omega_2+\omega_3=1$），结合线性加权法与理想点法的各自优点，对各个目标函数进行无量纲处理，从而将本节问题 P1 转化成一个极小化的单目标问题 P2。式(8-28)中，$\bar{Z}_{1s}$、$\bar{Z}_{2s}$、$\bar{Z}_{3s}$ 表示各个目标函数的最大值，Z_{1s}、Z_{2s}、Z_{3s} 表示各个目标函数的最小值。其中，权重系数的确定需要考虑不同阶段对各个目标的侧重程度。

模型 P2：

$$\min Y(Z_{1s}, Z_{2s}, Z_{3s}) = \omega_1 \times \left[\frac{Z_{1s}-Z_{1s}}{\bar{Z}_{1s}-Z_{1s}}\right] - \omega_2 \times \left[\frac{Z_{2s}-Z_{2s}}{\bar{Z}_{2s}-Z_{2s}}\right] + \omega_3 \times \left[\frac{Z_{3s}-Z_{3s}}{\bar{Z}_{3s}-Z_{3s}}\right]$$

$$(8-28)$$

约束条件请参见式(8-16)～式(8-26)。

结合参考文献[186]中的标量化定理，得到定理 8-1。

定理 8-1 模型 P2 的最优解必定是模型 P1 的 Pareto 最优解（有效解）。

证明：式(8-28)中，对于某一具体问题，各个函数的最大值、最小值为已知数，且令 $\hat{Z}_{2s}=-Z_{2s}$，即 $Y(Z_{1s}, Z_{2s}, Z_{3s}) \Leftrightarrow Y(Z_{1s}, \hat{Z}_{2s}, Z_{3s}) = \omega_1 \times \left[\frac{Z_{1s}-Z_{1s}}{\bar{Z}_{1s}-Z_{1s}}\right] + \omega_2 \times \left[\frac{\hat{Z}_{2s}+Z_{2s}}{\bar{Z}_{2s}-Z_{2s}}\right] + \omega_3 \times \left[\frac{Z_{3s}-Z_{3s}}{\bar{Z}_{3s}-Z_{3s}}\right]$。于是，对于特定的 $\hat{Z}'_{2s}$、Z'_{3s}，$Y(Z_{1s}, \hat{Z}'_{2s}, Z'_{3s})$ 关于 Z_{1s} 是单调递增函数。同理可得，对于特定的 Z'_{1s}、$\hat{Z}'_{2s}$、Z'_{3s}，$Y(Z'_{1s}, \hat{Z}_{2s}, Z'_{3s})$ 关于 $\hat{Z}_{2s}$ 是单调递增函数，$Y(Z'_{1s}, \hat{Z}'_{2s}, Z_{3s})$ 关于 Z_{3s} 亦是单调递增函数。

由于模型 P1 的决策变量较多，为了清晰地说明问题，用 $(x_1, x_2, \cdots, x_n)$ 泛指代替。令 $z(x)=\{Z_{1s}(x), \hat{Z}_{2s}(x), Z_{3s}(x)\}=\{Z_{1s}(x_1, x_2, \cdots, x_n), \hat{Z}_{2s}(x_1, x_2, \cdots, x_n), Z_{3s}(x_1, x_2, \cdots, x_n)\}$，$x \in X$，其中 $X \subseteq \mathbb{R}^n$，可见模型 P1 的目标函数等价于 $\min z(x)$，$z: X \to \mathbb{R}^3$，模型 P2 的目标函数等价于 $\min_{x \in X} Y(z(x))$，$Y: \mathbb{R}^3 \to \mathbb{R}$，显然 $Y(u)$ 为关于 $u \in \mathbb{R}^3$ 的单调递增函数。

定义模型 P1 的有效解（Pareto 最优解）集合为 $E(z, X)$，假设 x^* 是 P2 的最优解，但 $x^* \notin E(z, X)$，则存在 $\tilde{x} \in X$，使得 $z(\tilde{x}) < z(x^*)$。由于 $Y(u)$ 为关于 u 的增函数，有 $Y(z(\tilde{x})) < Y(z(x^*))$，这与 x^* 是 P2 的最优解相矛盾。故假设不成立，$x^* \in E(z, X)$。

证毕。

2. 遗传-禁忌混合算法

上述模型包括出救血站选择、多式运输路线安排两个 NP-hard，且由于运输中转点的数量变化及运输方式选择的随机性，从而运输总时间计算出现非线性，无法直接运用 CPLEX 等优化软件进行求解。因此针对模型特点，设计了一种遗传-禁忌混合算法：禁忌搜索算法用来求解出救血站的选择问题；遗传算法用来解决多式运输路线优化问题，并加入局部邻域搜索优化操作，以加快求解的过程。遗传-禁忌混合算法的基本流程如图 8-9 所示。

3. 禁忌搜索规则

为降低出救血站选择时的随机性，引入禁忌搜索策略，利用禁忌表中的信息有选择性地搜寻候选出救血站序列，以此跳出局部最优解，保证多样化的有效搜索路径，以实现全局最优。以下为禁忌搜索算法的基本原理与流程简介[183,187]。

禁忌搜索算法的基本原理：模仿人类的记忆功能，使用禁忌表来封锁刚搜索过的区域以避免迂回搜索，同时赦免禁忌区域中的一些优良状态，进而保证搜索的多样性，达到全局优化。禁忌搜索算法能接受劣解，具有很好的"爬山"能力，能较好地做到区域集中搜索与全局分散搜索的平衡。

结合本节问题并参照图 8-9，解释算法流程，具体如下。

Step 1　初始化。在禁忌长度、迭代次数、禁忌表（初始化时为 **0** 矩阵）、最优目标函数值（初始时设置为无穷大）等参数初始化之后，随机产生一个出救血站序列 X（编码为自然数，即血站的序号），进入循环迭代过程。

Step 2　邻域移动。以当前解 X 为基础，进行 2-opt 邻域操作（即 X 中任意两编码位的码值互相交换）产生指定数目的候选解，且记录下每个候选解对应的交换位置。

Step 3　遗传进化。进行遗传进化迭代操作，以分别求出所有候选解对应的局部最优目标函数值。

Step 4　当前解选择。选出候选解中的最优目标函数值，与之前保存的最优值相比较。如果当前最优值更小，则将此最优值对应的候选解作为当前解 X，且更新最优目标函数值；如果不能更新最优目标函数值，则需要使用特赦准则，即遍历禁忌表，选择出一个禁忌值为 0 的交换项所对应的候选解作为当前解 X。

Step 5　禁忌表更新。在禁忌表中将此当前解 X 对应交换位置处的映射赋值为禁忌长度，表中的其余非 0 值均减 1。

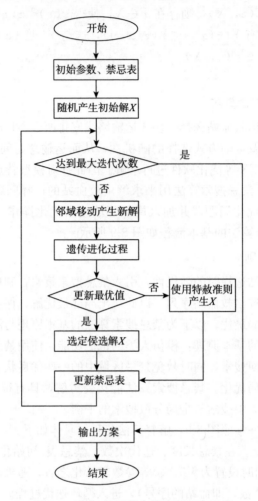

图 8-9　遗传-禁忌混合算法的基本流程

重复 Step 2～Step 5，直至循环迭代过程结束。

4. 遗传算法编码

以一个候选序列 X 为例，根据灾区血站各血制品的调剂需求量确定实际出救血站序列 X' 及各个出救血站各血制品的实际出救数量，并按运输时间约束将其分为：①可以空运、汽运任意方式到达灾区的出救集合 Φ_1；②只有汽运方式的出救集合 Φ_2；③有空运条件且必须以空运抵达灾区的出救集合 Φ_3；④集合 Φ_4，该集合中的出救血站只有汽运条件，为满足运输时间约束，出救制品必须先运达其他出救血站中转成空运方式加快抵达灾区。

以图 8-10 为例说明出救血站序列 X' 用于遗传算法计算时对应编码的生成过

程。设有 9 个出救血站，编号为 1～9，设有 4 个受灾血站，编号为 10～13，其中编号为 10 的受灾血站有空运接收条件；并设集合 $\Phi_1 \sim \Phi_4$ 分别为 {4}、{6，7}、{1，3}、{8}。

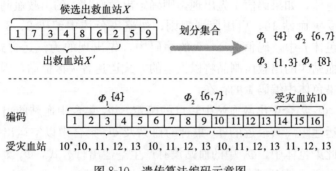

图 8-10　遗传算法编码示意图

图 8-10 中以编号 10～13 表示汽运到达，以编号 10^* 表示以空运方式到达受灾血站 10。编码规则如下：遗传算法的编码用不重复的自然数表示，其中每一位编码用以表示出救点与接收点的运输对应关系，编码出现的顺序表示分配时的优先级别。编码规则如下。

（1）由于 Φ_3、Φ_4 集合中出救血站的血制品最终都会以空运的方式到达受灾血站 10，这一操作不需在编码中体现。

（2）Φ_1 集合对应的编码。对于 Φ_1 集合中出救血站的血制品，可通过空运到达受灾血站 10，或以汽运方式到达受灾血站 10～13，因此在编码中 Φ_1 集合中的每一个出救血站对应 5 个编码。图 8-10 中值为 1 的编码表示出救血站 4 以空运方式到达受灾血站 10，值为 2、3、4、5 的编码分别表示出救血站 4 以汽运方式到达受灾血站 10、11、12、13。

（3）Φ_2 集合对应的编码。对于 Φ_2 集合中出救血站的血制品，只可能通过汽运方式到达受灾血站 10～13，因此在编码中 Φ_2 集合中的每一个出救血站对应 4 个编码。图 8-10 中值为 6、7、8、9 的编码分别表示出救血站 6 以汽运方式到达受灾血站 10、11、12、13，值为 10、11、12、13 的编码分别表示出救血站 7 以汽运方式到达受灾血站 10、11、12、13。

（4）受灾血站 10 对应的编码。由于有血制品大量空运到受灾血站 10 需要进行转运，使其变相成为出救点，因此分别分配给其对应可行接收点的编码位（第二阶段时有出救能力的血站都应分配给可行接收点编码位）。图 8-10 中值为 14、15、16 的编码分别表示受灾血站 10 以汽运方式到达受灾血站 11、12、13。

结合图 8-10，通过随机方式生成一串遗传算法染色体编码 l：

8 2 3 13 1 6 10 9 15 14 16 5 11 12 7 4

说明解码规则如下。

Step 1　Φ_1 集合中出救血站运达方式的确定。从图 8-10 中可知，Φ_1 集合中出救血站 4 对应的编码有 1（空运方式到达）及 2、3、4、5（汽运方式到达），从左到右检测染色体，如果码值 1 先出现，则确定出救血站 4 的出救血制品全部以空运方式到达受灾血站 10，启用蔑视规则，忽略染色体中编码 2、3、4、5 的存在。而此染色体 l 中，码值为 1～5 的编码中，先出现的为汽运方式的码值 2，则确定出救血站 4 的出救血制品将以汽运的方式运达各灾区血站，因此启用蔑视规则，忽略染色体中编码 1 的存在。

Step 2　Φ_4 集合中出救血站中转点的确定。Φ_4 集合中血站的出救血制品必须先以汽车运达距离其最近的 Φ_3 集合的血站及 Φ_1 集合中以空运出行的血站进行中转。在此染色体中，Φ_1 中的血站没有产生空运出行方式，Φ_4 集合中的血站 8 只能从血站 3、4 中挑选一个距离最近的血站进行中转。

Step 3　有空运接收条件的受灾血站中转队列的确定。受灾血站的中转队列由 Φ_4 集合中的血站、Φ_3 集合中的血站、Φ_1 集合中以空运出行的血站组成。在本例中，由于 Φ_1 中的血站没有产生空运出行方式，受灾血站 10 中的中转队列只由 Φ_4 集合中的血站 8 与 Φ_3 集合中的血站 1、3 组成，并按到达时间的先后次序确定出中转队列。

当编码值对应的出救点为受灾血站 10 时，应按 FIFO 原则选择出中转队列中实际出救血制品量未被分配的血站作为实际出救血站。受灾血站 10 的接收量由中转队列中出救血制品量的剩余量与其他血站汽运至受灾血站 10 的血制品量组成。

Step 4　血液制品的分配。

Step 4.1　初始化灾区血站 j 的累计调剂接收量 ψ_{js}^{kp}、血站 i 分配给灾区血站 j 的血液量 xa_{ijs}^{kp} 为 0，$i \in X'$，$j \in E$。选择染色体 l 左侧的第一个基因位 ω 开始分配。

Step 4.2　求出基因位对应的出救点 i、受灾点 j。则对于任一 k 血型 p 血制品，$\mathrm{xa}_{ijs}^{kp} = \min\{b_{is}^{kp}, B_{js}^{kp} - \psi_{js}^{kp}\}$，同时更新 $\psi_{js}^{kp} = \psi_{js}^{kp} + x_{ijs}^{kp}$，$b_{is}^{kp} = b_{is}^{kp} - \mathrm{xa}_{ijs}^{kp}$，遍历 $|K|$ 个血型 $|P|$ 个制品求出对应 xa_{ijs}^{kp}、ψ_{js}^{kp}；

Step 4.3　选择下一个基因位重复 Step 4.2，直到染色体中所有的基因位都得到遍历。

Step 5　组合以上各步骤信息确定各路段运输方式、派出各类型的运输工具数量，建立起所有出救点与受灾点之间的运输路线安排，得出一个完整的调剂运输方案。

5. 运输合并优化

在遗传进化过程中，同时进行运输合并的局部搜索操作。通过合并运输任务的方式，构造过程解的邻域空间，使调剂方案在邻域内得到进一步优化。以

图 8-11为例说明一种运输合并的构造方式，假设运输方式 1 为汽运，方式 2 为空运，初始运输安排如下：出救血站①、②、③分别通过空运为受灾血站④、⑤、⑥提供救援。合并后的运输路线如下：血站①、③出救的血液首先经汽运抵达血站②，与血站②的出救血液经空运一并运达血站⑤，其次通过汽运转运给血站④、⑥。若不同运输路线的运输任务合并后，可使目标函数值有所减小，调剂运输路线安排将相应修改。

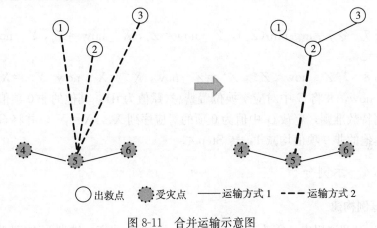

○ 出救点　❀ 受灾点　——运输方式 1　- - -运输方式 2

图 8-11　合并运输示意图

6. 算法流程

Step 1　确定当前阶段各个出救血站(灾区血站)的各血型、各血制品的供应量(需求量)。

Step 2　初始化禁忌表 G、禁忌长度 tl、最大迭代次数 max Iter，禁忌搜索邻域中候选解的个数 num。并令当前最优目标值 $Z^* = \infty$，iter=0。

Step 3　随机生成候选出救血站初始编码 X，令 $X^* = X$。

Step 4　如果 iter=max Iter，算法停止，输出最优解编码 X^*，Y^*，最优值 Z^*，最优调剂方案 φ^*；否则令 iter=iter+1，转 Step 5。

Step 5　对 X 执行 num 次 2-opt 邻域操作，加入邻域 $N(X)$ 中作为 X 的候选解集，$X_i \in N(X)$，$i=1, 2, \cdots,$ num。

Step 6　对 $N(X)$ 中的 X_i 均执行以下遗传进化操作。

Step 6.1　令 gen=0，设置最大进化代数 max gen。

Step 6.2　按调剂总量确定出救血站 X'，根据编码规则，随机生成染色体编码，重复生成 pop 次组成初始种群，令 $l=1, 2, \cdots,$ pop。

Step 6.3　以运输任务合并的方式构建染色体 l 的邻域解空间，进行局部搜索，得到出救点选择—运输路线安排方案 φ_l。

Step 6.4　计算适应度函数值 Fit(l)=Con/$Z(l)$，其中，Con 为常数；$Z(l)$

为染色体 l 的目标值。

Step 6.5 使用轮盘赌选择策略，按交叉率 P_c 对两条染色体的子串进行部分匹配交叉；按变异率 P_m 对单条染色体的子串进行逆转变异，生成临时种群；结合精英保留策略生成新的种群。

Step 6.6 若 gen<max gen，令 gen=gen+1，转至 Step 6.3；否则以进化过程中求到的具有最大适应度的染色体 l^* 对应的 φ_{l^*} 为局部最优 φ_i，同理 $Y_i = l^*$。

Step 7 令 $j = \arg \min(Z_i)$，$Z\_now = Z_j$，$X\_now = X_j$，$Y\_now = Y_j$，$\varphi\_now = \varphi_j$。

Step 8 若 $Z\_now < Z^*$，$Z^* = Z\_now$，$X^* = X\_now$，$Y^* = X\_now$，$\varphi^* = \varphi\_now$，并将 G 中对应交换位置禁忌(赋值为 tl)，其他的非 0 项值均减 1；否则根据特赦准则，释放 G 中值为 0 项的对应序列 X_i，$X = X_i$，并将 G 中此项禁忌，其他的非 0 项值均减 1，转 Step 4。

8.2.4 示例分析

1. 算例构建

以"5·12"汶川大地震为背景构建算例：广州、北京、株洲等 13 地为当时实际出救点(编号为 1~13)，成都、德阳、绵阳、广元为事发地(编号为 14~17)。只在广州、北京、石家庄、南京、贵阳、太原、长沙、重庆、成都 9 个省会城市或直辖市相互间有空运、汽运两种运输条件，其他相互地点之间只可通过汽车进行运输。

表 8-9 为各个出救血站的血液供应量，其中 $\lambda_{wb} : \lambda_{bp} : \lambda_{rc} = 1 : 4 : 5$，为目前平时临床各制品的使用比例，各血型所占比例与所在地区人口的血型比例一致，并设出救血站各阶段所供血液的新鲜度可达到该表中的设定值(新鲜度用待调剂制品剩余使用期与保质期之比的均值表示)。

表 8-9 各个出救血站的血液供应量(单位：U)

出救血站		广州	北京	石家庄	南京	贵阳	太原	长沙
全血	A	250	269	190	271	202	176	276
	B	259	241	266	295	192	243	168
	O	426	306	223	327	234	215	278
	AB	59	111	77	87	67	68	60

续表

出救血站		广州	北京	石家庄	南京	贵阳	太原	长沙
血浆	A	999	1 075	759	1 085	809	702	1 103
	B	1 035	964	1 062	1 179	768	971	670
	O	1 703	1 223	893	1 308	937	858	1 112
	AB	237	445	308	349	266	275	242
红细胞	A	1 249	1 344	949	1 356	1 012	878	1 378
	B	1 293	1 205	1 327	1 474	960	1 214	838
	O	2 128	1 529	1 116	1 635	1 171	1 072	1 390
	AB	297	555	386	437	333	344	303
新鲜度		0.914	0.886	0.886	0.857	0.800	0.829	0.829

出救血站		湘潭	重庆	眉山	泸州	宜宾	株洲	
全血	A	250	269	190	271	202	176	
	B	259	241	266	295	192	243	
	O	426	306	223	327	234	215	
	AB	59	111	77	87	67	68	
血浆	A	999	1 075	759	1 085	809	702	
	B	1 035	964	1 062	1 179	768	971	
	O	1 703	1 223	893	1 308	937	858	
	AB	237	445	308	349	266	275	
红细胞	A	1 249	1 344	949	1 356	1 012	878	
	B	1 293	1 205	1 327	1 474	960	1 214	
	O	2 128	1 529	1 116	1 635	1 171	1 072	
	AB	297	555	386	437	333	344	
新鲜度		0.829	0.771	0.714	0.743	0.771	0.829	

　　各灾区血站每日各血液制品的实际需求量见表 8-3。出救血站与灾区血站相互之间的运输距离如表 8-10 所示。

表 8-10 出救血站与灾区血站相互之间的运输距离(单位:千米)

血站编号	1	2	3	4	5	6	7	8	9	10	11	12	13	14	15	16	17
1	0	2181	1901	1439	1301	1951	702	890	1659	2060	1841	1930	866	1977	2025	1977	2238
2	2181	0	295	1039	2270	520	1511	1513	1902	1904	2078	2091	1517	1816	1750	1706	1536
3	1901	295	0	911	1990	235	1231	1245	1622	1619	1793	1805	1249	1531	1465	1420	1251
4	1439	1039	911	0	1756	1097	924	942	1505	1882	1699	1788	945	1794	1728	1684	1514
5	1301	2207	1990	1756	0	1939	838	807	379	760	516	649	829	683	731	682	850
6	1951	520	235	1097	1939	0	1277	1261	1572	1414	1588	1601	1266	1325	1259	1213	1044
7	702	1511	1231	924	838	1277	0	56	1040	1364	1234	1323	68	1287	1335	1286	1568
8	890	1513	1245	942	807	1261	56	0	1077	1404	1227	1360	26	1321	1330	1239	1339
9	1659	1902	1622	1505	379	1572	1040	1077	0	408	200	289	1067	329	378	329	497
10	2060	1904	1619	1882	760	1414	1364	1404	408	0	273	285	1406	80	160	209	376
11	1841	2078	1793	1699	561	1588	1234	1227	200	273	0	112	1248	278	334	383	550
12	1930	2091	1805	1788	649	1601	1323	1360	289	285	112	0	1365	291	347	395	562
13	866	1517	1249	945	829	1266	68	26	1067	1406	1248	1365	0	1326	1304	1305	1345
14	1977	1816	1531	1794	683	1325	1287	1321	329	80	278	291	1326	0	73	121	288
15	2025	1750	1465	1728	731	1259	1335	1330	378	160	334	347	1304	73	0	54	222
16	1977	1706	1420	1684	682	1213	1286	1239	329	209	383	395	1305	121	54	0	177
17	2238	1536	1251	1514	850	1044	1568	1339	497	376	550	562	1345	288	222	177	0

震后 72 小时内为救援黄金期，绝大部分的伤员在这段时期得到搜救，医院收治伤员人数逐渐增多，临床用血量也随之增加达到高峰，设 $\eta=3$、$\varphi=0.25$。假设第 4 天末可以确定剩余应急救援期内的用血需求量，因此第二阶段开始周期 $t_2=5$，用式(8-27)可确定各情景第一阶段的调剂总量，第二阶段需求量取值为表 8-3 中的实际值。

算例其他参数设置如下：$cap_{ca}=1\,000$U，$cap_{pl}=20\,000$U，$\theta=0.01$，$TU_1=16$ 小时，$TU_2=20$ 小时，$\tau=2$ 小时，$\tau d_{pl}=3$ 小时，$\tau d_{ca}=2$ 小时；$v_{pl}=600$ 千米/小时，$v_{ca}=60$ 千米/小时；$c_{pl}=40$ 元，$c_{ca}=2$ 元，$C=4$ 元，$t_{end}=15$ 天[163]。此外，算法参数设置如下：max Iter$=100$，tl$=50$，num$=182$，max gen$=30$，$P_c=0.7$，$P_m=0.7$，pop$=80$。

2. 计算结果及分析

决策者预测伤亡等数据时各参数取值偏好不同，因此得出的血液需求总量也会不同。设 β 为血液需求总量预测误差(现实中一般 $\beta>1$)，即震后初始时期预测出的需求总量为救援期间实际总用量的 β 倍，变化 β 值得到不同的需求情景，通过式(8-27)即可确定第一阶段各场景的调剂总量。

表 8-11 列出了 $\beta=1.6$ 时的联运路线、路段之间的运输量及交通工具派出数量，其中"5→14"表示 5 地和 14 地之间使用航空运输，"8_7"表示 8 地和 7 地之间使用汽车运输，"(×××，y)"内"×××"为运量(U)，"y"为派出运输工具数量；各阶段的出救血站及区间总运行时间详见表 8-12。

表 8-11　两阶段目标函数值及联运路线安排($\beta=1.6$)

权重	目标值	联运路线
第一阶段： $\omega_1=0.4$， $\omega_2=0.5$， $\omega_3=0.1$	$Z_1=10.283$ $Z_2=0.696$ $Z_3=94\,612$	5→14(6 951, 1)，8_7(1 789, 2)，7→14(9 607, 1)，9_14(1 929, 2)， 9_16(1 669, 2)，9_17(2 641, 3)，10_15(1 390, 2)， 12_15(1 251, 2)，12_16(972, 1)
第二阶段： $\omega_1=0.1$， $\omega_2=0.4$， $\omega_3=0.5$	$Z_1=12.79$ $Z_2=0.688\,7$ $Z_3=160\,654$	2_3(1 770, 2)，6_3(2 013, 3)，3→14(8 282, 1)，4→14(8 823, 1)， 9_14(5, 1)，9_16(274, 1)，11_14(333, 1)，11_15(628, 1)， 11_16(450, 1)，14_17(1 161, 2)，15_14(125, 1)

表 8-12　两阶段各出救血站及区间总运行时间($\beta=1.6$)(单位：小时)

血站所在地	第一阶段				第二阶段			
	成都	德阳	绵阳	广元	成都	德阳	绵阳	广元
广州	—	—	—	—	—	—	—	—
北京	—	—	—	—	10.47	—	—	—

续表

血站所在地	第一阶段				第二阶段			
	成都	德阳	绵阳	广元	成都	德阳	绵阳	广元
石家庄	—	—	—	—	10.47	—	—	—
南京	—	—	—	—	5.99	—	—	12.79
贵阳	4.14	—	—	—	—	—	—	—
太原	—	—	—	—	10.47	—	—	—
长沙	6.23	—	—	—	—	—	—	—
湘潭	6.23	—	—	—	—	—	—	—
重庆	—	8.30	7.48	10.28	7.48	8.30	7.48	10.28
眉山	—	—	—	—	3.33	—	—	—
泸州	—	—	—	—	6.63	—	—	—
宜宾	—	7.78	8.58	—	—	—	—	—
株洲	6.23	—	—	—	—	—	—	—
成都	—	—	—	—	—	—	—	6.80
德阳	—	—	—	—	3.22	—	2.90	—
绵阳	—	—	—	—	—	—	—	—
广元	—	—	—	—	6.80	—	—	—

由于该遗传-禁忌混合算法需要运行 max Iter×num 次遗传算法过程，算法复杂性加大，为此计算时在遗传迭代过程中增加一个退出机制以加快运算过程，即当连续进行 q 次循环之后遗传进化的目标函数值仍不能得到更新，自动跳出遗传迭代过程(按本例规模，运算时设置 $q=4$，对某个场景一个阶段的优化运算时间都在 100 秒之内)。表 8-13 简略列出了其他各需求情景的两阶段调剂方案中目标函数值、联运路线安排、区段运输总量[①]。

表 8-13   不同需求情景下的两阶段调剂决策方案

β	第一阶段：$\omega_1=0.5$，$\omega_2=0.4$，$\omega_3=0.1$		第二阶段：$\omega_1=0.1$，$\omega_2=0.4$，$\omega_3=0.5$	
	目标值	联运路线	目标值	联运路线
2.0	$Z_1=10.94$ $Z_2=0.716$ $Z_3=171\,606$	3→14(20 318)，2 _ 3(5 746)，6 _ 3(7 016)，5→14(6 951)，9 _ 15(1 773)，9 _ 16(3 301)，9 _ 17(173)，10 _ 15(496)，14 _ 15(1 032) 14 _ 17(3 129)	$Z_1=12.79$ $Z_2=0.708$ $Z_3=131\,044$	4→14(6 803)，8 _ 7(187)，7→14(3 218)，10 _ 14(180)，11 _ 14(651)，12 _ 14(717)，12 _ 15(309)，12 _ 16(597)，12 _ 17(378)，14 _ 17(435)

① 表 8-11～表 8-13 中的计算结果均指使用本章所提出的遗传-禁忌混合算法运算 10 次后得出的最优计算结果。

续表

β	第一阶段：$\omega_1=0.5$，$\omega_2=0.4$，$\omega_3=0.1$		第二阶段：$\omega_1=0.1$，$\omega_2=0.4$，$\omega_3=0.5$	
	目标值	联运路线	目标值	联运路线
1.8	$Z_1=10.468$ $Z_2=0.696$ $Z_3=122\ 524$	3→14(12 880)，2 _ 3(5 324)， 5→14(6 951)，9 _ 14(967)， 9 _ 16(2 092)，9 _ 17(2 971)， 11 _ 15(1 627)，12 _ 15(1 344)， 12 _ 16(879)	$Z_1=10.283$ $Z_2=0.684\ 2$ $Z_3=185\ 764$	4→14(5 398)，6 _ 14(1 996)， 8 _ 7(373)，7→14(7 409)， 9 _ 14(207)，9 _ 15(114)， 9 _ 17(144)，10 _ 14(252)， 10 _ 16(304)，14 _ 15(360)， 14 _ 16(596)，15 _ 14(257)， 17 _ 14(276)
1.4	$Z_1=10.28$ $Z_2=0.696$ $Z_3=75\ 776$	8 _ 7(963)，13 _ 7(2 539)， 7→14(11 320)，9 _ 14(1 927)， 9 _ 16(2 311)，9 _ 17(2 310)， 10 _ 14(1 390)，11 _ 15(1 627)， 12 _ 14(1 539)，12 _ 15(684)	$Z_1=16.17$ $Z_2=0.702$ $Z_3=170\ 900$	1→14(8 414)，2 _ 3(1 053)， 6 _ 3(1 992)，3→14(9 964)， 5 _ 14(2 217)，5 _ 16(834)， 5 _ 17(457)，14 _ 15(804)， 14 _ 16(41)，14 _ 17(883)， 15 _ 17(20)，17 _ 15(7)， 17 _ 16(5)
1.2	$Z_1=10.28$ $Z_2=0.696$ $Z_3=75\ 094$	3 _ 6(3 326)，6→14(10 342)， 9 _ 14(1 891)，9 _ 16(1 981)， 9 _ 17(1 980)，10 _ 14(1 390)， 12 _ 14(242)，12 _ 15(1 981)	$Z_1=14.18$ $Z_2=0.698$ $Z_3=215\ 646$	2→14(7 454)，4→14(9 272)， 8 _ 7(517)，7→14(2 802)， 5 _ 14(1 941)，5 _ 15(774)， 5 _ 16(852)，9 _ 14(280)， 9 _ 16(261)，9 _ 17(87)， 11 _ 14(531)，11 _ 16(498)， 11 _ 17(435)，14 _ 15(347)， 14 _ 16(9)，14 _ 17(1 083)

3. 权重系数与需求预测误差对决策结果的影响

目标函数的权重系数选取应体现各阶段调剂决策的特征（本例中的取值如表 8-13 所示）。在第一阶段决策中，因时效性要求较高，可将时间目标的权重系数设置得较大，而在第二阶段各个灾区均有一定的剩余库存，对时效性的要求降低，应加大费用的权重以提高调剂方案的效益。因血液的新鲜度影响临床救治，所以两个阶段的权重系数均需保持相对较高的取值。

在 $\beta=1.6$ 的情景中，若在第二阶段取 $\omega_1=0.4$，$\omega_2=0.4$，$\omega_3=0.2$，计算得出的方案中：$Z_1=10.47$，$Z_2=0.656$，$Z_3=212\ 720$，相比 $\omega_1=0.1$，$\omega_2=0.4$，$\omega_3=0.5$ 时的优化结果，时间目标值降低了 18.2%，运抵新鲜度降低了 4.5%，但运输总费用却提高了 32.4%。可见，通过调节目标函数的权重系数可对计算结果进行调整，以使调剂方案更符合决策者的预期。

由表 8-13 可知，在第一阶段决策中，随着 β 值的减小，即血液需求预测量降低，调剂量减小，总运输费用呈现减小趋势，运抵灾区时间也有所减少；但在第二阶段中，灾区血站需要进行补充的库存量增加，总运输费用呈上升趋势。但在各个场景中，即使第一阶段决策时对血液的需求预测出现不同程度的偏差，本节中的决策方法也都能保证各场景的优化目标值在一定范围之内（如各场景两阶段的运输费用之和均在 310 000 元之内）。

预测误差过大，会导致第一阶段某些受灾血站某类血制品的接收量超出整个救援期间的用量。例如，$\beta=2.0\sim1.4$ 的情景中，在第二阶段中均出现由成都、德阳、绵阳、广元向其他灾区血站调剂多余库存的运输安排。

4. 需求预测误差值 β 对决策结果的影响分析

以上 5 个场景（表 8-11 和表 8-13）的各个阶段的计算方案中，均出现了多式联运安排。以 $\beta=1.6$ 时的情景为例（运输路线安排如图 8-12 所示），两个阶段的调剂方案都出现了多式联运安排。第一阶段中，湘潭的救灾血液先通过公路运至长沙，然后和长沙的救灾血液一并通过飞机运抵成都，空运使效率大大提高。湘潭没有空运条件，通过联运缩短了运抵灾区的时间。

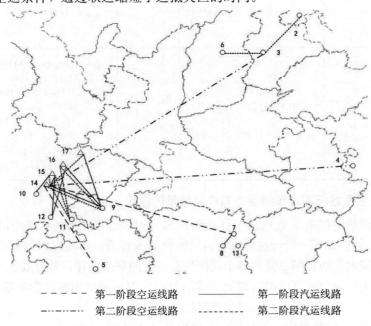

　　－－－－－　第一阶段空运线路　　　───────　第一阶段汽运线路
　　－·－·－·－　第二阶段空运线路　　　─ ─ ─ ─ ─　第二阶段汽运线路

图 8-12　两个阶段的调剂方案示意图（$\beta=1.6$）

在第二阶段，由于时效性要求相对降低，北京、太原的出救血液先通过汽运运至石家庄，然后和石家庄的出救血液一并空运抵达成都，减少了两个空运班次。南京的出救血液先通过空运抵达成都，然后由汽运送抵广元，通过在成都转运加快了到达没有空运条件的灾区的时间。可见，多式联运提高了调剂的效率与及时性。

5. 两阶段决策方法的效果分析

在以往的应急血液保障中往往只采取一次性决策，即按初期预测量一次性安排进行应急血液调剂。表 8-14 对 $\beta=1.6$ 情景下一次性决策与两阶段决策的效果进行了比较。表 8-14 中的入库新鲜度均值是指四个受灾血站接收入库的血制品新鲜度的平均值，两阶段决策方法的最晚抵达时间为两次决策最晚抵达时间的均值，积压量是指灾区血站接收的血制品在救援期结束后仍未出库的数量。在最晚抵达时间、入库新鲜度均值这两个指标上，两阶段决策方法的表现与一次性决策方法非常接近，但在运输费用、积压量两个指标上，两阶段决策方法的效果大大优于一次性决策方法。

表 8-14　两种决策方法的效果分析($\beta=1.6$)

决策方式及优化程度	最晚抵达时间/小时	入库新鲜度均值	运输费用/元	积压量/U
一次性决策	10.94	0.779	423 512	26 103
两阶段决策	11.54	0.760	255 266	200
相对优化程度	−5.48%	−2.44%	39.73%	99.23%

图 8-13 比较了采用两种决策方法的四个受灾血站血制品每日出库时的新鲜度均值。虽然一次性决策方法入库新鲜度均值略高，但随着时间的推移血液发生老化，在库制品的新鲜度下降，在两阶段决策方法的第二次决策点之后，其出库制品的新鲜度均值已低于两阶段决策方法。本例中，整个救援期内一次性决策方式的血制品出库新鲜度均值为 0.610，而两阶段决策方法的血制品出库新鲜度均值为 0.621，平均提高程度为 1.8%。可见，采用两阶段决策方法可提高血制品出库使用时的新鲜度。

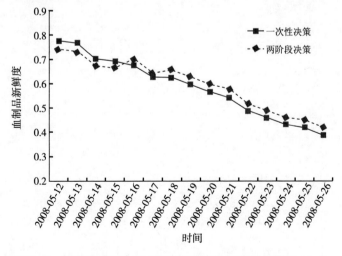

图 8-13　两种决策方法下血制品每日出库新鲜度均值($\beta=1.6$)

　　两阶段决策方法虽然避免不了救援期结束后血液制品的剩余，但积压量较小，在保质期内可很快出库被医院使用。地震伤员伤情以挤压引起的组织挫伤为主，血浆的使用比例高于平时，使用两阶段决策方法就可对第一阶段中各种设定引起的供需偏差进行调整，且使两个阶段的运输费用总和维持在一定范围之内。总体而言，即使事发后对血液需求量的预测出现一定偏差，使用两阶段决策方法仍可得出整体决策效果较好的调剂方案。

第 9 章

非常规突发事件应急血液调剂分配

非常规突发事件应急物资调剂过程中涉及应急物资的分配问题。灾难产生的影响程度超过预期、备灾仓库的存储能力有限及运输过程造成延迟等，使得灾区在一定时期内各种可利用的应急物资量相当有限。可见合理的物资分配对于应急管理具有十分重要的意义，近年来关于这方面的研究受到了国内外学者的广泛关注。

血液是应急物资中很特殊的一类。在临床紧急救治过程中，当某一血型的某类血制品短缺时，允许使用能替代该血型的同类其他血型制品[55]。应急血液调剂过程中不可避免地会遇到血液短缺情况，因此研究考虑血型替代策略的应急血液分配问题具有重要的意义。

本章通过对血液替代特性的分析，在考虑各血型替代优先级别的基础上，建立多灾点、多品种应急血液分配的双层规划模型，其中上、下层模型的目标分别为最小化灾区血液需求的短缺总量、最优化血液替代的总满意程度。本章分析模型的性质，并对转化后的单目标混合整数规划模型最优解的一致性进行证明。在分析血型替代性质的基础上提出一种贪婪启发式算法求解模型，通过不同规模的算例测试与 CPLEX 求解结果的比较，验证不同替代权重、替代率对分配方案的影响。

9.1 非常规突发事件应急血液调剂分配问题

假设某地区发生非常规突发事件，人员伤亡严重，临床需要大量的血液制品。通过紧急采集和调剂的方式，将一大批血液制品集结到了临近灾区的省会城市血液中心，之后需要及时分配到二级城市中心血站，以满足其辖区内医院的紧急临床医疗需求。

在应急血液的分配过程中,血液中心与中心血站所在层面关注的目标各有侧重。血液中心(上层)关注的是使用血型替代策略以减少分配方案中各地血液需求的短缺总数量;而中心血站(下层)在供应量短缺且有其他血型制品可替代时,关注的是使替代血型的选择在整体上达到最优,且应保持替代量与需求量的合适比例,并将替代总量限制在一定的范围之内,以避免在分配方案中出现血液替代总量过大或某一血型制品的替代量过大的现象。下层各血制品不同、血型替代量的不同也将造成上层决策中该血制品各血型短缺量的变化,可见上、下层的决策目标会彼此影响、相互制约,构成了主从递阶决策关系。

为了能够清晰地反映上述情形,本章研究使用双层规划方法对考虑血型替代的应急血液分配问题进行建模求解,并做如下假设。

(1)血液中心待分配的各类血液制品总量大于各个中心血站的需求量之和,但某类制品中某个血型的供应量不一定能满足各个中心血站对该血型制品的总需求量。

(2)在紧急输血治疗中,当某一血型的血制品短缺时,允许使用其他血型的同类制品进行替代,但必须满足医学上的血型替代规则。

(3)当使用血型替代策略时,应对各血型替代总量所占该血制品需求总量的比例进行限制。

(4)当分配方案中各型血制品存在短缺量、替代量时,依照公平性的原则近似地按各地需求量的占比进行指派。

9.2 血型替代关系

血型是机体免疫系统鉴别"自我"和"异己"的标志,进行临床输血前必须进行血型鉴定。根据人类红细胞膜上特异性抗原(又称为凝集原,agglutinogen)与血浆中对应抗体(又称为凝集素,agglutinin)的不同,可以将血型分为 A 型、B 型、O 型、AB 型四种类型,且按人类红细胞表面是否存在 Rh 抗原(D 抗原)又可将每种血型分为 Rh 阳性、Rh 阴性血型两类(如 A 型 Rh 阳性、Rh 阴性血型分别表示为 A+、A−)[55,188]。

相对应的抗原、抗体相遇时将发生红细胞凝集的结合免疫反应。为了保证输血的安全有效,防止出现红细胞凝集反应,输血时首选同型输血。紧急情况下可以考虑进行异型输血,由表 9-1 可见,A 型血或 B 型血可以输给 AB 型血的病人。抗体稀释到低于效价时就不再凝集抗原,因此可以把有抗体的血液经稀释输注给有相应抗原的病人,所以 O 型血液可以输给其他血型的病人,同时临床上不允许 Rh 阳性的血液输注给血型为 Rh 阴性的病人[189]。根据这些规则可以得出各个血型之间的替代关系。

表 9-1　A、B、O、AB 血型系统的抗原与抗体

血型	抗原(凝集原)	抗体(凝集素)
A 型	A 抗原	抗 B 抗体
B 型	B 抗原	抗 A 抗体
O 型	无	抗 A 抗体和抗 B 抗体
AB 型	A 抗原和 B 抗原	无

我们定义图 9-1 为 $G=\{K, E\}$，K 为血型的集合，$K=\{i, k \mid \mathrm{A}+, \mathrm{B}+, \mathrm{AB}+, \mathrm{O}+, \mathrm{A}-, \mathrm{B}-, \mathrm{AB}-, \mathrm{O}-\}$；$E$ 为替代关系图中弧的集合，表示连接的两种血型相互之间存在可行替代关系，$E\subseteq K\times K$；图 9-1 中任一条有向弧 $[i, k]\mid i, k\in K$ 代表血型 i 可以替代血型 k；定义 U_i 为能够被血型 i 替代的血型集合，即 $U_i=\{k \mid [i, k]\in E\}$，$U_i\subset E$；定义 V_i 为可以用来替代血型 i 的血型集合，$V_i=\{k \mid [k, i]\in E\}$，$V_i\subset E$。

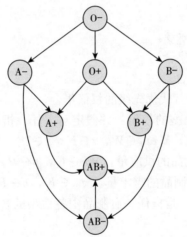

图 9-1　各血型血液相互之间的替代关系

由图 9-1 可见，血型 O－被称为万能捐献血型，血型 AB＋被称为万能接受血型。虽然某一血型的制品可以被其他多种血型的同类制品替代(如图 9-1 所示，AB＋可以被其他 7 种血型中的任一种替代)，但根据异型输血的原理，可用于替代的血型相互之间有一定的优先级别。定义 w_{ik} 为 i 血型替代 k 血型的权值，$\forall i\in K$，$k\in U_i$，设定其值如表 9-2 所示。其中"1"表示所在行对应血型被所在列对应血型替代的优先级别最高，"8"表示替代优先级别最低，"—"表示所在行、列对应血型相互之间不存在替代关系。

表 9-2　血型之间替代的优先级别

血型	AB+	AB−	B+	B−	A+	A−	O+	O−
AB+	1	—	—	—	—	—	—	—
AB−	2	1	—	—	—	—	—	—
B+	3	—	1	—	—	—	—	—
B−	4	2	2	1	—	—	—	—
A+	5	—	—	—	1	—	—	—
A−	6	3	—	—	2	1	—	—
O+	7	—	3	—	3	—	1	—
O−	8	4	4	2	4	2	2	1

9.3　非常规突发事件应急血液调剂分配模型

1. 符号说明

1) 集合与参数

o：灾区血液中心的标号。

J：灾区中心血站的集合。

P：血制品种类的集合。

W：各血型相互之间替代优先级的权值集合。

w_{ik}：i 血型替代 k 血型的权值，并假定对于任一指定 k 血型，w_{ik} 越小的 i 血型替代的优先级别越高，$\forall w_{ik} \in W$，$i \in K$，$k \in U_i$。

s_{kp}：o 地 k 血型 p 制品的供应量，$\forall k \in K$，$p \in P$。

$d_{kp,j}$：j 地 k 血型 p 制品的需求量，$\forall k \in K$，$p \in P$，$j \in J$。

δ：血型替代率限制，是指任一血制品中各血型的替代量之和占该血制品需求总量的最大比。

2) 中间变量

$z_{kp,j}$：j 地 k 血型 p 制品的短缺数量，$\forall k \in K$，$p \in P$，$j \in J$。

$r_{ikp,j}$：0-1 变量 j 地 p 制品中由 i 血型替代 k 血型时为 1，否则为 0，$\forall i \in K$，$k \in U_i$，$p \in P$，$j \in J$。

3) 决策变量

$x_{kp,j}$：o 地分配给 j 地的 k 血型 p 制品的数量，$\forall k \in K$，$p \in P$，$j \in J$。

$y_{ikp,j}$：j 地 p 制品中 i 血型替代 k 血型的数量，$\forall i \in K$，$k \in U_i$，$p \in P$，$j \in J$。

2. 模型建立

为求得各灾区在各血型制品短缺总量最小前提下的各型血制品替代满意程度

最优化的分配方案，建立一个双层规划模型 P1，如下所示。

模型 P1：

上层规划模型：

$$Z_1 = \text{min imize} \sum_{p \in P} \sum_{k \in K} \sum_{j \in J} z_{kp,j} \tag{9-1}$$

s. t.

$$x_{kp,j} + \sum_{i' \in V_k} y_{i'kp,j} - \sum_{i \in U_k} y_{kip,j} = d_{kp,j} - z_{kp,j}, \quad \forall k \in K, p \in P, j \in J \tag{9-2}$$

$$\sum_{j \in J} x_{kp,j} \leqslant s_{kp}, \quad \forall k \in K, p \in P \tag{9-3}$$

$$z_{kp,j} \leqslant \sum_{j \in J} z_{kp,j} \times d_{kp,j} \Big/ \sum_{j \in J} d_{kp,j} + 1, \quad \forall k \in K, p \in P, j \in J \tag{9-4}$$

$$z_{kp,j}、x_{kp,j} \geqslant 0 \text{ 且为整数}, \quad \forall k \in K, p \in P, j \in J \tag{9-5}$$

下层规划模型：

$$Z_2 = \text{min imize} \sum_{k \in K} \sum_{i \in V_k} \left(w_{ik} \times \sum_{j \in J} \sum_{p \in P} y_{ikp,j} \right) \tag{9-6}$$

s. t.

$$y_{ikp,j} \leqslant y_{ikp,j} \times r_{ikp,j}, \quad \forall i \in K, k \in U_i, p \in P, j \in J \tag{9-7}$$

$$0 \leqslant w_{ik} \times r_{ikp,j} \leqslant \max\{w_{ik} \mid w_{ik} \in W\}, \quad \forall i \in K, k \in U_i, p \in P, j \in J \tag{9-8}$$

$$\sum_{i \in U_k} y_{kip,j} \leqslant x_{kp,j}, \quad \forall k \in K, p \in P, j \in J \tag{9-9}$$

$$\sum_{k \in K} \sum_{i \in V_k} y_{ikp,j} \leqslant \delta \sum_{k \in K} d_{kp,j}, \quad \forall p \in P, j \in J \tag{9-10}$$

$$y_{ikp,j} \leqslant \sum_{j \in J} y_{ikp,j} \times d_{kp,j} \Big/ \sum_{j \in J} d_{kp,j} + 1, \quad \forall k \in K, i \in V_k, p \in P \tag{9-11}$$

$$y_{ikp,j}、x_{kp,j} \geqslant 0 \text{ 且为整数}, \quad \forall i \in K, k \in U_i, p \in P, j \in J \tag{9-12}$$

$$r_{ikp,j} \in \{0, 1\}, \quad \forall i \in K, k \in U_i, p \in P, j \in J \tag{9-13}$$

在上层规划模型中，式(9-1)为目标函数，表示最小化各类血型制品短缺的总量；式(9-2)表示 j 地 k 血型 p 制品的需求量由分配给该地的 k 血型 p 制品数量、用其他血型替代 k 血型的 p 制品数量、用 k 血型替代其他血型的 p 制品数量，以及未满足的 k 血型 p 制品数量构成；式(9-3)为各类血型血制品的供应能力约束；式(9-4)为近似按需求比例指派各地不同血型血制品的短缺量；式(9-5)为非负整数变量约束。

在下层规划模型中，式(9-6)为目标函数，表示最小化各灾区血液替代关系的总权值，即最优化血液替代量的指派；约束(9-7)表示替代量选取时必须符合各血型之间已有的替代关系；式(9-8)为血型替代选择时的合理性检查；式(9-9)为各地各血型制品的替代能力约束；式(9-10)为替代率约束下各地各类血制品的替代总量约束；式(9-11)为近似按需求比例指派各地不同血型血制品的替代量；式(9-12)为非负整数变量约束；式(9-13)为0-1变量约束。

9.4 非常规突发事件应急血液调剂分配模型求解

9.4.1 模型性质

定义 9-1 设 X_j 为受灾点 j 各品种各血型制品的分配方案，Y_{pj} 表示受灾点 j 的 p 类各血型制品的替代方案，$\forall k \in K$，$p \in P$，$j \in J$，则有

$$X_j = \begin{bmatrix} x_{11,j} & x_{12,j} & \cdots & x_{1|K|,j} \\ x_{21,j} & x_{22,j} & \cdots & x_{2|K|,j} \\ \vdots & \vdots & & \vdots \\ x_{|P|1,j} & x_{|P|2,j} & \cdots & x_{|P||K|,j} \end{bmatrix}$$

$$Y_{pj} = \begin{bmatrix} y_{11p,j} & y_{12p,j} & \cdots & y_{1|K|p,j} \\ y_{21p,j} & y_{22p,j} & \cdots & y_{2|K|p,j} \\ \vdots & \vdots & & \vdots \\ y_{|K|1p,j} & y_{|K|2p,j} & \cdots & y_{|K||K|p,j} \end{bmatrix}$$

令 Y_j 表示受灾点 j 各品种各血型制品的替代方案，则 $Y_j = \{Y_{1j}, Y_{2j}, \cdots, Y_{|P|j}\}$。已知 X_j、Y_j 时，由式(9-2)可以唯一确定 H_j。

$$H_j = \begin{bmatrix} z_{11,j} & z_{12,j} & \cdots & z_{1|K|,j} \\ z_{21,j} & z_{22,j} & \cdots & z_{2|K|,j} \\ \vdots & \vdots & & \vdots \\ z_{|P|1,j} & z_{|P|2,j} & \cdots & z_{|P||K|,j} \end{bmatrix}$$

定义 $\Phi = \{X_1, X_2, \cdots, X_{|J|}, Y_1, Y_2, \cdots, Y_{|J|}\}$，可见 Φ 为一个应急血液分配方案，即模型 P1 的一个解。

定义 9-2 在分配方案 Φ 中，如果 X_j、Y_j 可使式(9-2)～式(9-5)、式(9-7)～式(9-13)成立，则称方案 Φ 关于受灾点 j 是可行的。若 $\forall j (j \in J)$，方案 Φ 关于受灾点 j 都是可行的，则称方案 Φ 为模型 P1 的可行方案或可行解。

定理 9-1 设 Φ^* 为模型 P1 的最优解(方案)，$E(X, Y)$ 是最优解集，即 $\Phi^* \in E(X, Y)$，但 $|E(X, Y)|$ 不一定为 1，即其最优方案不一定具有唯一性。

证明：模型 P1 的最优解 Φ^* 从最小目标函数值 Z_1^*、Z_2^* 的求解方案中选择，显然该模型最优解在目标函数值上具有唯一性。但此 Z_1^*、Z_2^* 并不一定唯一一对

应一个最优解 Φ^*，主要有以下两类情形。

（1）可用于替代的血制品数量有限，造成不同可行替代方案均可得出 Z_1^*、Z_2^* 值的情形。

设 i 血型 p 制品可以替代同类 k、k' 血型制品（$\forall i \in K$，k、$k' \in U_i$，$p \in P$），且有 $w_{ik} = w_{ik'}$，可用于替代的数量有限，不能同时满足两类制品的短缺量。若优先替代 k 血型制品的可行方案 Φ_1 与优先替代 k' 血型制品的可行方案 Φ_2 均可得到 Z_1^*、Z_2^* 值，则 Φ_1、Φ_2 两个方案均为最优解。

（2）在替代率约束下的允许替代总量小于可行的替代总量时，不同可行替代方案均可得出 Z_1^*、Z_2^* 值的情形。

设 i、i' 血型 p 制品可以分别替代对应的 k、k' 血型的同类制品（$\forall i \in K$，$i' \in K$，$k \in U_i$，$k' \in U_{i'}$，$p \in P$），且有 $w_{ik} = w_{i'k'}$，由于替代总数量的限制，替代总量不能同时满足 k、k' 血型制品的短缺量。若优先采用 i 血型制品替代 k 血型制品与优先采用 i' 血型制品替代 k' 血型制品分别得到两个不同的可行分配方案 Φ_1、Φ_2，且 Φ_1、Φ_2 均能求得 Z_1^*、Z_2^* 值，则 Φ_1、Φ_2 两个方案均为最优解。

证毕。

由于上述双层规划模型 P1 求解较复杂，可将其转化为如下单目标的混合整数规则模型 P2。

模型 P2：

$$Z_3 = \min \text{imize} \sum_{k \in K} \sum_{i \in V_k} \Big(w_{ik} \times \sum_{j \in J} \sum_{p \in P} y_{ikp,\,j} \Big) + \rho \sum_{p \in P} \sum_{k \in K} \sum_{j \in J} z_{kp,\,j} \qquad (9\text{-}14)$$

约束条件请参见式（9-2）～式（9-5）、式（9-7）～式（9-13）。

目标函数（9-14）为最小化各灾区血液替代的总权重与各血型制品短缺量的惩罚值之和。其中，ρ 为每单位血制品短缺量的惩罚值。

定理 9-2　模型 P1 的最优解是模型 P2 的最优解，当 $\rho > \max\{w_{ik} \mid w_{ik} \in W\}$，$i \in K$，$k \in U_i$ 时，模型 P2 的最优解也是模型 P1 的最优解。

证明：设 Φ_{P1}^* 为模型 P1 的最优解，对应的上、下层模型中的最优目标函数值为 Z_1^*、Z_2^*，且对于 $\exists j (j \in J)$，都有最优的 X_j^*、Y_j^*、Z_j^*。在模型 P2 中方案 Φ_{P1}^* 对应的目标值为 Z_3'，由于 $Z_3' = Z_2^* + \rho Z_1^*$，可见 Z_3' 必定是模型 P2 的最优目标函数值，即 Φ_{P1}^* 也是 P2 的最优解。

由式（9-2）、式（9-6）可得，对于一个可行解 Φ，$\exists j$、k、$p (j \in J$，$k \in K$，$p \in P)$，且 $x_{kp,j} \geqslant d_{kp,j}$ 时，必有 $\sum_{i' \in V_k} y_{i'kp,\,j}$、$z_{kp,j}$ 为 0，只需要对 $\sum_{i \in U_k} y_{ikp,\,j}$ 进行优化，$i \in V_k$，$i' \in U_k$；若 $x_{kp,j} < d_{kp,j}$ 时，必有 $\sum_{i \in U_k} y_{ikp,\,j} = 0$，只需要对

$\sum\limits_{i'\in V_k} y_{i'kp,\,j}$、$z_{kp,\,j}$ 进行优化，且有 $\sum\limits_{i'\in V_k} y_{i'kp,\,j}$ 增加(减少)1 个单位，则 $z_{kp,\,j}$ 势必减少(增加)1 个单位。而当 $\rho > \max(W)$ 时，必先对 $\sum\limits_{i'\in V_k} y_{i'kp,\,j}$ 进行优化，即首先求得各血型相互之间的最优替代量。可见对于模型 P2 的最优解为 Φ_{P2}^*，对应的目标函数值为 $Z_3^* = Z_2' + \rho Z_1'$，Z_2' 必等于式(9-6)的最优目标值 Z_2^*。此时，若 Z_1' 不等于式(9-1)的最优目标函数值 Z_1^*，则必存在另外一个最优方案 Φ_{P1}'，对应的目标函数值 $Z_3' = Z_2^* + \rho Z_1^*$ 且 $Z_1^* < Z_1'$，即有 $Z_3' < Z_3^*$，这与 Φ_{P2}^* 是模型 P2 的最优解相矛盾。可见 $Z_1' = Z_1^*$，Φ_{P2}^* 必定是模型 P1 的最优解。

证毕。

转化的模型 P2 可采用 CPLEX 软件等对其进行求解。但由于血型替代选择的复杂性，模型 P2 中的决策变量与约束的个数仍比较庞大(均高达 $|J| \times |P| \times |K|^2$ 的数量级)。为此，本章设计了一种多阶段贪婪启发式算法进行求解。

9.4.2　血型替代性质

令 y_{ikp}^* 为考虑替代优先级别后 p 制品中 i 血型替代 k 血型的最优数量，$\forall i \in K$，$k \in U_i$，$p \in P$，$j \in J$。通过定理 9-3、定理 9-4 可以立即确定出符合条件血型相互之间的替代量 y_{ikp}^*。

定理 9-3　设 k 血型 p 制品的供应存在富余，若 $\left(\sum\limits_j d_{ip,\,j} - s_{ip} \right) > 0$，$i \in U_k$，则当 $|U_k| = 1$ 且 $w_{ki} = \min(W)$ 时，可得出 $y_{kip}^* = \min\left\{ s_{kp} - \sum\limits_j d_{kp,\,j}, \right.$ $\left. \sum\limits_j d_{ip,\,j} - s_{ip} \right\}$。

定理 9-3 的含义如下：在 p 制品之中，k 血型的供应量除了满足所有需求点的供应量之和外仍有富余，若在 k 血型可替代的血型集合中，只有 i 血型 p 制品的供应量存在短缺，则当 w_{ki} 等于替代权重的最小值时，必然可确定出该制品中 k 血型替代 i 血型的最优数量 y_{kip}^*。因此，可将定理 9-3 称为最优先唯一可替代定理。

定理 9-4　设 k 血型 p 制品的需求存在短缺，若 $\left(s_{ip} - \sum\limits_j d_{ip,\,j} \right) > 0$，$i \in V_k$，则当 $|V_k| = 1$ 且 $w_{ik} = \min(W)$ 时，可得出 $y_{ikp}^* = \min\left\{ \sum\limits_j d_{kp,\,j} - s_{kp}, \right.$ $\left. s_{ip} - \sum\limits_j d_{ip,\,j} \right\}$。

定理 9-4 的含义如下：在 p 制品之中，k 血型的供应量满足不了所有需求点的供应量之和，若在 k 血型可被替代的血型集合中，只有 i 血型 p 制品的供应量存在富余，当 w_{ik} 等于替代权重的最小值时，则必然可确定出该制品中 k 血型被 i 血型替代的最优数量 y_{ikp}^*。因此，又将定理 9-4 称为最优先唯一被替代定理。

9.4.3　贪婪启发式算法

贪婪启发式算法的思路如下：首先构建替代判别矩阵代表各制品各血型相互间可行的替代优先关系，根据各血型血制品的供应总量、需求总量，对替代判别矩阵进行化简；其次使用替代定理求得部分血型的最优替代量；再次运用贪婪规则优化各血型制品之间的替代关系，从而得出各血型血制品相互间的具体替代总量、短缺总量；最后进行各地各血型血制品替代量、短缺量的指派。贪婪启发式算法流程如图 9-2 所示。

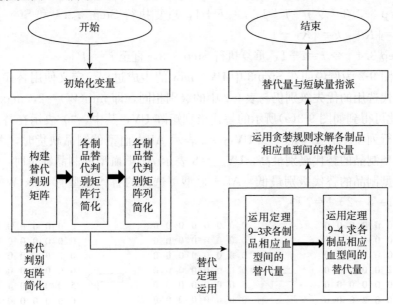

图 9-2　贪婪启发式算法流程

1. 初始化过程

Step 1　初始化供应量 s_{kp}、需求量 $d_{kp,j}$、替代权重 w_{ik}、替代率 δ，并令最优分配总量 x_{kp}^*、最优替代总量 y_{ikp}^*、最优短缺总量 z_{kp}^* 为 **0** 矩阵。

Step 2　得出各制品各血型的总需求量 $D_{kp} = \sum_{j \in J} d_{kp,\,j}$，并得出各制品各血型的初始分配量 $\mathrm{xa}_{kp} = \min(s_{kp},\ D_{kp})$，初始缺货量 $\mathrm{za}_{kp} = D_{kp} - \mathrm{xa}_{kp}$，剩余分配量 $\mathrm{sa}_{kp} = s_{kp} - \mathrm{xa}_{kp}$，且令 $x_{kp}^* = \mathrm{xa}_{kp}$。

2. 替代判别矩阵简化

Step 3　根据各血型相互间的替代关系及供应量、需求量，得出替代判别矩

阵 **UV_now**。

Step 3.1　根据各血型相互之间的替代关系，得出一个替代级别矩阵 **UV**。

Step 3.2　初始化 **UV_now** 为一个 $|K| \times |K| \times |P|$ 的 **0** 矩阵，其元素为 **UV_now**$_{jki}$，其中，$j=1, 2, \cdots, |K|$；$k=1, 2, \cdots, |K|$；$i=1, 2, \cdots, |P|$，且令 $i=1, 2, \cdots, |P|$。

Step 3.3　令 **UV_now**$_{:,:,i}=$**UV**(其中，":"用来指代所在位置的下标的所有可能取值，如第一个":"表示下标 j 的所有可能取值 $1, 2, \cdots, |K|$)。并令 $j=2：|K|$，$k=1, 2, \cdots, |K|-1$。

Step 3.3.1　若其剩余供应量 $sa_{ij}=0$，则 **UV_now**$_{j,:,i}=0$。

Step 3.3.2　若初始缺货量 $za_{ik}=0$，则 **UV_now**$_{:,k,i}=0$。

Step 3.3.3　令 $j=j+1$，$k=k+1$，重复执行 Step 3.3.1 和 Step 3.3.2，直至 $j=|K|$、$k=|K|-1$。

Step 3.4　令 $i=i+1$，重复执行 Step 3.3，直至 $i=|P|$。

以图 9-3 为例说明在 Step 3 中 **UV_now** 的生成过程。定义使用替代策略时血型替代选用的优先级别仍与表 9-2 中的级别相同，即 $\min(W)=2$，$\max(W)=8$，因此可得到如图 9-3(a)所示的替代级别矩阵 **UV**，其中，"0"表示在替代优化时对应行列项不需要考虑。如 **UV**$_{2,1}=2$ 表示 AB+血型的制品缺货时，AB−血型同类型制品的替代级别最高，**UV**$_{2,8}=8$ 表示 AB+血型的制品缺货时，O−血型同类型制品的替代级别最低，AB+血型可选择的替代血型有 $\max(W)-\min(W)+1=8-2+1=7$ 种。

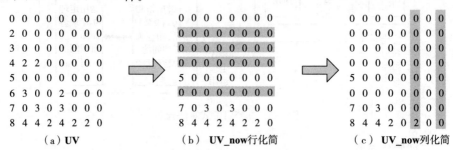

图 9-3　替代判别矩阵 **UV_now** 生成过程示例

对于某一制品 i，若其 j 血型制品的剩余供应量 $sa_{ij}=0$，表明 j 血型制品无条件用于替代其他血型的同类制品，所以 **UV_now**$_{:,:,i}$ 矩阵中第 j 行的值应全为 0，即优化运算时不需考虑该行与所有列的对应血型相互间的替代关系。图 9-3(b)中 **UV_now** 矩阵的行化简操作体现出了 Step 3.3.1 中的运算过程。

同理，对于某一制品 i，若其 k 血型制品的剩余供应量 $za_{ik}=0$，表明 k 血型制品不需要用其他血型的同类制品替代，所以 **UV_now**$_{:,:,i}$ 矩阵中第 k 列的值应全为 0，即优化运算时不需考虑该列与所有行的对应血型相互间的替代关系。图 9-3(c)中 **UV_now** 矩阵的列化简操作对应了 Step 3.3.2 中的运算过程。

可见在 Step 3 中创建出的矩阵 **UV_now**，不但可表示出各血型相互之间替代的优先级别，而且能根据实际供、需量只表示出各血制品中可行的替代关系，减少了矩阵的非 0 值，将使后续优化运算过程得到大大简化。

3. 替代定理运用

Step 4　按替代率 δ 求得各制品的最大替代量 ym_p。

Step 5　运用定理 9-3、定理 9-4，求得符合条件的相应血型血制品的 y_{ikp}^*。

Step 5.1　令 $i=1,2,\cdots,|P|$。

Step 5.2　令 $j=2,2,\cdots,|K|$，执行定理 9-3。

Step 5.2.1　若有 $\text{sum}(\textbf{UV\_now}_{j,:,i}=\min(W))$，则令该对应列为 g，并使 $y_{jgi}^*=\min(sa_{ij},za_{ig})$；否则直接转 Step 5.2.4。

Step 5.2.2　若 $y_{jgi}^*=sa_{ij}$，则 **UV_now**$_{j,:,i}=0$，否则 **UV_now**$_{:,g,i}=0$。

Step 5.2.3　更新 $sa_{ij}=sa_{ij}-y_{jgi}^*$，$za_{ig}=za_{ig}-y_{jgi}^*$，$x_{ji}^*=x_{ji}^*+y_{jgi}^*$，$ym_i=ym_i-y_{jgi}^*$。

Step 5.2.4　令 $j=j+1$，重复执行 Step 5.2.1~Step 5.2.3，直至 $j=|K|$。

Step 5.3　令 $k=1,2,\cdots,|K|-1$，执行定理 9-4。

Step 5.3.1　若有 $\text{sum}(\textbf{UV\_now}_{:,k,i}=\min(W))$，则令该对应行为 g，并使 $y_{gki}^*=\min(sa_{ig},za_{ik})$；否则直接转 Step 5.3.4。

Step 5.3.2　若 $y_{gki}^*=sa_{ig}$，则 **UV_now**$_{g,:,i}=0$，否则 **UV_now**$_{:,k,i}=0$。

Step 5.3.3　更新 $sa_{ig}=sa_{ig}-y_{gki}^*$，$za_{ik}=za_{ik}-y_{gki}^*$，$x_{gi}^*=x_{gi}^*+y_{gki}^*$，$ym_i=ym_i-y_{gki}^*$。

Step 5.3.4　令 $k=k+1$，重复执行 Step 5.3.1~Step 5.3.3，直至 $k=|K|-1$。

Step 5.4　令 $i=i+1$，重复执行 Step 5.2~Step 5.3，直至 $i=|P|$。

在 Step 5 中，不但使用了定理 9-3、定理 9-4 进行优化运算，而且对矩阵 **UV_now** 进行了进一步的化简，以简化后续优化运算过程。例如，在 Step 5.2.2 中，若判别出 $y_{jgi}^*=sa_{ij}$，则表明血型为 j 的该制品不会再有供应量了，在 **UV_now**$_{j,:,i}$ 矩阵第 j 列的值应全为 0；否则 $y_{jgi}^*=za_{ig}$，则表明血型为 g 的该制品不再短缺了，在 **UV_now**$_{:,:,i}$ 矩阵第 g 行的值应全为 0。相应在 Step 5.3.2 中，也对 y_{gki}^* 的大小进行判别，以对矩阵 **UV_now** 做进一步化简。

4. 贪婪规则求解

Step 6　利用贪婪规则求解各制品中相应血型之间的最优替代量。

Step 6.1　令 $i=1$，2，$\cdots$，$|P|$。

Step 6.2　对 $UV\_now_{,,,i}$ 矩阵的非 0 单元值从小到大进行排列得到向量 **wn**，再由向量 **wn** 中各值在矩阵中对应的行号和列号分别构成向量 **row**，**col**，令 $j=1$，2，$\cdots$，length(**wn**)；

Step 6.2.1　如果 $ym_i > 0$，令 $k=row_j$，$g=col_j$，并使 $y^*_{kgi}=\min(ym_i,sa_{ik},za_{ig})$；否则直接转 Step 6.2.4。

Step 6.2.2　若 $y^*_{kgi}=sa_{ik}$，则 $UV\_now_{k,:,i}=0$，若 $y^*_{kgi}=za_{ig}$，则 $UV\_now_{:,g,i}=0$；否则 $UV\_now_{k,g,i}=0$。

Step 6.2.3　更新 $sa_{ik}=sa_{ik}-y^*_{kgi}$，$za_{ig}=za_{ig}-y^*_{kgi}$，$x^*_{ki}=x^*_{ki}+y^*_{kgi}$，$ym_i=ym_i-y^*_{kgi}$。

Step 6.2.4　令 $j=j+1$，重复执行 Step 6.2.1～Step 6.2.3，直至 $j=$ length(**wn**)。

Step 6.3　令 $i=i+1$，重复执行 Step 6.2，直至 $i=|P|$。

5. 替代量与短缺量指派

Step 7　最优短缺总量 z^*_{kp} 即为 za^*_{kp}，按式(9-11)、式(9-14)分别指派 j 地各血型制品的替代量 $y_{ikp,j}$、短缺量 $z_{kp,j}$，结合式(9-2)即可得出各血型制品的分配量 $x_{kp,j}$，最后根据式(9-14)计算目标函数值 Z^*_3。

■ 9.5　非常规突发事件应急血液调剂分配算例分析

1. 算例构建

以"5·12"汶川大地震后的应急血液保障为背景构建算例。各地救援血液通过空运的方式集结到了省血液中心，需要转运分配给成都、德阳、绵阳、广元四地血站。血制品以全血、血浆、红细胞三类制品为例(临床占血液输注量的比例高达 99%)[51]。

各血型血制品待分配数量如表 9-3 所示。各灾区血站血液需求量按当时的实际需求量构建，其值如表 9-4 所示，其中各制品中各血型所占的数量按该省人口的血型比例计算确定，A、B、O、AB 血型所占的比例分别为 32%、24%、36%、8%，Rh+、Rh- 血型所占的比例为 99.65%、0.35%[99]。

表 9-3　各血型血制品待分配数量(单位：U)

血制品	AB+	AB-	B+	B-	A+	A-	O+	O-
全血	276	0	806	1	1 420	2	1 805	10
血浆	1 015	2	4 836	10	4 215	30	7 692	29
红细胞	1 828	3	4 708	8	7 075	32	8 233	35

表 9-4　各灾区血站血液需求量(单位：U)

血制品		AB+	AB−	B+	B−	A+	A−	O+	O−
全血	成都	264	1	793	3	1 057	4	1 190	4
	德阳	24	0	72	0	96	0	108	0
	绵阳	28	0	84	0	112	0	126	0
	广元	28	0	85	0	113	0	127	0
血浆	成都	1 057	4	3 172	11	4 230	15	4 758	17
	德阳	96	0	287	1	383	1	431	2
	绵阳	112	0	335	1	447	2	503	2
	广元	113	0	339	1	451	2	508	2
红细胞	成都	1 323	4	3 966	14	5 287	18	5 948	21
	德阳	119	1	359	2	479	1	539	2
	绵阳	139	1	419	2	558	1	628	2
	广元	141	1	422	2	565	2	635	2

2. 算例求解

1）计算结果

使用本章所提出的贪婪启发式算法进行运算，由于该启发式算法可以得到模型的精确解，运算一次得出替代率 $\delta=5\%$ 时优化后的分配方案如表 9-5 所示。其中，在替代量对应栏中，"O+→B+ 162"表示 O+ 血型制品替代 B+ 血型制品的数量为 162U；在短缺量对应栏中，"AB+ 54"表示 AB+ 血型制品的短缺量为 54U。

表 9-5　应急血液分配优化方案($\delta=5\%$)(单位：U)

血制品		AB+	AB−	B+	B−	A+	A−	O+	O−	替代量	短缺量
全血	成都	210	0	616	1	1 057	2	1 352	8	成都 O+→B+ 162，O−→B− 2，O−→A− 2	成都 AB+ 54，AB− 1、B+ 15
	德阳	20	0	57	0	96	0	122	0	德阳 O+→B+ 14	德阳 AB+ 4，B+ 1
	绵阳	23	0	66	0	112	0	143	0	绵阳 O+→B+ 17	绵阳 AB+ 5，B+ 1
	广元	23	0	67	0	113	0	144	0	广元 O+→B+ 17	广元 AB+ 5，B+ 1
血浆	成都	777	2	3 452	7	3 229	25	5 133	21	成都 B+→AB+ 280，A−→A+ 10，O+→A+ 375，O−→B− 4	成都 AB− 2，A+ 616；
	德阳	71	0	312	1	295	1	464	2	德阳 B+→AB+ 25，O+→A+ 33	德阳 A+ 55
	绵阳	83	0	364	1	344	2	542	2	绵阳 B+→AB+ 29，O+→A+ 39	绵阳 A+ 64
	广元	84	0	368	1	347	2	547	2	广元 B+→AB+ 29，O+→A+ 39	广元 A+ 65

续表

血制品		AB+	AB−	B+	B−	A+	A−	O+	O−	替代量	短缺量
红细胞	成都	1 323	0	3 613	2	5 287	22	6 301	29	成都 A−→AB− 4, O+→B+ 353, O−→B− 8 德阳 O+→B+ 31 绵阳 O+→B+ 37 广元 O+→B+ 37	成都 B− 4
	德阳	119	1	328	2	479	2	570	2		
	绵阳	139	1	382	2	558	2	665	2		
	广元	141	1	385	2	565	2	672	2		

由表 9-5 可见，$\delta = 5\%$ 时四地血站三种制品的需求分配方案中都存在不同血型之间的替代，且分配的替代量中体现了血型替代的优先级别。例如，进行红细胞的分配时，AB−型制品存在缺口，而此时可进行替代的 A−、O−型制品都有富余，方案中选择了优先级更高的 A−型制品进行替代。

运用本章的贪婪启发式算法，调整替代率 δ 求解算例所对应的应急血液最优化分配方案。不同替代率下各血型制品的替代总量与短缺总量如图 9-4 所示。在不考虑替代策略时，本章案例中各地各血型制品的短缺总量高达 2 436U。随着替代率 δ 的增加，分配优化方案中的短缺总量呈下降趋势，替代总量相应增加。当 $\delta \geqslant 10\%$ 时替代总量与短缺总量均不再变化，因为各血型之间替代关系的限制，只有 4U 的 B−型红细胞制品的缺口无法满足，短缺总量比没有考虑替代策略时减少了 99.8%。可见，采用替代策略可有效提高应急血液分配的满足率，从而提高紧急临床救治中血液供应的保障水平。

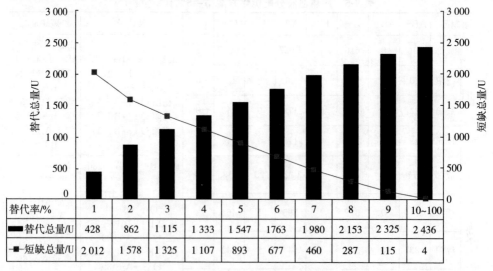

图 9-4 不同替代率下各血型制品的替代总量与短缺总量

　　模型中用数字代表血型替代时的优先级别，且数字越小的优先级别越高，计算过程中就可以通过寻找最优目标函数值，进而得到各最好替代效果的血型。因此，在替代权值设置时，只要符合"同一优先级别的替代权值相同，低优先级别的替代权值大于高优先级别的替代权值"这一规则，不同级差的替代权值设置只会改变目标函数值的大小，不会影响最优分配方案的求解。例如，$\delta = 5\%$时，当 $\min\{w_{ik} \mid w_{ik} \in W\} = 2$、$\max\{w_{ik} \mid w_{ik} \in W\} = 8$ 时，使用本章算法得出目标函数值为 8 934 615；按上述规则，随意选取 2、5、6、10、11、15、16 为 $\min\{w_{ik} \mid w_{ik} \in W\}$ 至 $\max\{w_{ik} \mid w_{ik} \in W\}$ 这 7 个级别的替代权值时，通过计算验证，目标函数值为 8 937 657，但求解出的最优分配方案仍同表 9-5。

　　需要注意的是，本章分配优化方案中的替代量仅是建议替代量，在实际临床输血救治中应该尽量减少异型替代输血的使用，以避免可能发生的输血反应[99]。在平时的临床医疗救治中，替代输血的比例一般只有 5%[190]。在应急救援中，可以采用提高替代率的策略以减少各血型血液制品的需求缺口。但由于异型输血不可避免地存在一定的副作用，在实际操作中建议设置替代率取值的上限，且在临床输血过程中，应首先采用同型输血，缺口部分尽量留待通过就地紧急采集或二次调剂分配的方式补充。另外，设置替代率的上限也有利于防止应急救援过程中可能由替换引起的多米诺效应(即由于上一阶段 k 血型制品大量替代 i 血型制品，造成或出现当前或后续阶段 k 血型制品短缺，而需要使用其他血型制品进行替代的现象)。

2)算法性能分析

　　在 Intel Core™ 2 Duo 2.0GHz CPU、2GB 内存、MS Windows XP 操作系统的 PC 上分别编写本章模型的 CPLEX 最优化方法、贪婪启发式算法求解程序。构建不同制品数、需求点数目的算例，算例的数据生成规则如下：血制品种类 $|P|$ 分别取 3、6、12，受灾血站数目 $|J|$ 分别取 4、8、16；当 $|P|$ 为 3、$|J|$ 为 4 时，供需量如表 9-3、表 9-4 所示；当 $|P|$ 仍为 3、$|J|$ 为 8 时，将需求点 1~4、5~8 各划分成一组，各组的需求量均如表 9-4 所示，因此供应量取表 9-3 中各数值的 2 倍；当 $|P|$ 上升为 6 时，将品种 1~3、4~6 各划分成一组，各组的供应量取表 9-3 中数值的 $|J|/4$ 倍。按此规则，以此类推，生成算例初始数据。

　　对比两种不同方法的计算效果，运行 10 次得出平均结果，如表 9-6 所示。其中，Z_{cpl}^{*}、Z_{heu}^{*} 分别为由 CPLEX 12.2、贪婪启发式算法得出的最优目标函数值计算结果；ε 为两种方法计算结果的相差程度，$\varepsilon = (Z_{\text{heu}}^{*} - Z_{\text{cpl}}^{*})/Z_{\text{cpl}}^{*}$；$\text{Time}_{\text{cpl}}$、$\text{Time}_{\text{heu}}$ 分别为由 CPLEX 12.2、贪婪启发式算法所耗费的计算时间；η 为启发式算法计算时间的提高程度，$\eta = (\text{Time}_{\text{cpl}} - \text{Time}_{\text{heu}})/\text{Time}_{\text{cpl}}$。

表 9-6　计算效果对比（$\delta=5\%$）

$|P|$	$|J|$	Z_{cpl}^*	Z_{heu}^*	$\varepsilon/\%$	$Time_{cpl}/秒$	$Time_{heu}/秒$	$\eta/\%$
3	4	8 934 615	8 934 615	0	12.375	1.162	99.991
3	8	18 089 164	18 089 164	0	13.87	1.298	99.991
3	16	37 897 812	37 897 812	0	17.253	1.433	99.992
6	4	18 529 032	18 529 032	0	18.23	1.784	99.990
6	8	36 618 196	36 618 196	0	20.534	2.095	99.990
6	16	75 795 624	75 795 624	0	20.793	2.163	99.990
12	4	38 817 536	38 817 536	0	19.381	2.908	99.985
12	8	74 116 128	74 116 128	0	21.716	3.048	99.986
12	16	142 953 840	142 953 840	0	23.391	3.817	99.984

在表 9-6 不同规模的算例中，贪婪启发式算法均可得到和 CPLEX 优化软件相同的计算结果，但计算时间却不足 CPLEX 优化软件计算时间的 0.02%。随着算例规模的增大，两种方法的计算均有增加。对于本章的贪婪启发式算法，在同等 $|P|$ 的情况下，计算时间随 $|J|$ 的增加而增加，且出现了随着 $|P|$ 的增加计算时间也增加的现象，这是因为算法的 Step 2～Step 7 的计算量与 $|P|$ 成正比，且 Step 4、Step 7 同时与 $|J|$ 成正比，而 $|P|$ 的增大恰好造成计算时间的增大。

由于 CPLEX 运用分枝-定界方法多次求解线性规划问题，随着问题规模的增大，运算时间呈指数性增加；而本章所提的贪婪启发式算法通过将问题化解成多个阶段，集中求解各血型制品的短缺总量、替代总量后再进行指派，对某一制品而言问题求解的复杂程度只取决于各个血型之间替代的优先级别，且运用贪婪规则之后寻优能力大大增强，总体的计算复杂性只与需求点数量、血型数的平方、血制品种类之积相关，运算时间上的优势明显，算例增大时计算时间增长较少，规模适应性强。而 CPLEX 运算时严重依赖于求解规划的知识，转向某些非线性目标函数问题时将无法进行求解，当模型有多个最优解时仅能输出其中的一个。除了计算实时性、规模适应性的优势外，本章的贪婪启发式算法不仅能够处理任何目标函数类型的模型，且对程序稍做增加之后可以输出模型的最优解集。

第10章

非常规突发事件应急血液积压转运

血液是生命之源，在紧急医疗救治中起着至关重要的作用。然而，应急血液保障过程若处理不当，可能造成大量血液积压乃至报废。汶川大地震应急血液保障中虽然吸取了"9·11"事件中血液保障的经验教训，但仍造成了数千单位的血液报废[184]，同时也有损献血者的积极性，造成负面的社会影响。可见，必须及时对库存积压血液进行转运，尽可能减少因此产生的过期浪费。

库存积压血液的转运问题属于血液运作管理的研究范畴，对血液运作管理的研究在20世纪70年代前后成为学术界关注的热点，文献[22]和文献[23]对这一阶段的研究成果进行了全面的回顾。但这一领域的研究主要集中在医院血库或血液中心的库存管理问题上，而库存积压血液的转运属于血液分配与运输问题，这方面的研究文献很少，且这些研究仅是围绕血站与医院的供需矛盾展开，研究解决日常血液保障中的采供平衡与配送效率问题。而对普通物品转运问题的研究中[191,192]，主要关注的是各种生产环境中不同库存地点之间的转运效率，没有考虑物品老化过程对决策的影响，因而其研究成果无法运用于积压血液转运问题。

本章通过对血液库存状态变化的分析，研究不同库龄血液的接收量、两种转运制品的策略下转运量的计算及相关性质，建立最小化运输费用的积压血液转运模型，并给出预期需求量的确定方法。最后通过算例分析转运制品的选择策略、保障概率、需求饱和程度、决策时刻、制品保质期对血液使用新鲜度、转运数量与费用的影响，从而为血液保障部门处理应急血液的积压转运问题提供参考。

10.1 非常规突发事件应急血液积压转运问题

血液采集之后进入待检库，经过各项技术检测与成分分离制作程序之后，合格的血制品送到成品库等待出库用以满足临床用血需求。对于临床用血请求，血库采用 FIFO 的出库策略，即库存中库龄最大的制品被优先出库用于满足临床需求（相比其他出库策略，在任意随机需求序列下 FIFO 策略产生的累计过期量最小[193]）。而超过有效期后仍未出库的制品则要进入报废处理环节，血液处理流程如图 10-1 所示。只有在非常规突发事件下，血库出现库存积压时，才执行如虚线所示的转运操作程序。

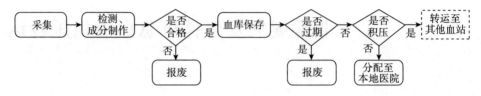

图 10-1　血液处理流程

假设某地区发生非常规突发事件造成大量的人员伤亡，通过本地采集、外地血站紧急调剂的方式，灾区血站的库存激增。突发事件发生数天后，需要救治的伤员人数、伤情程度等与血液需求相关的信息基本得以明确，各灾区血站血液的需求量可以较准确地估计，称此时为转运决策初始时刻。之后，应考察库存状态，如有积压需进行转运决策。由于库存受到转运决策影响的最大可能期限为血液的寿命 ω，定义转运决策阶段为转运决策初始时刻之后的 ω 个周期，因此本章只考察转运决策阶段初始时刻转出血站在库制品的使用情况。而这之后库存低于安全警戒时的补充入库制品在转运决策阶段内不会发生过期，因而不在本书考虑范围之内。建模前做如下假设。

（1）各灾区医院在转运决策阶段中根据临床计划安排伤员手术，因此本章假设灾区血站 j 在转运决策阶段内每日的预期用血需求量已知。

（2）设接收血站 k 的血液制品各周期内的需求量相互独立且同分布，每周期的需求量服从泊松分布，期望值均为 μ_k[194]。

（3）设确定库存中需要转运的制品时，可使用 LIFT（last in first transfer，即后进先转）与 FIFT（first in first transfer，即先进先转）两种转运制品的策略。LIFT 策略是指优先转运最近采集的检测合格后入库的制品，即当前库存中库龄较小的制品，而保留库龄较大的制品；FIFT 策略是指优先转运当前库存中库龄较大的制品，而保留库龄较小的制品。

（4）为了避免转出血站保留的与接收血站接收的积压血液量过大影响库存中新鲜血液的比重，允许在决策时通过改变保障概率 p、需求饱和度 θ 两个参数的取值对积压血液在转出血站的转出量及在接收血站的接收量进行调节。

10.2　非常规突发事件应急血液积压转运模型

10.2.1　符号说明

1)集合与参数

$T=\{t \mid t=1, 2, \cdots, \omega\}$ 为转运决策阶段内各周期集合。

$M=\{m \mid m=1, 2, \cdots, \omega\}$ 是所有库龄的集合,并定义"库龄"为血液采集后已被保存的时间。

J:需要进行血液转运的血站集合,$\forall j \in J$。

K:接收转运血液的血站集合,$\forall k \in K$。

τ_{jk}:j 地到 k 地的运输时间,$\forall j \in J, k \in K$。

C_{jk}:车辆从 j 地到 k 地单趟运送血液制品的平均运输费用,不再另外考虑决策固定费用、车辆派遣等其他费用,$\forall j \in J, k \in K$。

Cap:车辆的装载容量。

$r_{km}(t)$:t 周期时 k 地库龄为 m 的制品的最大可接收数量,$t \leqslant m \leqslant \omega$, $\forall k \in K$。

$re_{km}(t)$:t 周期时 k 地库龄为 m 的制品的实际接收数量,$t \leqslant m \leqslant \omega$, $\forall k \in K$。

$y_{jm}(t)$:t 周期时 j 地库龄为 m 的制品的转运量,$\forall j \in J, m \in M$。

$x_{jm}(t)$:t 周期时 j 地库龄为 m 的制品的库存数据,$\forall j \in J, m \in M$。

2)决策变量

$y_{jk,m}(t)$:t 周期从 j 地转运到 k 地库龄为 m 的制品数量,$t \leqslant m \leqslant \omega$, $\forall j \in J, k \in K$。

$vh_{jk}(t)$:t 周期从 j 地转运血液到 k 地所需派遣的车辆数量,$t \leqslant m \leqslant \omega$, $\forall j \in J, k \in K$。

10.2.2 模型建立

$$Z(t) = \min \sum_{j \in N} \sum_{k \in N} C_{jk} \times vh_{jk}(t), \quad \forall t \in T \tag{10-1}$$

s.t.

$$\sum_{k \in K} y_{jk,m}(t) \leqslant x_{jm}(t), \quad t \leqslant m \leqslant \omega \tag{10-2}$$

$$\sum_{k \in K} y_{jk,m}(t) = y_{jm}(t), \quad t \leqslant m \leqslant \omega, \quad \forall j \in J \tag{10-3}$$

$$re_{km}(t + \tau_{jk}) = \sum_{j \in J} y_{jk,\sigma}(t), \quad \sigma + \tau_{jk} = m, \quad t \leqslant \sigma \leqslant \omega - \tau_{jk}, \quad \forall k \in K$$

$$\tag{10-4}$$

$$\mathrm{re}_{km}(t) \leqslant r_{km}(t), \ t \leqslant m \leqslant \omega, \quad \forall k \in K \qquad (10\text{-}5)$$

$$\mathrm{vh}_{jk}(t) \times \mathrm{Cap} \geqslant \sum_{m \in M} y_{jk,m}(t), \ t \leqslant m, \quad \forall k \in K \qquad (10\text{-}6)$$

目标函数(10-1)是使 t 周期决策时转运制品产生的运输费用最小。约束(10-2)表明 t 周期转出到各地库龄为 m 的制品数量之和不大于转出地此库龄制品的库存；式(10-3)表明 t 周期时 j 地库龄为 m 的制品的转出数量约束；式(10-4)为 t 周期所有转运到达 k 地库龄已为 $m(m \leqslant \omega)$ 的制品实际接收量表达式；式(10-5)表明 t 周期时 k 地库龄为 m 制品的实际接收数量应小于该库龄制品的最大可接收数量；式(10-6)为派遣车辆的运输容量约束。

10.2.3　库存状态描述

采取 FIFO 的出库策略，则 t 周期末(t^+)时库存变化的状态为

$$\{x_{i1}(t),\ x_{i2}(t),\ \cdots,\ x_{im}(t),\ \cdots,\ x_{i\omega-1}(t),\ x_{i\omega}(t)\} \rightarrow$$

$$
\begin{cases}
\big[\{x_{i1}(t^+),\ x_{i2}(t^+),\ \cdots,\ x_{im}(t^+),\ \cdots,\ x_{i\omega-1}(t^+),\ x_{i\omega}(t^+)-d_i(t)\},\ d_i(t) \leqslant x_{i\omega}(t^+) \\[4pt]
\big[\{x_{i1}(t^+),\ x_{i2}(t^+),\ \cdots,\ x_{im}(t^+),\ \cdots,\ x_{i\omega}(t^+)+x_{i\omega-1}(t^+)-d_i(t),\ 0\}, \\
\quad x_{i\omega}(t^+) < d_i(t) \leqslant x_{i\omega}(t^+)+x_{i\omega-1}(t^+) \\[4pt]
\big[\{x_{i1}(t^+),\ x_{i2}(t^+),\ \cdots,\ x_{im}(t^+),\ \cdots,\ x_{i\omega}(t^+)+x_{i\omega-1}(t^+)+x_{i\omega-2}(t^+)-d_i(t),\ 0,\ 0\}, \\
\quad x_{i\omega}(t^+)+x_{i\omega-1}(t^+) < d_i(t) \leqslant x_{i\omega}(t^+)+x_{i\omega-1}(t^+)+x_{i\omega-2}(t^+) \\[4pt]
\vdots \\[4pt]
\big[\{0,\ 0,\ \cdots,\ 0,\ \cdots,\ 0,\ 0\},\ d_i(t) \geqslant \sum_{m=1}^{\omega} x_{im}(t^+)
\end{cases}
$$

设 $d_i(t)$ 为 t 周期 i 地制品的需求数量；令 $D_i(t)$ 为 $1 \sim t$ 周期内的累计需求量，即 $D_i(t) = \sum_{\tau=1}^{t} d_i(\tau)$；$o_i(t)$ 为 t 周期末 i 地制品的过期数量；令 $O_i(t)$ 为 $1 \sim t$ 周期内的累计过期量，即 $O_i(t) = \sum_{\tau=1}^{t} o_i(\tau)$；$S_i(t)$ 为 i 地 t 周期库存状态集合，则 $S_i(t) = \{x_{i1}(t),\ x_{i2}(t),\ \cdots,\ x_{im}(t),\ \cdots,\ x_{i\omega-1}(t),\ x_{i\omega}(t)\}$，$\forall i \in J \cup K,\ m \in M,\ t \in T$。

引理 10-1　设 i 地的初始库存为 $S_i(1) = \{x_{i1}(1),\ x_{i2}(1),\ \cdots,\ x_{im}(1),\ \cdots, x_{i\omega-1}(1),\ x_{i\omega}(1)\}$，$\forall i \in J \cup K$，则采用 FIFO 出库策略时有

$$O_i(t+1) = \max\Big[O_i(t),\ \sum_{m=\omega-t}^{\omega} x_{im}(1) - D_i(t+1)\Big], \quad t+1 \leqslant \omega \qquad (10\text{-}7)$$

证明：如果在 $t+1$ 时，$o_i(t+1)$ 为 0，显然 $O_i(t+1) = O_i(t)$；如果 $o_i(t+1) > 0$，则表明在 $t-\delta+2,\ \cdots,\ t,\ t+1(1 \leqslant \delta \leqslant \omega)$ 期间的需求都能被满足。采

取 FIFO 出库策略时，未能出库的制品在 $t+1$ 时过期，因此在这 δ 周期中的过期量 $O_i(t+1)-O_i(t+1-\delta)$ 等于 $t+1-\delta$ 周期末时所有库龄大于等于 $\omega-t$ 的在库制品总量减去 $t-\delta+2$，$\cdots$，t，$t+1$ 期间的需求量。可见，当 $t+1\leqslant\omega$ 时，取 $\delta=t+1$ 可令式(10-7)成立[194]。

10.2.4　接收量的相关性质

引理 10-2　设 $S_k(t)=\{x_{kt}(t),\ x_{kt+1}(t),\ \cdots,\ x_{km}(t),\ \cdots,\ x_{k\omega}(t)\}$，存在需求 $d_k(t)$，$d_k(t+1)$，$\cdots$，$d_k(m)$，$\cdots$，$d_k(\omega)$，$G=\{t,\ t+1,\ \cdots,\ \omega\}$，$\forall\delta\in G$，则在 t 周期时 k 地可接收库龄为 $m(m=\omega+t-\delta,\ \omega+t+1-\delta,\ \cdots,\ \omega)$ 的制品的必要条件是 $o_k(\delta)=0$，$\forall k\in K$。

证明：若 $o_k(\delta)>0$，则表明 $d_k(t)$，$d_k(t+1)$，$\cdots$，$d_k(\delta)$ 能够被 k 地的库存满足，若在 t 周期时增加 k 地库龄为 m 的制品的库存，必然增大 $O_k(\omega)$，显然库龄为 m 的制品不能被 k 地接收。

若 t 周期时 k 地库存状态满足引理 10-2，则库龄为 $m(m=t,\ t+1,\ \cdots,\ \omega)$ 的制品的最大可接收数量可通过性质 10-1、性质 10-2 表达。

1. 转运决策阶段内接收血站不产生过期血制品前提下的接收量

设 $S_k(t)=\{x_{kt}(t),\ x_{kt+1}(t),\ \cdots,\ x_{km}(t),\ \cdots,\ x_{k\omega}(t)\}$，需求为 $d_k(t)$，$d_k(t+1)$，$\cdots$，$d_k(m)$，$\cdots$，$d_k(\omega)$，$t\leqslant m\leqslant\omega$，集合 $G=\{\varphi\mid t,\ t+1,\ \cdots,\ \omega\}$，且有 $o_k(\varphi)=0$，$\forall\varphi\in G$，则 $r_{kt}(t)=\left[D_k(\omega)-D_k(t-1)-\sum_{\delta=t}^{\omega}x_{k\delta}(t)\right]^+$；

若 $r_{kt}(t)=0$，可见 $r_{kt+1}(t)=0$；若 $r_{kt}(t)>0$，得出 $r_{kt+1}(t)=\Big[D_k(\omega-1)-D_k(t-1)-\sum_{\delta=t+1}^{\omega}x_{k\delta}(t)-(x_{kt}(t)-d_k(\omega))^+\Big]^+$，$k\in K$。相应归纳出接收血站在转运决策阶段内不产生过期血制品前提下的各库龄制品最大接收量的计算表达式如性质 10-1 所示。

性质 10-1　设在 t 周期，有 $S_k(t)=\{x_{kt}(t),\ x_{kt+1}(t),\ \cdots,\ x_{km}(t),\ \cdots,\ x_{k\omega}(t)\}$，需求为 $d_k(t)$，$d_k(t+1)$，$\cdots$，$d_k(m)$，$\cdots$，$d_k(\omega)$，$t\leqslant m\leqslant\omega$，定义集合 $G=\{\varphi\mid t,\ t+1,\ \cdots,\ \omega\}$，且有 $o_k(\varphi)=0$，$\forall\varphi\in G$。对于特定的 t、k，若 $\exists\varphi\in G$：$x_{k,\omega-\varphi+1}(t)-d_k(\varphi)>0$，则 $\varphi_\tau=\arg\max\{x_{k,\omega-\varphi+1}(t)-d_k(\varphi)\}$，否则 $\varphi_\tau=\omega$。定义函数：

$$Q(m)=\begin{cases}0, & m\leqslant\omega-\varphi_\tau+t\\\left[\sum_{\delta=\omega-\varphi_\tau+t}^{m-1}x_{k\delta}(t)-\sum_{\delta=\omega-m+2}^{\varphi_\tau-t+1}d_k(\delta)\right]^+, & m>\omega-\varphi_\tau+t\end{cases}$$

则有

$$r_{km}(t) = \left[D_k(\omega - m + t) - D_k(t-1) - \sum_{\delta=m}^{\omega} x_{k\delta}(t) - Q(m) \right]^+, \quad m = t,\ t+1,\ \cdots,\ \omega$$

2. 转运决策阶段内接收血站允许产生过期血制品时的接收量

当接收血站在调剂决策阶段内有过期发生时，各库龄制品最大接收量的计算表达式如性质 10-2 所示。

性质 10-2　设有 $S_k(t) = \{x_{kt}(t),\ x_{kt+1}(t),\ \cdots,\ x_{km}(t),\ \cdots,\ x_{k\omega}(t)\}$，需求为 $d_k(t),\ d_k(t+1),\ \cdots,\ d_k(m),\ \cdots,\ d_k(\omega),\ t \leqslant m \leqslant \omega$，集合 $E = \{e \mid t,\ t+1,\ \cdots,\ \omega\}$，对于特定的 k，$\exists e \in E: o_k(e) > 0$，则 $e_\tau = \arg\max\{o_k(\varphi)\}$。定义集合 $G = \{\varphi \mid t,\ \cdots,\ \omega + t - e_\tau - 1\}$，对于特定的 t、k，若 $\exists \varphi \in G: x_k(\omega - \varphi + 1) - d_k(\varphi) > 0$，则 $\varphi_\tau = \arg\max\{x_k(\omega - \varphi + 1) - d_k(\varphi)\}$，否则 $\varphi_\tau = \omega$。定义函数：

$$Q(m) = \begin{cases} 0, & m \leqslant \omega - \varphi_\tau + t \\ \left[\displaystyle\sum_{\delta=\omega-\varphi_\tau+t}^{m-1} x_{k\delta}(t) - \sum_{\delta=\omega-m+2}^{\varphi_\tau-t+1} d_k(\delta) \right]^+, & m > \omega - \varphi_\tau + t \end{cases}$$

则有

$$r_{km}(t) = \begin{cases} 0, & \omega + t - e_\tau \leqslant m \leqslant \omega \\ \left[D_k(\omega - m + t) - D_k(t-1) - \displaystyle\sum_{\delta=m}^{\omega+t-e_\tau-1} x_{k\delta}(t) - Q(m) \right]^+, \\ & t \leqslant m \leqslant \omega + t - e_\tau - 1 \end{cases}$$

3. 接收量的相关引理

引理 10-3　对于 k 地（$\forall k \in K$），当 $t \leqslant m \leqslant \omega$，$m+1 \leqslant \sigma \leqslant \omega$ 时，有

$$r_{k\sigma}(t) \leqslant r_{km}(t) \tag{10-8}$$

$$\sum_{\sigma=m}^{\omega} \mathrm{re}_{k\sigma}(t) \leqslant r_{km}(t) \tag{10-9}$$

若 $\mathrm{re}_{km}(t) = r_{km}(t)$ 时，必有 $\mathrm{re}_{k\sigma}(t) = 0$ 成立 $\tag{10-10}$

证明：由性质 10-1、性质 10-2 可得，$r_{km}(t)$ 为单调函数，显然式(10-8)得证。式(10-8)表明 k 地库龄大于 m 的制品的可接收数量必然小于或等于库龄为 m 的制品的最大可接收数量。可见，$r_{km+1}(t)$ 存在的必要条件是 $r_{km}(t) \geqslant 0$；式(10-9)表示 k 地实际接收的库龄为 m 或大于 m 的制品数量总和不大于 k 地库龄为 m 的制品的最大可接收数量，即式(10-9)给出了 k 地实际可接收制品数量总和的上限。由于出库时库龄大于 m 的制品都可用库龄为 m 的制品代替，由 $r_{km}(t)$ 的定义，并结合式(10-8)，可知式(10-9)得证；式(10-10)表明若 k 地实际接收库龄为 m 的制品数量与最大可接收的数量相等时，则实际接收的库龄大于 m 的制品数量必为 0，式(10-10)由于式(10-9)的成立而显然得证。

10.2.5　转运血制品的选取

定义参数：$w_{jm}(t)$为 t 周期时 j 地库龄为 m 的制品的出库量，$y_j(t)$为 t 周期需要从 j 地转出的制品总量，$t \leqslant m \leqslant \omega$，$\forall j \in J$。设在 j 地 t 周期时有 $S_j(t) = \{x_{jt}(t), x_{jt+1}(t), \cdots, x_{jm}(t), \cdots, x_{j\omega}(t)\}$，需求为 $d_j(t)$，$d_j(t+1)$，$\cdots$，$d_j(m)$，$\cdots$，$d_j(\omega)$，$t \leqslant m \leqslant \omega$，$j \in J$。在采用 FIFO 出库策略时，可以得到以下递归公式以计算库龄为 m 的制品的出库量[111]。

$$w_{jm}(t) = \min \left\{ x_{km}(t), d_k(t) - \sum_{r=m+1}^{\omega} w_{jr}(t) \right\} \tag{10-11}$$

则 $t+1$ 周期时库龄为 $m+1$ 的制品的库存量更新为

$$x_{jm+1}(t+1) = x_{jm}(t) - w_{jm}(t) \tag{10-12}$$

t 周期末的过期量为

$$o_j(t) = x_{j\omega}(t) - w_{j\omega}(t) \tag{10-13}$$

j 地制品过期量的产生是由于该地各库龄制品的库存大于该库龄制品在有效期内可被出库的数量造成的。未来将要过期的制品即为 t 周期时需要转运的制品，由此可见，在均采用 FIFO 出库策略的前提下，FIFT 与 LIFT 两种转运制品策略的转运总量相同，即都为 $y_j(t) = \sum\limits_{m=t}^{\omega} y_{jm}(t)$。考虑最大运输时间，进而得出采用 LIFT 转运制品策略时周期库龄为 m 的制品的转运数量为

$$y_{jm}(t) = o_j(\omega - m + t + \max(\tau_{jk})) \tag{10-14}$$

由于出库的制品都可以用库龄更小的制品代替，因此得出使用 FIFT 策略时转运制品的确定原则为：从当前库存中库龄最大的制品选取，直到选取出的制品数量等于需要转运的制品总量为止，即

$$y_{jm}(t) = \sum_{m}^{\omega - \max(\tau_{jk})} x_{jm}(t) - y_j(t), \ y_{jm+1}(t) = x_{jm+1}(t), \cdots, \ y_{j\omega}(t) = x_{j\omega}(t),$$

$$ 且有 \sum_{m+1}^{\omega - \max(\tau_{jk})} x_{jm+1}(t) < y_j(t) \leqslant \sum_{m}^{\omega - \max(\tau_{jk})} x_{jm}(t), \ t - 1 \leqslant m \leqslant \omega - 1$$

$$\tag{10-15}$$

10.2.6　需求量的确定

血液质量的优劣是输血成功与否的关键。随着储存时间的延长血液会发生一系列的变化，如红细胞变形指数增加，细胞脆性增加，血浆 pH，逐渐降低，红细胞免疫功能下降等，且对孕妇、失血性伤员的救治应使用新鲜度较高的血液[56]。因此，在有能力充分保证临床供应的情况下，采供血机构应尽量提高血液的新鲜度。令 $f(t)[0 < f(t) < 1]$ 为 t 周期出库制品 $w_m(t)$ 的使用新鲜度，

$a(t)$ 为 t 周期时制品的库龄，即 $a(t)=m$，则

$$f(t)=\frac{\omega-a(t)}{\omega},\ \forall t\in T \tag{10-16}$$

若转出血站保留的积压血液或接收血站接收的积压血液量过大，都必然造成血站出库血液的平均新鲜度降低，因此在决策时就需要对转出血站的积压血液转出量与接收血站的积压血液接收量进行调节，以调控血站出库血液的新鲜度。

由性质 10-1、性质 10-2 与式（10-11）可知，决策时需要确定各接收血站转运决策阶段内的需求量，而该需求量计算时取值均为预期需求量。对于接收血站 k，设其 t 周期的预期需求量为 $b_k(t)$，μ_k 为 k 地每周期血液需求的期望值，各周期的实际需求量达到 $b_k(t)$ 的概率为 p，根据 10.1 节假设（2）及泊松分布的性质：$1-\mathrm{e}^{-(\mu_k)}\sum_{n=0}^{b_k(t)}\frac{(\mu_k)^n}{n!}=p$，定义 $p(0\leqslant p\leqslant1)$ 为保障概率，用以表示 k 地 t 周期的库存血液保证供应量满足 $b_k(t)$ 的程度。可见，p 取值越大，$b_k(t)$ 值越小。而对于转出血站 j，其 t 周期的预期需求量为 $b_j(t)$ 且假设其为已知。为了使决策者加快积压制品被使用的速度，提高使用新鲜度，引入需求饱和度 θ（$0\leqslant\theta\leqslant1$）用以调节转出与接收数量，在进行接收与转运量计算时令需求值 $d_i(t)=\theta b_i(t)$，$\forall i\in J\cup K$，由 10.2.4 小节、10.2.5 小节中的性质可知，此时血站的需求减小，转出血站需转出的血制品数量将增加，而接收血站的可接收数量减小。

可见，通过设定保障概率 p 与需求饱和度 θ 的取值可在决策时通过调整血站的预期需求量，改变积压血液在相应血站转出量与接收量的取值，以达到调节积压血液使用新鲜程度的目的。

10.3　非常规突发事件应急血液积压转运算例分析

由于"5·12"汶川大地震救援期间，外地调剂进入灾区的应急血液在系统中为整批记录，没有详细录入各单个制品的库龄。鉴于这种情况，本章采取构造数据的形式进行仿真实验。设灾区血站 j_1 红细胞制品库存积压过大，在保质期内制品无法被本地医院全部使用，需要进行转运。血站 j_1 需求量期望值 $b_{j_1}(t)=\begin{cases}420-20t,&t\in[1,\ 11]\\200,&t>11\end{cases}$，库存状态：$x_{j_12}(1)=4\,056(\mathrm{U})$，$x_{j_13}(1)=3\,942(\mathrm{U})$，$x_{j_14}(1)=4\,057(\mathrm{U})$，$x_{j_15}(1)=4\,064(\mathrm{U})$，$x_{j_11}(1)=x_{j_16}(1)=x_{j_17}(1)=$，…，$x_{j_135}(1)=0$。设周期为 1 天，运输时间 τ_{j_1k} 均为 1 天，车辆的装载容量 Cap=500（U）。有 $k_1\sim k_4$ 4 个血站预备接收转运制品，即 $k\in\{k_1,\ k_2,\ k_3,\ k_4\}$。表 10-1 列出了各接收血站在 $t=1$ 时的库存状态（设只有库龄为 3~6 天的在库量 $x_3\sim x_6$）、

至血站 j_1 的运输费用 $C_{j_1 k}$、需求量期望值 μ_k。

表 10-1　接收血站参数 ($t=1$)（单位：U）

地点	x_3	x_4	x_5	x_6	μ_k	$C_{j_1 k}$
k_1	115	101	92	88	100	1 500
k_2	95	102	80	104	100	2 000
k_3	143	134	153	137	150	3 000
k_4	200	187	208	222	200	4 000

　　本章模型是一个混合整数规划模型，使用 Matlab 语言编程并调用 YALMIP 工具箱对模型进行求解。设决策时间 $t=1$，当 $p=99.9\%$，$\theta=0.9$ 时，计算得出转运总量 $y_{j_1}(1)$ 为 9 009（U），FIFT/LIFT 转运制品策略的目标函数分别为 5 100（元）、5 300（元）。其中 FIFT 策略下需转出的数量分别为：$y_{j_1 2}=0$，$y_{j_1 3}=888$（U），$y_{j_1 4}=4\,057$（U），$y_{j_1 5}=4\,064$（U）；LIFT 策略下需转出的数量分别为：$y_{j_1 2}=3\,876$（U），$y_{j_1 3}=3\,762$（U），$y_{j_1 4}=1\,371$（U），$y_{j_1 5}=0$。表 10-2 为各血站接收量计算结果：库龄为 3～6 天的最大可接收量 $r_3 \sim r_6$、库龄为 3～6 天的实际接收量 re$_3 \sim$ re$_6$、需要派遣的车辆数 vh。

表 10-2　两种转运制品策略下各血站接收量($p=99.9\%$，$\theta=1$)

地点	r_3/U	r_4/U	r_5/U	r_6/U	FIFT				LIFT			
					re$_4$/U	re$_5$/U	re$_6$/U	vh/辆	re$_3$/U	re$_4$/U	re$_5$/U	vh/辆
k_1	1 994	1 944	1 889	1 825	71	911	962	4	0	809	1 135	4
k_2	2 014	1 943	1 901	1 813	64	886	993	4	890	801	31	4
k_3	3 243	3 148	3 028	2 941	609	1 241	1 299	7	1 263	1 132	0	5
k_4	4 493	4 363	4 200	4 044	144	1 019	810	4	1 723	1 020	205	6

　　为进一步比较 FIFT 策略与 LIFT 策略的转运效果，按照表 10-1 中的均值生成泊松随机数得出各血站每日的用量，根据文献[111]提出的仿真实验标准，结果取 10 次重复实验的均值。得出不同需求饱和度 θ 值下两种转运制品策略的效果，如图 10-2、图 10-3 所示，其中使用新鲜度仅指转出血站原所有在库制品在转出血站与接收血站出库使用时新鲜度的均值。

　　由图 10-2、图 10-3 可见，随着 θ 值的降低，转出血站需转运的制品数量增加，接收血站可接收数量下降，使得转出血站原在库制品在各血站的平均出库时间均有所提前，故使用新鲜度 f 相应提高；但代价是目标函数值（即转运费用）上升，接收转运血站数目也呈增加趋势（$\theta \leqslant 90\%$ 时，两种策略下 k_4 血站均参与了接收）。需求饱和度 θ 值减小时，库存接受能力增加，在实际需求出现波动的情况下有利于积压制品的尽快消化。

　　不同保障概率 p 值下两种转运制品策略的效果如图 10-4、图 10-5 所示。随着 p 值的增大，计算时确定的接收血站可接收数量的取值均减小，距离远、单

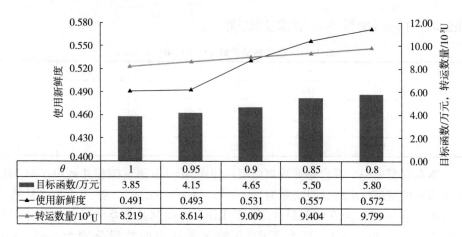

图 10-2　不同 θ 值下 FIFT 策略效果（$p=95\%$, $t=1$）

θ	1	0.95	0.9	0.85	0.8
▆目标函数/万元	3.85	4.15	4.65	5.50	5.80
▲使用新鲜度	0.491	0.493	0.531	0.557	0.572
▲转运数量/10^3U	8.219	8.614	9.009	9.404	9.799

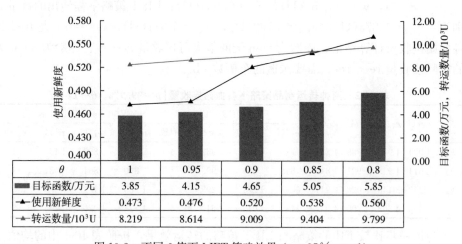

图 10-3　不同 θ 值下 LIFT 策略效果（$p=95\%$, $t=1$）

θ	1	0.95	0.9	0.85	0.8
▆目标函数/万元	3.85	4.15	4.65	5.05	5.85
▲使用新鲜度	0.473	0.476	0.520	0.538	0.560
▲转运数量/10^3U	8.219	8.614	9.009	9.404	9.799

位运费高、日均消耗量高的血站相应需要接纳更多的积压转运制品，因此使用新鲜度 f、目标函数值（即转运费用）均呈增加趋势（但模型求解时的运输组合优化使得运输费用有时并不随 p 值的上升而增加，如图 10-4 FIFT 策略中的 $p=85.0\%$ 时、图 10-5 LIFT 策略中的 $p=90.0\%$ 时）。p 的意义为血站在未来指定时期内消耗一定血液制品数量的概率，p 取值较低时，制品在有效期内未全部被临床使用的概率增加，加大了制品出现过期报废的风险。

　　因此要适当设置 p 值，以尽可能避免在转运决策后制品仍发生报废的情况。对 p、Q 进行设定给决策者提供了对制品使用新鲜度值及转运费用进行调节的一种方式，转运最终决策结果取决于决策者对不同评价指标的偏好程度。由图 10-2～图 10-5 可以总结出，提高积压制品的使用新鲜度，将伴随着转运费用的增加。

　　转运决策时刻也会对转运方案造成影响。表 10-3 为不同决策时刻 FIFT/

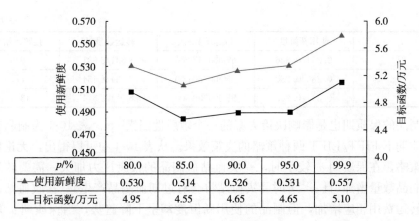

$p/\%$	80.0	85.0	90.0	95.0	99.9
使用新鲜度	0.530	0.514	0.526	0.531	0.557
目标函数/万元	4.95	4.55	4.65	4.65	5.10

图 10-4　不同 p 值下 FIFT/LIFT 策略效果（$\theta=0.9$，$t=1$）

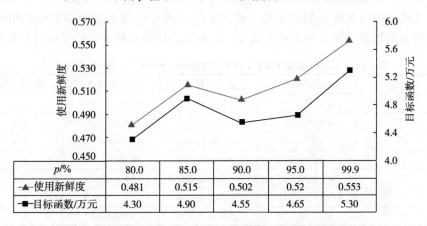

$p/\%$	80.0	85.0	90.0	95.0	99.9
使用新鲜度	0.481	0.515	0.502	0.52	0.553
目标函数/万元	4.30	4.90	4.55	4.65	5.30

图 10-5　不同 p 值下 FIFT/LIFT 策略效果（$\theta=0.9$，$t=1$）

LIFT 策略的决策效果（当 $k \geqslant 5$ 时，设 $M_k=300$，$C_{j_1k}=5\,000$）。可见，转运决策时刻越晚，积压的制品越不能较早被使用，会引起平均使用新鲜度的下降；因为积压制品需要在更短的期限内被使用，会导致转运费用提高、接收血站数量增加的趋势；决策时刻太晚，积压制品会有过期（$t=31$ 时转出血站将发生过期现象）风险。因此，当灾区内与血液需求相关的信息明确后，应立即核查灾区血站库存中是否存在制品积压，以及时决策启动转运方案。

表 10-3　不同决策时刻 FIFT/LIFT 策略效果（$p=95\%$，$\theta=0.9$）

t	使用新鲜度	目标函数/元	转运数量/U	接收血站数
1	0.531/0.520	46 500/46 500	9 009/9 009	4/4
6	0.506/0.505	48 000/51 000	8 879/8 879	4/4
11	0.435/0.438	53 500/53 500	8 720/8 720	4/4
16	0.382/0.388	69 500/61 500	8 619/8 619	4/5

t	使用新鲜度	目标函数/元	转运数量/U	接收血站数
21	0.334/0.326	67 000/67 000	8 531/8 531	6/5
26	0.280/0.280	76 500/80 000	8 434/8 434	7/7
31	0.244/0.243	95 500/99 500	8 314/8 314	13/13

　　制品的保质期也是影响决策方案的一个敏感性因素[195]。表 10-4 为制品在不同保质期下 FIFT/LIFT 两种策略的决策效果。从表 10-4 中可以得出，无论何种转运策略，在保质期 ω 较小时，受灾血站血制品的报废压力加大，需要转运的积压制品数量增加(且 $\omega \leqslant 7$ 时受灾血站将会有过期血制品产生)，接收血站的数量、转运费用相应增加，但制品的使用新鲜度却呈下降趋势；当保质期 ω 较大时，受灾血站血制品的报废压力相应减小，转运的积压制品数量减少(且 $\omega \geqslant 85$ 时，无论使用何种转运制品策略，受灾血站不再会出现血液制品积压的情况)，接收血站的数量、转运费用相应减少，但制品的使用新鲜度都能保持较高水平。

表 10-4　不同保质期 FIFT/LIFT 策略效果 ($p=95\%$, $\theta=0.9$, $t=2$)

ω	使用新鲜度	目标函数/元	转运数量/U	接收血站数
8	0.121/0.110	149 500/149 500	13 961/13 961	14/15
18	0.423/0.421	99 000/100 500	12 053/12 053	6/6
28	0.499/0.498	64 000/62 000	10 253/10 253	4/4
38	0.542/0.543	38 500/38 500	8 453/8 453	3/3
48	0.560/0.543	25 500/24 500	6 653/6 653	3/2
58	0.571/0.571	16 000/16 000	4 853/4 853	2/2
68	0.577/0.577	10 500/10 500	3 053/3 053	1/1

　　从图 10-2～图 10-5 中可以得出，在转运决策阶段早期，与 FIFT 策略相比，大多数情况下采用 LIFT 转运制品策略的决策方案中，使用新鲜度、运输费用相对都较低(但模型求解时的运输组合优化有时会破坏这种差异，如图 10-4、图 10-5 中 $p=85.0\%$、99.9% 时)。这是因为在 LIFT 策略下，转出血站被保留下的制品库龄较大，出库时使用新鲜度有所下降；而转出制品新鲜度更高，单位运输费用较小的接收血站可以接收的数量增加，从而运输费用有所下降，但这部分制品在库存中保存时间相应延长了，因此相比 FIFT 策略，整体的使用新鲜度有所下降。

　　从表 10-3 中可以得出，随着决策时刻的延后，在 FIFO 出库策略下，转出血站较大库龄制品的库存减小，两种转运策略转运制品的库龄差异减小，两者在转运费用、使用新鲜度上的差异往往由运输组合优化求解造成，不再有以上规律。

　　从表 10-4 中可以得出，随着制品保持期的延长，接收血站数量变少，不同转运策略对转运制品新鲜度、转运费用、使用新鲜度造成的影响也不再明显。

参考文献

[1] American Association of Blood Banks. Disaster Operations Handbook：Coordinating the Nation's Blood Supply During Disasters and Biological Events. Bethesda：American Association of Blood Banks，2008.

[2] 张评，高国静，蔡峥，等．SARS流行期间北京市临床供血的管理．中华医院感染杂志，2004，14(9)：1029～1030.

[3] Glynn S A，Busch M P，Schreiber G B，et al. Effect of a national disaster on blood supply and safety：the September 11 experience. The Journal of the American Medical Association，2003，289(17)：2246～2253.

[4] Yi M. Investigation into the practice of ensuring a steady blood supply for medical rescue during the Wenchuan Earthquake. Journal of Evidence-Based Medicine，2009，2：158～163.

[5] 韩智勇，翁文国，张维，等．重大研究计划"非常规突发事件应急管理研究"的科学背景、目标与组织管理．中国科学基金，2009，4：215～220.

[6] Knemeyer A，Zinn W，Eroglu C. Proactive planning for catastrophic events in supply chains. Journal of Operations Management，2009，27(2)：141～153.

[7] 马庆国，王小毅．非常规突发事件中影响当事人状态的要素分析与数理描述．管理工程学报，2009，23(3)：126～140.

[8] 李安丽，章扬培，王全立．考察美国输血研究的体会．中国输血杂志，2000，13(4)：284.

[9] 李安丽．澳大利亚、新西兰血液管理与输血科研．中国输血杂志，2003，(6)：452～453.

[10] 高东英．澳大利亚采供血服务特点及启示．中国输血杂志，2005，(2)：183～184.

[11] Australia National Blood Authority. National blood supply contingency plan，2008.

[12] 吴大奎，朱佑民，续立垦，等．血液标本集中检测的实施及运行模式探讨．中国输血杂志，2005，18(1)：82～83.

[13] 李执如．日本红十字会及血液中心输血事业发展研修一个月汇报．国外医学输血和血液学分册，2001，24(6)：537～538.

[14] 张金萍，方海荣．我国与日本采供血现状的比较．中国误诊学杂志，2010，2(6)：1361.

[15] 朱永明．全国一体的芬兰血液中心．中国输血杂志，1999，12(1)：61～62.

[16] 梁文彪．法国血液工作经验及启示．中国卫生质量管理，2010，1(1)：85.

[17] 陈啸宏．在2006年全国血液管理工作会议上的讲话．健康必读，2006，4：3～9.

[18] 李宁．我国无偿献血比例仅为8.7‰．中国人口报，2011-12-20.

[19] 孟庆丽，安万新，梁晓华，等．全国无偿献血应急保障体系现状的调查与思考．中国输血杂志，2011，24(3)：190～192.

[20] 王乃红．成都市地震灾害应急采供血措施及效果．中国输血杂志，2008，21(8)：574～576.

[21] Weatherford L R，Bodily S E. A taxonomy and research overview of perishable-asset revenue management：yield management，overbooking，and pricing. Operations Research，1992，40(5)：831～844.

[22]van Zyl G J J. Inventory control for perishable commodities. Ph. D Thesis, University of North Carolina, Chapel Hill, NC, 1964.

[23]Nahmias S. Perishable inventory theory: a review. Operations Research, 1982, 30: 680~708.

[24]Prastacos G P. Blood inventory management: an overview of theory and practice. Management Science, 1984, 30: 777~800.

[25]Perry D, Posner M J M. Control of input and demand rates in inventory systems of perishable commodities. Naval Research Logistics, 1990, 37: 85~97.

[26]Goh C H, Greenberg B S, Matsuo H. Perishable inventory systems with batch demand and arrivals. Operations Research Letters, 1993, 13: 1~8.

[27]Nahmias S, Perry D, Stadje W. Perishable inventory systems with variable input and demand rates. Mathematical Methods of Operations Research, 2004, 60: 155~162.

[28]Haijema R, van der Wal J, van Dijk N M. Blood platelet production: optimization by dynamic programming and simulation. Computers & Operations Research, 2007, 34(3): 760~779.

[29]Kopach R, Balcioğlu B, Carter M. Tutorial on constructing a red blood cell inventory management system with two demand rates. European Journal of Operational Research, 2008, 185(3): 1051~1059.

[30]Pierskalla W P. Supply chain management of blood banks. *In*: Brandeau M L, Sainfort F, Pierskalla W P. Operations Research and Health Care: A Handbook of Methods and Applications. Boston: Kluwer Academic Publishers, 2004: 103~145.

[31]Beliën J, Forcé H. Supply chain management of blood products: a literature review. European Journal of Operational Research, 2012, 217(1): 1~16.

[32]黄宝凤, 仲伟俊, 张玉林. 短生命周期产品供应链中供需双方合作的价值研究. 管理工程学报, 2005, 4: 104~109.

[33]刘斌, 刘思峰, 陈剑. 一类短生命周期产品供应链的联合契约. 系统工程, 2005, 23: 55~62.

[34]徐贤浩, 余双琪. 短生命周期产品的三种库存模型的比较. 管理科学学报, 2007, 10(4): 9~15, 48.

[35]高宝俊, 宣慧玉, 张莉. 大型医院血液库存系统订货点决策的仿真研究. 中国管理科学, 2005, 13(2): 76~80.

[36]高宝俊, 宣慧玉, 汪方军, 等. 需求季节性变动的血液库存系统仿真研究. 系统工程理论与实践, 2005, 11: 98~104.

[37]吕昕. 基于仿真技术的血液中心库存系统优化研究. 工业工程与管理, 2011, 16(1): 118~122.

[38]Solandt M O. The work of a London emergency blood supply depot. The Canadian Medical Association Journal, 1941, 2: 189~191.

[39]Schmidt P J. Blood and disaster-supply and demand. The New England Journal of Medicine, 2002, 346(8): 617~620.

［40］United States General Accounting Office. Blood Supply Generally Adequate Despite New Donor Restrictions. Washington D. C. ：U. S. General Accounting Office，2002.

［41］Hess J R，Thomas M J G. Blood use in war and disaster：lessons from the past century. Transfusion，2003，43(11)：1622～1633.

［42］Sönmezoglu M，Kocak N，Öncul O，et al. Effects of a major earthquake on blood donor types and infectious diseases marker rates. Transfusion Medicine，2005，15(2)：93～97.

［43］Mujeeb S A，Jaffery S H. Emergency blood transfusion services after the 2005 earthquake in Pakistan. Emergency Blood Transfusion Services，2007，24：22～24.

［44］Abolghasemi H，Radfar M H，Tabatabaee M，et al. Revisiting blood transfusion preparedness：experience from the Bam Earthquake response. Prehospital and Disaster Medicine，2008，23(5)：392～394.

［45］雷二庆. 美国 9·11 恐怖袭击事件后的血液救援. 中国输血杂志，2002，15(1)：73～74.

［46］吴卫星，杨宁，栾尧. 突发事件时血液供应方式的探讨. 中国输血杂志，2006，19(2)：165～167.

［47］罗春秀，魏胜男. 浅析灾害等突发事件血液应急预案. 中华医护杂志，2006，3(4)：345～346.

［48］郑忠伟，蔡辉，王槊. 应急状态下的紧急血液保障和血液安全. 中国输血杂志，2008，21(8)：571～573.

［49］衣梅. 地震后血液保障工作的实践与体会. 中国卫生质量管理，2009，16(1)：2～3.

［50］王俊平，曹晓莉，肖利涛. 突发事件期间血液库存管理的探讨. 中国卫生质量管理，2009，16(1)：4～6.

［51］杨群身，李执如，陈俊，等. 地震伤员输血治疗效果分析. 现代预防医学，2009，36(22)：4379～4383.

［52］Liu J，Huang Y，Wang J X，et al. Impact of the May 12，2008，earthquake on blood donations across five Chinese blood centers. Transfusion，2010，50(9)：1972～1979.

［53］胡锦涛. 在全国抗震救灾总结表彰大会上的讲话. 北京：人民出版社，2008.

［54］国家质量监督检验检疫总局. GB 18469—2001：全血及成分血质量要求，2001.

［55］朱文玉，田仁，孔晓霞. 人体生理学. 第 3 版. 北京：北京大学医学出版社，2008.

［56］王培华. 输血技术学. 北京：人民卫生出版社，2002：54～60.

［57］Katsaliaki K. Cost-effective practices in the blood service sector. Health Policy，2008，86：276～287.

［58］Schreiber G B，Schlumpf K S，Glynn S A，et al. Convenience，the bane of our existence，and other barriers to donating. Transfusion，2006，46(4)：545～553.

［59］向雨航. 深圳每袋全血检测成本超 300 收费 210，不存在牟利. http://news. sohu. com/20111214/n328957869. shtml，2011-12-14.

［60］王松云，徐珊珊，吕伟珍，等. 温控与运输对血液质量的影响研究. 现代预防医学，2010，37(19)：3723～3728.

［61］范娅涵，肖瑞卿，李兵，等. 3 种不同运输方式对红细胞悬液质量影响的实验研究. 中国

输血杂志，2008，21(8)：577～580.

[62]罗秋初，郑旗林，邓纪芳，等. 对公路运输中血液质量影响因素的研究. 中国输血杂志，2000，13(3)：171～173.

[63]Klose T，Borchert H H，Pruβ A，et al. Current concepts for quality assured long-distance transport of temperature-sensitive red blood cell concentrates. Vox Sanguinis，2010，99：44～53.

[64]Otani T，Oki K I，Akino M，et al. Effects of helicopter transport on red blood cell components. Blood Transfusion，2012，10：78～86.

[65]周银素，陆典瑞，李启辉，等. 传染性非典型肺炎对江门市采供血的影响及对策. 广东药学院学报，2004，(1)：58～59.

[66]李忠俊，王卫东，陈特. 41名地震伤员的输血治疗观察. 中国输血杂志，2008，21(8)：586～587.

[67]郭晓明，文秀琼，黄梅. 突发重大自然灾害血液保障工作的实践与探讨. 中国输血杂志，2008，21(8)：626.

[68]肖洁，朱国标，彭涛. 1109名地震伤住院伤员的临床用血分析. 中国输血杂志，2008，21(8)：612～613.

[69]朱国标，肖洁，彭涛，等. 汶川地震解放军成都血站血液保障情况分析. 中华创伤杂志，2009，25(4)：372～376.

[70]王凤玉，赵小燕，陈雪梅，等. 地震伤员临床用血分析. 中国医药指南，2009，7(1)：38～39.

[71]梁晓虎，张海，张爱红，等. 应急采供血预案在SARS流行期间的作用. 中国输血杂志，2003，16(4)：231.

[72]Dodd R Y，Orton S L，Notari E P. Viral marker rates among blood donors before and after the terrorist attacks on the US on September 11，2001. Transfusion，2002，42(9)：1240～1241.

[73]严军雄，黄露，伍武彪. 地震灾害对献血者献血行为的影响及原因分析. 中国输血杂志，2008，21(8)：615～616.

[74]黄菲，朱国标. 重大自然灾害救援时影响输血安全的原因分析与对策. 西部医学，2008，20(6)：1333.

[75]Kazzi A A，Langdorf M I，Handly N. Earthquake epidemiology：the 1994 Los Angeles Earthquake emergency department experience at a community hospital. Prehospital and Disaster Medicine，2000，15(1)：12～19.

[76]Mohammad J E，Ali R T，Hossein A. Strategies in evaluation and management of Bam Earthquake victims. Prehospital and Disaster Medicine，2005，20(5)：327～330.

[77]Sami F，Ali F. The October 2005 earthquake in Northern Pakistan：pattern of injuries in victims brought to the emergency relief hospital，Doraha，Mansehra. Prehospital and Disaster Medicine，2009，24(6)：535～539.

[78]Helminen M，Saarela E，Salmela J. Characterisation of patients treated at the Red Cross field hos-

pital in Kashmir during the first three weeks of operation. Emergency Medicine，2006，23：654～660.

[79]Zhao J N，Wang R，Wang B Y. Secondary definitive surgery for multiple injuries from Wenchuan Earthquake in China. Chinese Journal of Traumatology，2009，12(1)：38～40.

[80]Yang C，Wang H Y，Zhong H J. The epidemiological analyses of trauma patients in Chongqing teaching hospitals following the Wenchuan Earthquake. Injury，2009，40：488～492.

[81]冷言冰，胡娟. 关于加强高原地区大中城市灾害救援卫勤保障的思考. 西南国防医药，2005，15(3)：336～338.

[82]Gunal A I，Celiker H，Dogukan A. Early and vigorous fluid resuscitation prevents acute renal failure in the crush victims of catastrophic earthquakes. Journal of the American Society of Nephrology，2004，15(7)：1862～1867.

[83]邹峥嵘，朱永明，钱开诚，等. 灾害等突发事件血液应急探讨. 中国输血杂志，2004，(4)：285～287.

[84]林嘉，何屹，刘祥琴，等. 2065例地震创伤患者用血特点分析. 检验医学与临床，2010，7(1)：7～8.

[85]何静. 创伤输血的研究进展. 中华创伤杂志，2006，22(4)：316～317.

[86]Kauvar S，Holcomb B，Norris C. Fresh whole blood transfusion：a controversial military practice. Trauma，2006，61(1)：181～184.

[87]Como J J，Dutton R P，Scalea T M. Blood transfusion use rates in the care of acute trauma. Transfusion，2004，6 (44)：809～813.

[88]刘朝红，袁成良，黄乾吉，等. 德阳地区320例输血地震伤员的特点分析. 检验医学与临床，2010，7(1)：11～13.

[89]张利，彭涛，朱国标. 汶川地震后灾区医院和后方军队总医院伤员临床用血情况调查. 中国输血杂志，2008，21(8)：614～615.

[90]程勤侦，田伟，赵晓嘉. 特大地震灾害期间医院血液需求的变化及其影响因素分析. 中国输血杂志，2008，21(8)：588～589.

[91]杨向萍，陈姬妙，冯飞. 建设和谐的血液生态：中心辐射型采供血网络在海南省的建立、实践与创新. 中国输血杂志，2009，22(1)：8～10.

[92]刘铁民. 重大事故应急指挥系统(ICS)框架与功能. 中国安全生产科学技术，2007，3(2)：3～7.

[93]宋斌，肖扬. 紧急状态下血液保障信息管理平台的构建及应用. 中国输血杂志，2009，22(10)：843～844.

[94]李伟，李燕，江其生. 城市突发公共卫生事件应急指挥系统信息化建设的探索. 医疗卫生装备，2010，31(2)：99～100.

[95]晏湘涛，曾华锋，石海明. 非常规突发事件中军民一体的指挥体系研究. 国防科技，2009，30(2)：53.

[96]中华人民共和国卫生部，中华人民共和国国家发展和改革委员会. 关于调整公民临床用血收费标准的通知，2005.

[97]黎成，宋斌，吴卫星，等．紧急状态下血液保障体系研究进展．人民军医，2008，51
(3)：135～136.

[98]刘欢，徐中春，吴绍洪，等．基于 GIS 的中国地震灾害人口风险性分析．地理科学进展，
2012，31(3)：368～374.

[99]张钦辉．临床输血学．上海：上海科学技术出版社，1999.

[100]程勤侦，练正秋，田伟，等．住院地震伤员临床用血分布及血液种类和数量的特
点分析．中国输血杂志，2008，21(8)：599～600.

[101]Shen Z J M, Coullard C R, Daskin M S, et al. A joint location-inventory model. Trans-
portation Science, 2003, 37(1)：40～55.

[102]Lee J M, Lee Y H. Tabu based heuristics for generalized hierarchical covering location
problem. Computer & Industrial Engineering, 2010, 58：638～645.

[103]郑斌，马祖军，方涛．应急物流系统中的模糊多目标定位-路径问题研究．系统工程，
2009，27(8)：21～25.

[104]Balcik B, Beamon B M. Facility location in humanitarian relief. International Journal of Lo-
gistics Research and Applications, 2008, 11(2)：101～121.

[105]Fiedrich F, Gehbauer F, Rickers U. Optimized resource allocation for emergency response
after earthquake disasters. Safety Science, 2000, 35：41～57.

[106]达木，陈迎春．汶川大地震发生后调剂血液库存管理的回顾分析．中国输血杂志，
2008，21(8)：604～605.

[107]Weiss H J. Optimal ordering policies for continuous review perishable inventory models.
Operations Research, 1980, 28：365～374.

[108]Schmidt C, Nahmias S. (S-1, S) policies for perishable inventory. Management Science,
1985, 31：719～728.

[109]Broekmeulen R A C M, van Donselaar K H. A heuristic to manage perishable inventory
with batch ordering, positive lead-times, and time-varying demand. Computer & Operations
Research, 2009, 36：3013～3018.

[110]Tyworth J E, Guo Y M, Ganeshan R. Inventory control under gamma demand and ran-
dom lead time. Journal of Business Logistics, 1996, 17(1)：291～304.

[111]Law A M, Kelton W D. Simulation Modeling and Analysis(3rd ed.). Boston：McGraw-
Hill, 2000.

[112]周静．季节周期回归模型在预测临床用血量中的应用．中国输血杂志，2008，21(5)：
375～376.

[113]Pereira A. Performance of time-series methods in forecasting the demand for red blood cell
transfusion. Transfusion, 2004, (44)：739～746.

[114]许汝福．简易季节时间序列资料分析方法．中国卫生统计，1996，13(3)：45～46.

[115]周宗敏，姚富柱，谢坤华，等．应用季节周期回归模型预测临床血液需求量初探．临床
输血与检验，2006，(4)：327～328.

[116]蔡红军，袁克宇，陈昱星．数学模型在预测临床血液需求量中的应用．中国输血杂志，

2009，(4)：310～311.

[117]王岩，薛茜，杨蕾．应用季节周期回归模型预测临床血液需求量．新疆医科大学学报，2009，(5)：604～605.

[118]吕昕．浅析制定仿真模型对库存管理的作用——以血液库存控制模型分析为例．经济研究导刊，2007，(10)：165～167.

[119]刘国英，李伍升，刘玉振．季节时间序列分析法预测血站库存血量．医药论坛杂志，2004，25(21)：7.

[120]孙晋良，单彪，王宜涛，等．血液库存调控策略研究．中国输血杂志，2005，18(1)：85～87.

[121]马洪．临床供血调控研究——以黄南州为例．青海医学院学报，2010，31(2)：120～122.

[122]董丽平，唐荣才．临床用血量统计学分析及趋势预测．江苏预防医学，2005，16(1)：78～80.

[123]邹艳艳，薛茜，杨蕾，等．自回归分析法进行临床用血量的预测．新疆医科大学学报，2009，32(5)：606～607.

[124]史恩祥．优化程序保障突发事件急救用血．中华医学会第七次全国检验医学学术会议资料汇编，2008：280～281.

[125]郭康社，李凤琴，冯娜，等．血站最佳血液库存量设定方法探析．中国卫生质量管理，2006，13(6)：73.

[126]Yang Y, Williams E. Logistic model-based forecast of sales and generation of obsolete computers in the U.S. Technological Forecasting and Social Change, 2009, 76(8): 1105～1114.

[127]Golden B L, Zantek P F. Inaccurate forecasts of the logistic growth model for Nobel Prizes. Technological Forecasting and Social Change, 2004, 71(4): 417～422.

[128]马玉宏，赵桂峰．地震灾害风险分析与管理．北京：科学出版社，2008：213～228.

[129]尹之潜．地震灾害损失研究．地震工程与工程振动，1991，11(4)：95.

[130]马玉宏，谢礼立．地震人员伤亡估算方法研究．地震工程与工程振动，2000，20(4)：140～146.

[131]王海英，李荣安．震后经济损失及人员伤亡快速预估方法．东北地震研究，1998，14(1)：43～51.

[132]何静，熊鸿雁，陈方祥，等．4913例急性创伤住院患者输血的调查分析．重庆医学，2006，35(11)：984～986.

[133]肖瑞卿，林武存，许汝福．13年2616例创伤用血调查分析．西南国防医药，1999，9(2)：122～125.

[134]Deng J L. Introduction to grey system theory. The Journal of Grey System, 1989, 1(1): 1～14.

[135]刘思峰，谢乃明．灰色系统理论及其应用．北京：科学出版社，2008.

[136]于德江．灰色系统建模方法探讨．系统工程，1991，5：9～12.

[137]王义闹，刘光珍，刘开第．GM(1，1)的一种逐步优化直接建模方法．系统工程理论与实践，2000，20(9)：99～105.

[138]江南，刘小洋．基于Gauss公式的GM(1，1)模型的背景值构造新方法与应用．数学的

实践与认识，2008，38(7)：90～94.

[139]Hsu C C, Chen C Y. A modified grey forecasting model for long-term prediction. Journal of the Chinese Institute of Engineers, 2003, 26(1)：301～308.

[140]Chen F, Zhang J, Wang T. Grey Markov chain and its application in drift prediction model of FOGs. Systems Engineering and Electronics, 2005, 16(2)：383～393.

[141]徐鹏云，杨运清，夏训峰，等．确定灰色包络模型的线性规划法．东北农业大学学报，1995，26(1)：62～65.

[142]王泽文，张文，邱淑芳．灰色-马尔柯夫模型的改进及其参数计算方法．数学的实践与认识，2009，39(1)：125～131.

[143]Bates J M, Granger C W J. The combination of forecast. Operations Research Quarterly, 1969, 20：319～325.

[144]Granger C W J, Ramanathan R. Improved methods of combining forecasts. Journal of Forecasting, 1984, 3(2)：197～204.

[145]Bunn D W. Forecasting with more than one model. Journal of Forecasting, 1989, 8(3)：161～166.

[146]Clemen R T. Linear constrains and the efficiency of combined forecasts. Journal of Forecasting, 1986, 5(1)：31～38.

[147]吴今培，段方勇．基于神经网络的非线性时间序列预测方法研究．系统工程，1997，15(5)：61～64.

[148]Lachtermacher G, Fuller D J. Back probation in time-series forecasting. Journal of Forecasting, 1995, 14(4)：381～393.

[149]Lee K Y, Park J H. Short-term lad forecasting using an artificial neural networks. IEEE Transactions on Power Systems, 1992, 7(1)：124～132.

[150]严修红，许伦辉，董世畅．基于数据预处理灰色神经网络组合和集成预测．智能系统学报，2007，2(4)：58～62.

[151]张大海，江世芳，史开泉．灰色预测公式的理论缺陷及改进．系统工程理论与实践，2002，8：140～142.

[152]Charalambous C. Conjugate gradient algorithm for efficient training of artificial neural networks. IEE Proceedings Circuits, Devices & Systems, 1992, 139(3)：301～310.

[153]Chen C H, Wu J C, Chen J H. Prediction of flutter derivatives by artificial neural networks. Journal of Wind Engineering and Industrial Aerodynamics, 2008, 96(10)：1925～1937.

[154]Zhang Y Z, Pulliainen J, Koponem S, et al. Application of an empirical neural network to surface water quality estimation in the Gulf of Finland using combined optical data and microwave data. Remote Sensing of Environment, 2002, 81(2)：327～336.

[155]Nelson M, Hill T, Remus W. Time series forecasting using neural networks：should the data be deseasonalized first. Journal of Forecasting, 1999, 18(5)：359～367.

[156]Goyal S K, Giri B C. Recent trends in modeling deteriorating inventory. European Journal of Operational Research, 2001, 134：1～16.

[157] Haijema R, van der Wal J, van Dijk N M, et al. Blood platelet production with break: optimization by SDP and simulation. International Journal of Production Economics, 2009, 121(2): 464~473.

[158] Lian Z T, Liu X M, Zhao N. A perishable inventory model with Markovian renewal demands. International Journal of Production Economics, 2009, 121: 176~182.

[159] Baron O, Berman O, Perry D. Continuous review inventory models for perishable items ordered in batches. Mathematical Methods of Operations Research, 2010, 72: 217~247.

[160] Olsson F, Tydesjo P. Inventory problems with perishable items: fixed lifetimes and backlogging. European Journal of Operational Research, 2010, 202: 131~137.

[161] Haijema R, van der Wal J, van Dijk N M. Blood platelet production: a multi-type perish able inventory problem. Operations Research Proceedings, 2004, 9: 84~92.

[162] Young H C. Optimal pricing and ordering policies for perishable commodities. European Journal of Operational Research, 2003, 144(1): 68~82.

[163] 高建国. 地震应急期的分期. 灾害学, 2004, 19(1): 11~15.

[164] Lindell M K. An empirically based large scale evacuation time estimate model. Transportation Research Part A, 2008, 42: 140~154.

[165] Swersey A. A Markovian decision model for deciding how many fire companies to dispatch. Management Science, 1982, 28(4): 352~365.

[166] 刘春林, 盛昭瀚, 何建敏. 基于连续消耗应急系统的多出救点选择问题. 管理工程学报, 1999, 13(3): 13~16.

[167] 戴更新, 达庆利. 多资源组合应急调度问题的研究. 系统工程理论与实践, 2000, 12 (9): 52~55.

[168] 陈达强, 刘南. 带时变供应约束的多出救点选择多目标决策模型. 自然灾害学报, 2010, 19(3): 94~99.

[169] Haghani A, Oh S C. Formulation and solution of a multi-commodity, multi-modal network flow model for disaster relief operations. Transportation Research Part A, 1996, 30 (3): 231~250.

[170] Özdamar L, Ekinci E, Küçükyazici B. Emergency logistics planning in natural disasters. Annals of Operations Research, 2004, 129(14): 217~245.

[171] Yi W, Kumar A. Ant colony optimization for disaster relief operations. Transportation Research Part E, 2007, 43(6): 660~672.

[172] 李进, 张江华, 朱道立. 灾害链中多资源应急调度模型与算法. 系统工程理论与实践, 2011, 31(3): 488~495.

[173] 王绍仁, 马祖军. 震后紧急响应阶段应急物流系统中的 LRP. 系统工程理论与实践, 2011, 31(8): 1497~1507.

[174] 代颖, 马祖军. 应急物流系统中的随机定位-路径问题研究. 系统管理学报, 2012, 21 (3): 212~223.

[175] 代颖, 马祖军, 朱道立, 等. 震后应急物资配送的模糊动态多目标定位-路径问题. 管

理科学学报，2012，15(7)：60～70.

[176]Cui T T, Ouyang Y F, Shen Z J M. Reliable facility location design under the risk of disruptions. Operations Research, 2010, 58(4)：998～1011.

[177]Michalewicz Z. Genetic Algorithms ＋ Data Structures ＝ Evolution Programs. Berlin：Springer-Verlag Berlin Heidelberg，1996.

[178]Gen M, Li Y Z. Spanning tree-based genetic algorithm for bicriteria transportation problem. Computers & Industrial Engineering，1998，35(3/4)：531～534.

[179]Gen M, Altiparmak F, Lin L. A genetic algorithm for two-stage transportation problem using priority-based encoding. OR Spectrum, 2006，28：337～354.

[180]Lotfi M M, Tavakkoli-Moghaddam R. A genetic algorithm using priority-based encoding with new operators for fixed charge transportation problems. Applied Soft Computing，2013，13：2711～2726.

[181]Gen M, Cheng R W. Genetic Algorithms and Engineering Design. New York：John Wiley & Sons，1997.

[182]王新平，曹立明. 遗传算法——理论、应用与软件实现. 西安：西安交通大学出版社，2002.

[183]汪定伟，王俊伟，王洪峰，等. 智能优化方法. 北京：高等教育出版社，2007.

[184]马祖军. 非常规突发事件应对的血液保障体系设计和协调优化模型研究. 国家自然科学基金项目结题报告，2013.

[185]钱颂迪，甘应爱，田丰，等. 运筹学. 第三版. 北京：清华大学出版社，2005：438～454.

[186]徐玖平，李军. 多目标决策的理论与方法. 北京：清华大学出版社，2005：82～91.

[187]邢文训，谢金星. 现代优化计算方法. 第二版. 北京：清华大学出版社，2005.

[188]Lang J C. Production and Inventory Management with Substitutions. Berlin：Springer-Verlag Berlin Heidelberg，2010：205～226.

[189]Rogers K. Blood：Physiology and Circulation. New York：Rosen Publishing Group，2010.

[190]Blood Stocks Management Scheme. Inventory practice survey 2003：mismatching. http://www. bloodstocks. co. uk/pdf/ips20032. pdf，2003.

[191]Hu X X, Duenyas I, Kapuscinski R. Optimal joint inventory and transshipment control under uncertain capacity. Operations Research, 2008，56(4)：881～897.

[192]Olsson F. An inventory model with unidirectional lateral transshipments. European Journal of Operational Research，2010，200(3)：725～732.

[193]Piserskalla W, Roach C. Optimal issuing policies for perishable inventory. Management Science，1972，11(18)：603～615.

[194]Dan C, Shmuel G. A Markovian model for a perishable product inventory. Management Science，1977，5(23)：512～521.

[195]Donselaar K H, Broekmeulen R A C M. Approximations for the relative outdating of perishable products by combining stochastic modeling, simulation and regression modeling. International of Production Economics，2012，140：660～669.